YOGA
ÜBER
50

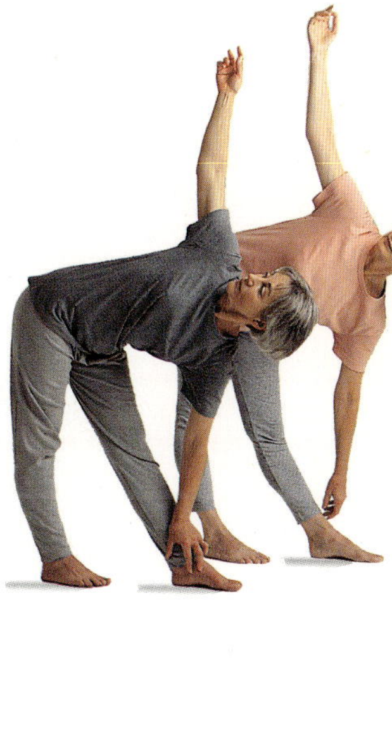

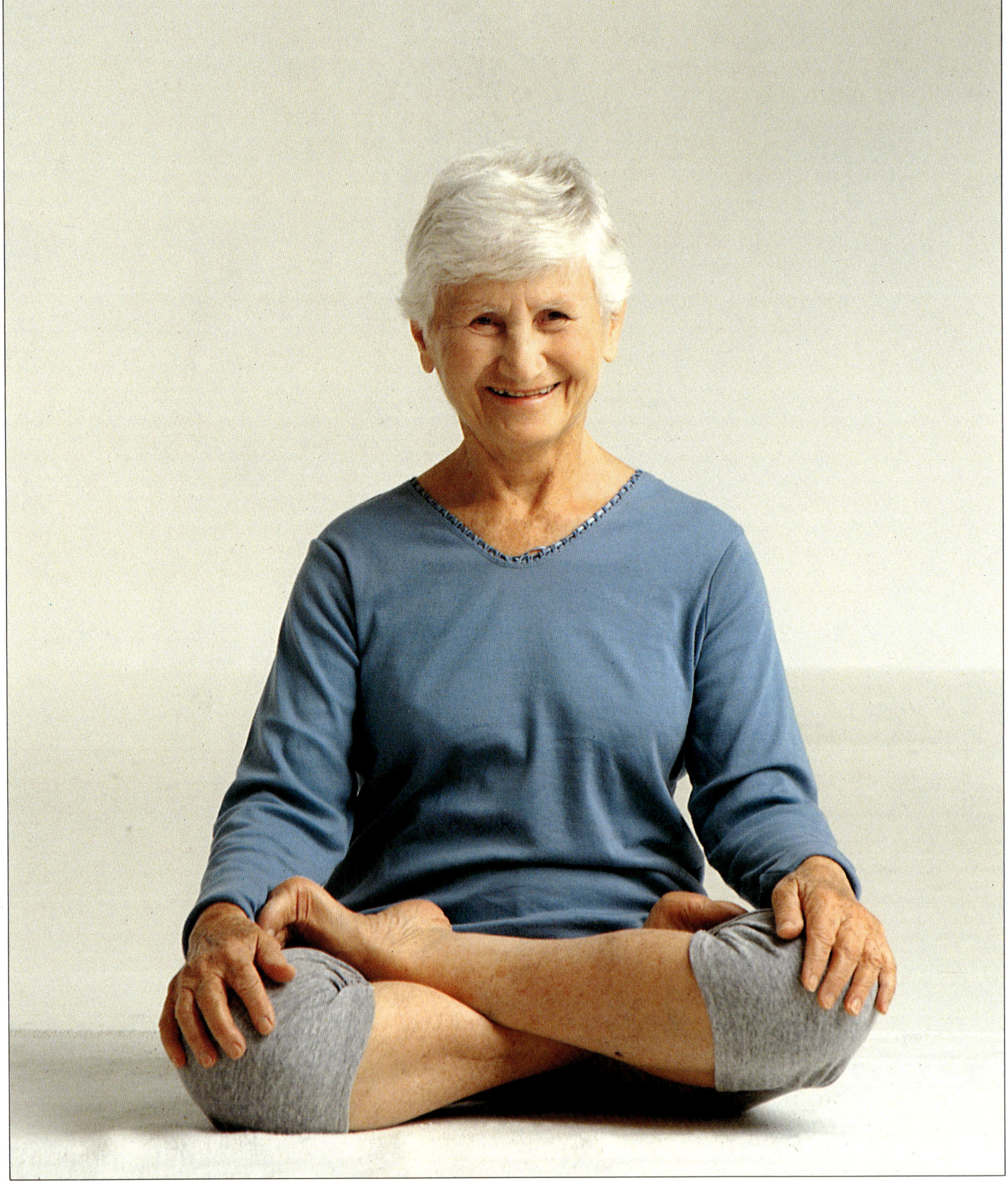

Mary Stewart

YOGA ÜBER 50

Ein Weg, gesund und beweglich zu bleiben

Photos: Sandra Lousada

Kösel-Verlag

Übersetzung aus dem Englischen: Adelheid Ohlig, Biel.
Die Originalausgabe erschien unter dem Titel „Yoga Over 50“.

Dieses Buch wurde entwickelt von
Websters International Publishers Ltd.,
Axe & Bottle Court, 70 Newcomen Street, London SE1 1YT.

ISBN 3-466-30372-9

Satz: Blank Satzstudio GmbH, München
Umschlag: Marcia Bennet, New York / Elisabeth Petersen, Glonn
Umschlagphoto: Sandra Lousada, London

Die Übungen in diesem Buch sind sanft und sicher, solange die Beschreibungen sorgfältig beachtet werden. Herausgeber und Autorin sind jedoch nicht für die Art und Weise des Umgangs mit den in diesem Buch enthaltenen Informationen verantwortlich. Wenn Sie Zweifel hegen, ob die Übungen geeignet oder passend sind, befragen Sie einen Arzt.

Inhalt

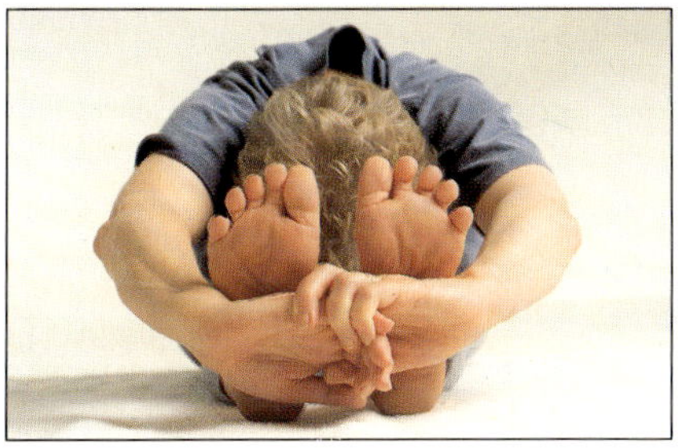

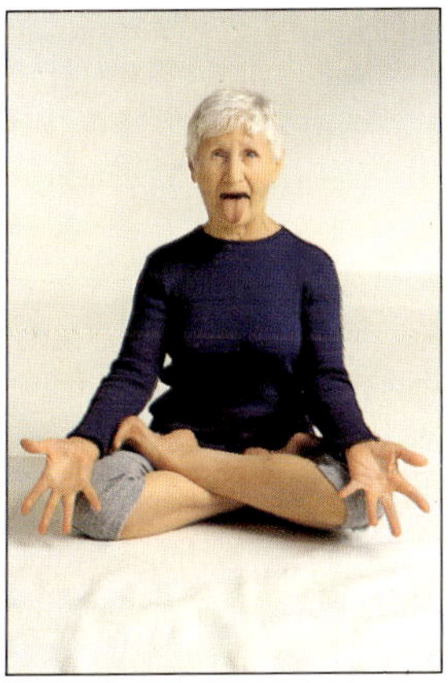

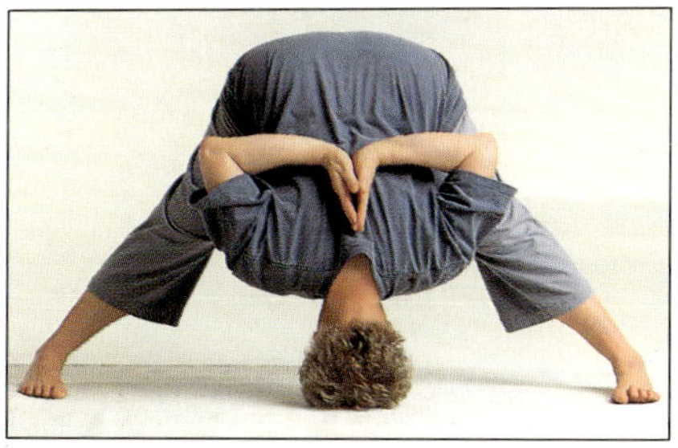

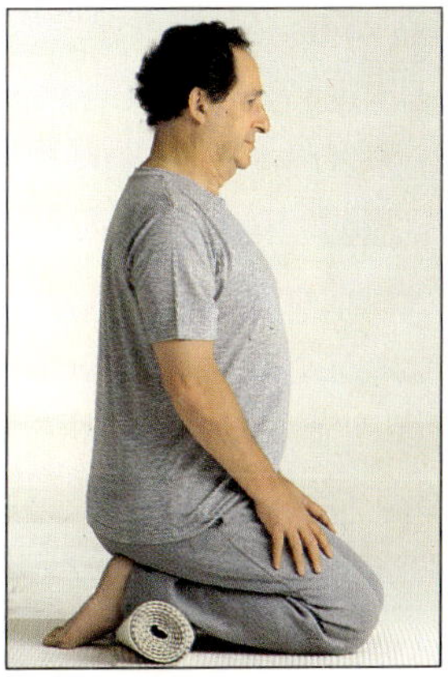

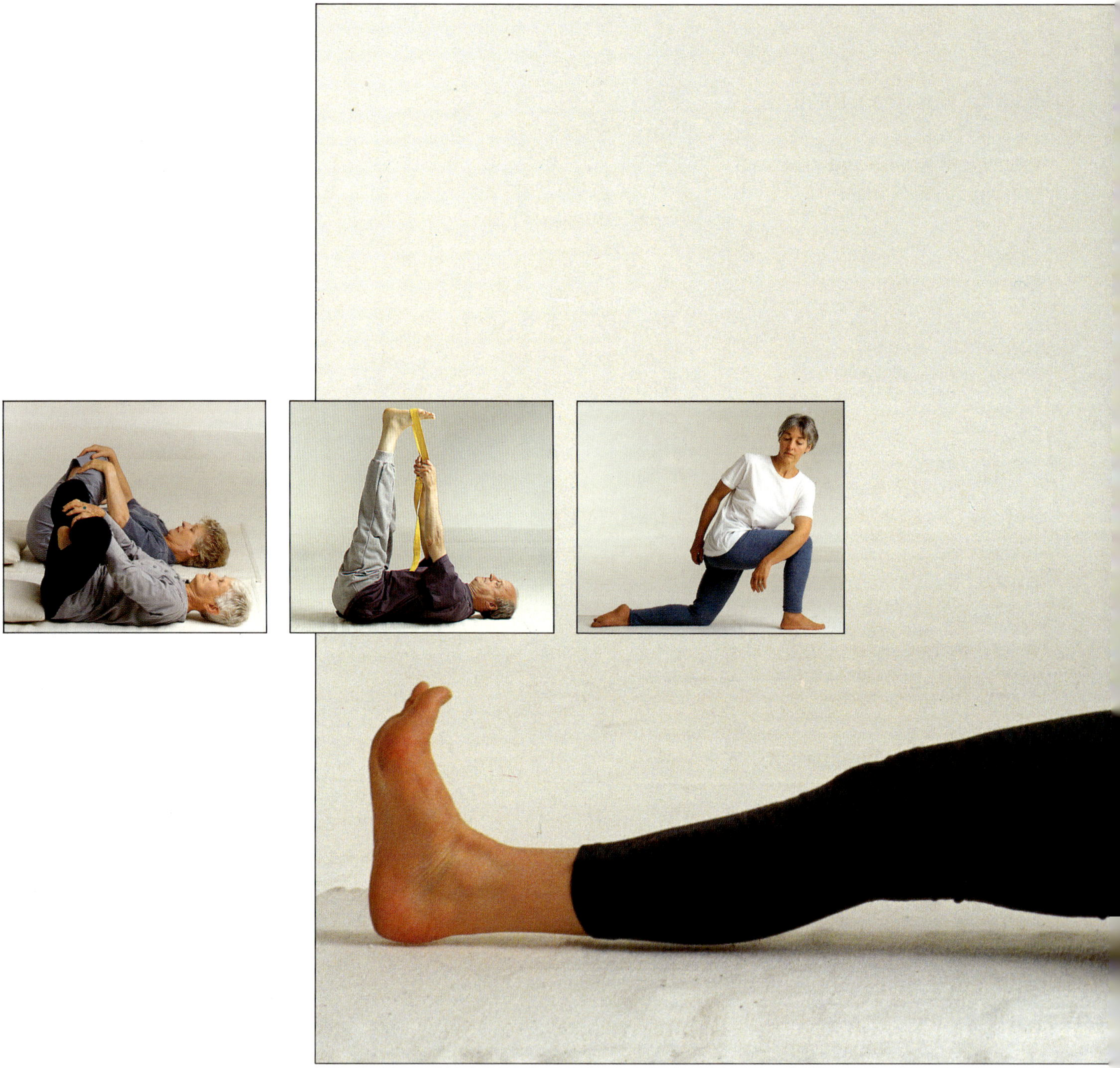

Yoga wird seit Tausenden von Jahren praktiziert. Ziel dieses Zusammenspiels körperlicher und geistiger Übungen ist Freiheit. Auf der körperlichen Ebene fördert es Stabilität, Energie, Beweglichkeit und Entspannung, auf der geistigen Ebene Konzentration, Gleichgewicht und Ruhe. Die Übungen in diesem Buch sind auf die besonderen Bedürfnisse und speziellen Probleme älterer Menschen zugeschnitten. Schon nach kurzer Zeit regelmäßiger, täglicher Yogapraxis zeigen sich Verbesserungen der Lebensqualität, unabhängig davon, wie alt Sie sind.

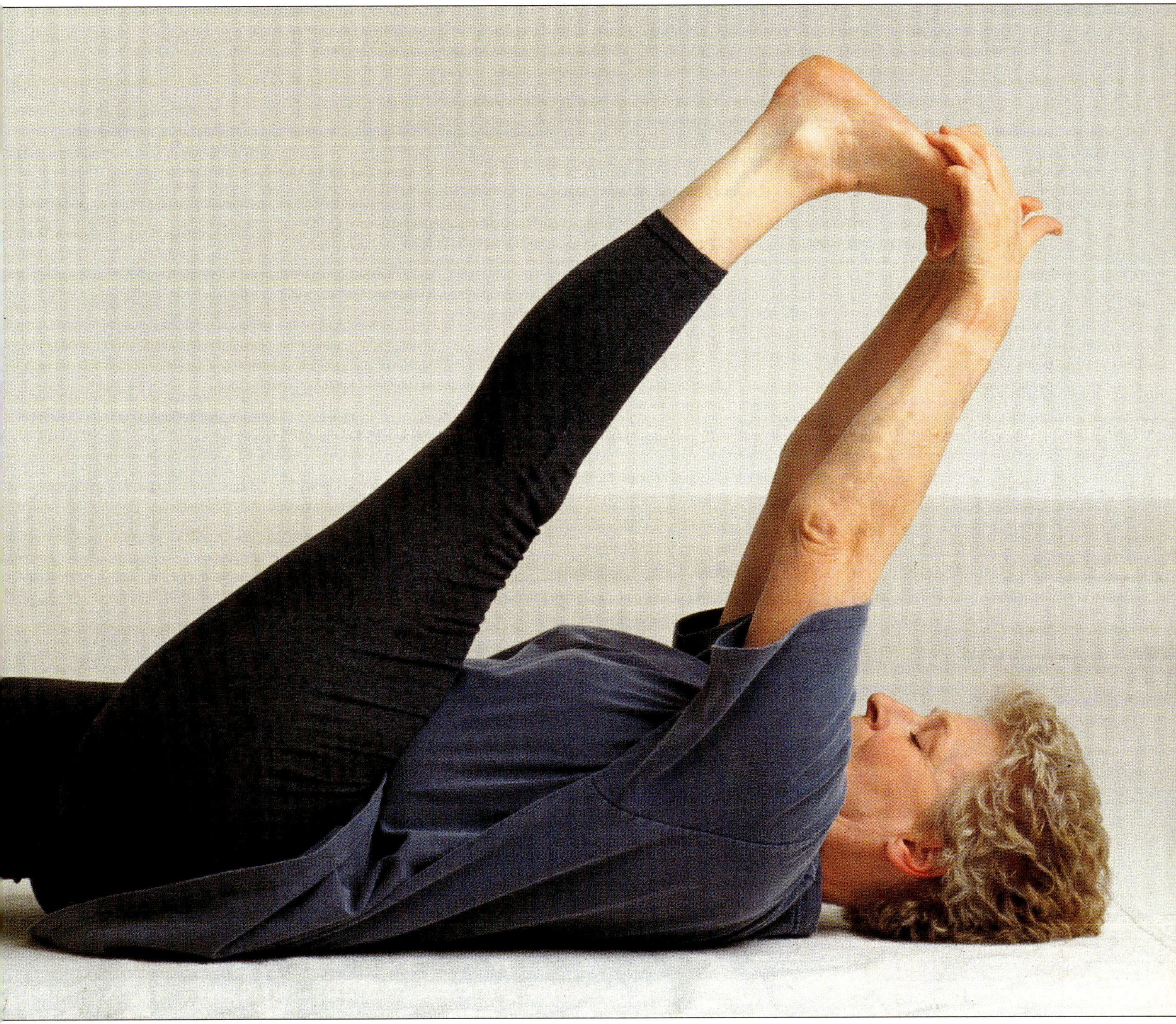

EINFÜHRUNG

Teil Eins

Was ist Yoga?

Älterwerden ist ein unausweichlicher Teil des Lebens. Solange wir jung sind, scheint das physische Kapital, mit dem wir geboren wurden, unerschöpflich. Erst in der Mitte des Lebens wird uns dann die Erschöpfung der natürlichen Lebenskräfte bewußter. Gute Gesundheit und physische Kraft, die wir bislang für gegeben hielten, zeigen nun Abnützungs- und Verschleißerscheinungen. Der Alterungsprozeß kann nicht aufgehalten werden, doch wir haben die Wahl, ob wir unsere Gesundheit erhalten und das Beste aus unserem Potential machen oder unsere Energien vergeuden wollen. Yoga dient der ersten Lösung.

Das Beste aus dem Alter machen

In der zweiten Hälfte des 20. Jahrhunderts werden Energie und Enthusiasmus der Jugend hochgeschätzt, während Weisheit und Erfahrung des Alters oft unterschätzt werden. So verwundert es nicht, daß die meisten Menschen die physischen Alterserscheinungen lieber verstecken möchten. Sieht jemand seinem Alter entsprechend aus, hält man dies für kein gutes Zeichen. Hand in Hand mit der verzweifelten Suche nach ewiger Jugend geht die Überzeugung, zum Alter gehöre unvermeidlich das langsame Dahinsiechen im Altersheim. Solche Einstellungen machen es uns nicht leicht, dem Älterwerden mit Würde entgegenzusehen.

Die Yogatradition hält etwas anderes bereit: Das Leben wird in vier Stadien unterteilt, die alle ihren besonderen Wert haben und eine wichtige Rolle im Leben spielen. Das erste Stadium ist das des Lernens; im zweiten gründet man ein Heim mit all der Verantwortung für Familie und Beruf. Im dritten Stadium geht es um die Selbstverwirklichung, man entledigt sich nun der häuslichen Pflichten und wird eine Art „Waldbewohner". Im vierten Stadium wird man zum Wandergelehrten, und die Suche nach der spirituellen Erleuchtung wird das Hauptziel. In jeder Lebensphase geht es darum, sie voll auszuschöpfen, und Yoga ist ein Teil dieser Prozesse.

In konventionellen Sport- und Gymnastikarten wird Jugend als Vorteil betrachtet. Die Bestleistungen werden früh erreicht, danach arbeitet man hart daran, jugendliche Stärke und Beweglichkeit zu erhalten. Anders beim Yoga. Haltung (*Asanas*) und Atmung (*Pranayama*) sind Teil eines Systems zur Vereinigung von Körper, Geist und Seele. Die Haltungen werden nicht durch ehrgeizigen Perfektionsdrang erlernt, sondern indem Steifheit und Spannungen, die Bewegung beeinträchtigen, losgelassen werden. Man lernt dem Rhythmus des Atems zu folgen und erkennt, wie die Körperstruktur von der Schwerkraft beeinflußt wird.

Yoga für die Gesundheit

Yoga ist die älteste physische Disziplin. Ursprünglich sollten die Stellungen und Atemübungen Stabilität und Entspannung für lange Meditationsphasen bringen. Langes Stillsitzen, ohne steif oder müde zu werden, ist anstrengender, als es auf den ersten Blick scheinen mag. Es erfordert

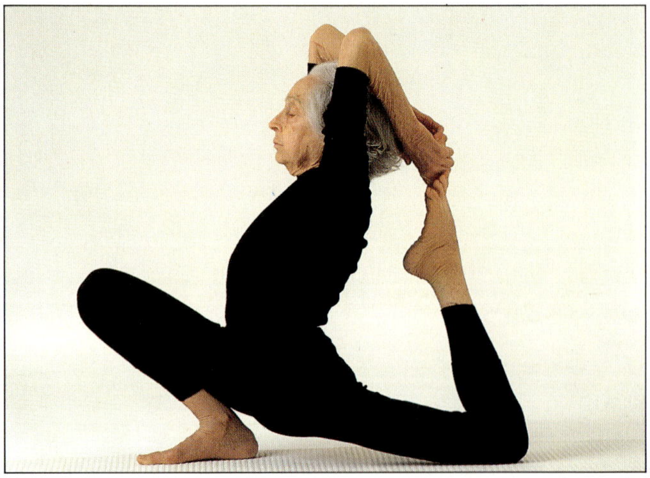

Yoga kann in jeder Altersstufe geübt werden. Dieses Bild zeigt die Beweglichkeit einer über 80jährigen nach vielen Jahren des Übens.

einen Grad an körperlicher Kraft, der sich nur durch Beweglichkeit erreichen läßt.

Um gesund zu bleiben, müssen wir uns bewegen. Viele Altersbeschwerden können gelindert werden, wenn wir aktiv bleiben und uns Zeit nehmen für das Bedürfnis des Körpers nach Bewegung wie auch nach Ruhe. Unser Geist braucht die Stille der Konzentration. Möglicherweise müssen wir unser Tempo verlangsamen, wenn wir älter werden, doch müssen wir deshalb noch lange nicht in Trägheit verfallen.

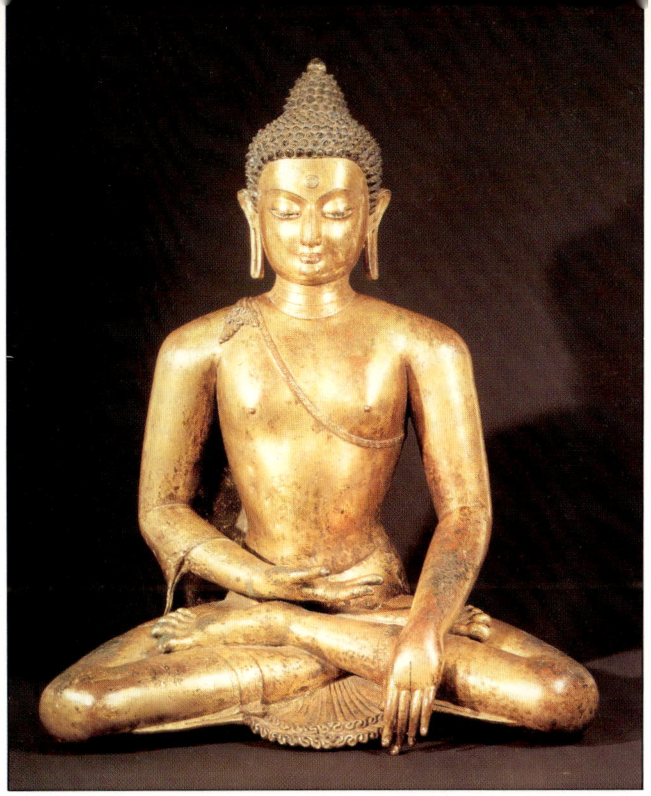

Buddhastatuen werden oft in der Lotushaltung dargestellt, die Haut ist wegen der inneren göttlichen Energie oft leicht gestrafft.

Vorteile des Yoga

Yogastellungen (*Asanas* auf Sanskrit) strecken, dehnen und biegen die Wirbelsäule. Muskeln und Gelenke werden trainiert, der Körper wird stark und geschmeidig. Da die Übungen mit dem Atem verbunden sind, werden Kreislauf, Verdauung, Nerven- und Drüsensystem angeregt. So bleiben wir gesund und energiegeladen. Yoga unterscheidet sich deutlich von anderen heute üblichen Gymnastikformen. Dabei geht es nicht um eine Erhöhung der Herzfrequenz, die Verbesserung einzelner Muskelgruppen oder die Annäherung an ein Modeideal. Die Haltungen lösen Steifheit und Spannungen, helfen das innere Gleichgewicht der Wirbelsäule wiederzufinden, erneuern die Energie und stellen die Gesundheit wieder her. Entspannung und Atmung (siehe die Seiten 108–115) geben Stabilität, vermindern Streß und bringen uns in Kontakt mit innerer Stärke. Dieser Aspekt des Yoga wird um so wichtiger, je älter Sie werden, auch wenn Sie ohne spirituelle Motive üben.

Yoga für alle

Yoga hat die Zeiten überdauert. Aus den Tausenden von Jahren, in denen es im Osten praktiziert wird, existieren viele Überlieferungen von Yogis, die sich bis ins hohe Alter ihre körperlichen und geistigen Fähigkeiten erhielten. Nachdem Yoga heute auch im Westen verbreitet ist, gibt es auch hier genügend Beweise für seine Vorzüge. Die Bilder in diesem Buch zeigen Menschen, die Yoga seit Jahren üben, und andere, die es erst seit wenigen Monaten betreiben. Alle sind jedoch über 50, einige schon um die 80. Alle gezeigten Stellungen wurden auch von über 80jährigen erprobt, was aber nicht heißt, daß alle 80jährigen sie einnehmen können.

Alter ist bei der Auswahl der Körper- und Atemübungen eines der unwichtigeren Kriterien. Vererbung, Haltungsgewohnheiten, Übungserfahrungen und viele andere Faktoren beeinflussen unseren Körper und seine Funktionen. Doch sind die physischen, geistigen und seelischen Grenzen selten so eng, wie wir glauben.

Menschen verfügen über wunderbare Wandlungs- und Regenerationsfähigkeiten – ein ganzes Leben lang. Es ist nie zu spät, schlechte Gewohnheiten aufzugeben und den Körper auf sinnvollere Energienutzung umzustimmen.

Geschichte des Yoga

Die Praxis des Yoga geht Tausende von Jahre in die Anfänge der Zivilisation auf dem indischen Subkontinent zurück. Die indische Kultur hat schon immer Ideen und Glaubensrichtungen verschiedener Quellen aufgenommen, und die Geschichte des Yoga ist eng mit der Entwicklung des Hinduismus und des Buddhismus verknüpft. Da es nur wenige Zeugnisse für die früheste Geschichte des Yoga gibt, müssen archäologische Daten interpretiert werden. Auf jeden Fall wurde das Wissen des Yoga stets vom Lehrer an den Schüler weitergegeben, woraus sich die vielfältigsten Richtungen mit unterschiedlichen Gebräuchen, Mythen und Kulturen entwickelten.

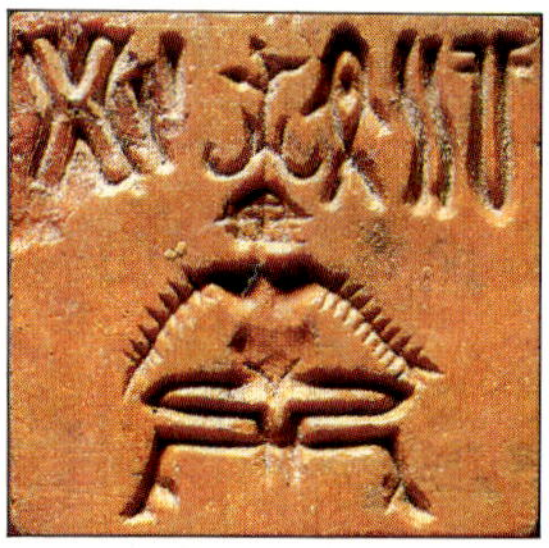

Dieses alte Siegel aus dem Industal zeigt eine Yogahaltung.

Erste Spuren des Yoga

Die frühesten Nachweise des Yoga finden sich einige tausend Jahre vor Christi Geburt in der Hochkultur des Industals. In den alten Städten Mohendjo-daro und Harappa im heutigen Pakistan wurden geschnitzte Siegel gefunden (siehe Bild), die Figuren in Yogapositionen zeigen. Figuren aus dieser Zeit lassen Meditationspraktiken sowie ein Konzept innerer Energie (*Prana*) vermuten.

Dem Niedergang dieser Zivilisation folgte ca. 1500 v.Chr. die arische Völkerwanderung südwärts Richtung Indien. Die Arier, ursprünglich aus Zentralasien, brachten ihre eigene Kultur und jene Sprache mit, die sich schließlich zum Sanskrit entwickelte.

Eine niedergeschriebene Geschichte existiert auf Sanskrit nicht, doch wissen wir aus ihren Hymnen, den *Veden*, daß die Arier die Kräfte der Natur verehrten und daraus ein System religiöser Rituale entwickelten.

In den späten *Veden*, den *Upanishaden*, finden wir die Suche nach der spirituellen Wahrheit hinter den Ritual: „Was nutzt die *Rig-Veda* einem, der nicht den Geist kennt, aus dem die *Rig-Veda* stammt." *Upanishad* heißt übersetzt „nahe sitzen" und zeigt an, daß diese Schriften spirituelle Erläuterungen eines Lehrers an seine Schüler darstellen, die sich um ihn versammelt haben, um Unterweisungen jenseits des organisierten religiösen Systems zu erhalten. Die ersten schriftlichen Hinweise auf Yoga und Meditation finden sich in den *Upanishaden*: „Sind die fünf Sinne sowie Geist und Verstand ruhiggestellt, beginnt der höchste Pfad. Diese ruhige Festigkeit der Sinne wird Yoga genannt."

Diese Lehre wird in der *Bhagavad Gita* (300 v.Chr.) näher aufgeführt. Sie ist zugleich ein spirituelles Gedicht wie auch eine Abhandlung über Yoga; eingefügt in das Epos *Mahabharata* wird hier der Kampf zwischen Gut und Böse geschildert. In dieser Geschichte beschreibt Gott Krishna seinem Anhänger Arjuna die verschiedenen Wege zu Gott: Hingabe (*Bhakti* Yoga), Wissen (*Jnana* Yoga) oder Handlung (*Karma* Yoga). Er erwähnt auch Meditation.

Buddhismus

Zwischen der Geburt Buddhas (ca. 563 v.Chr.) und dem Beginn der christlichen Ära entstanden viele Religionen und Philosophien, wie der orthodoxe Hinduismus, der die Lehren der *Veden* annahm, der Jainismus und Buddhismus, die die *Veden* ablehnten. In allen finden wir Elemente des Yoga. Auf der Suche nach Erleuchtung übte Buddha Yoga, um schließlich die beiden Extreme der persönlichen Askese und der religiösen Rituale zugunsten des Mittelwegs zurückzuweisen. Um das dritte Jahrhundert vor Christus war Indien hauptsächlich buddhistisch, bis ein reformierter Hinduismus wieder Fuß faßte und der Buddhismus sich über ganz Asien verbreitete.

Klassisches Yoga und Patanjalis Sutren

Im Hinduismus gab es sechs philosophische Systeme, von denen eins Yoga war. Dies war keine neue Lehre, sondern das Ergebnis lange vorausgegangener Entwicklung, das nun in acht kurzen, leicht zu merkenden Aphorismen aufgereiht wie Perlen an einer Schnur (*Sutren*) niedergeschrieben wurde. Patanjalis *Sutren* zeigen denen den Weg, die den „Geist zur Ruhe bringen möchten". Patanjalis Aphorismen sind präzise, praktische Feststellungen, die Methoden der Konzentration darlegen und die Probleme falscher Praxis aufzeigen. Im zweiten Kapitel nennt er die acht Stufen des klassischen Yoga: moralische Gebote (*Yama*), persönliche Disziplin (*Niyama*), Haltung (*Asana*), Atemkontrolle (*Pranayama*), Sinneskontrolle (*Pratyahara*), Konzentration (*Dharana*), Meditation (*Dhyana*) und Betrachtung (*Samadhi*). Diese Schritte ergänzten einander – ein diszipliniertes Leben, Haltung und ein gleichmäßiger Atem sind wesentliche Voraussetzungen der Meditation.

Nachklassisches Yoga

Tantrismus entwickelte sich in Indien von 600 bis 1200 n.Chr. Dies war wohl auch die Zeit der Renaissance esoterischer Lehren, die unter Gruppen wie den geheimnisvollen Vratya-Bruderschaften, die am Rande der Gesellschaft lebten, fortbestanden hatten. Tantra sah im Körper den direkten Weg zur Erleuchtung. Dies verstärkte den physischen Aspekt des Yoga. In den Hatha Yoga Schriften (von 1000 an) werden Haltungen (*Asanas*) und Atemübungen (*Pranayama*) als gesundheitsfördernd und lebensverlängernd beschrieben. Dennoch bezog sich Hatha Yoga nicht nur auf die Körperübungen, die alten Texte betonten auch die Bedeutung moralischer Disziplin und Meditation.

Yoga und der Westen

Indiens Kolonisierung öffnete den Yogalehren den Weg nach Westen. Warren Hastings, britischer Generalgouverneur im 18. Jahrhundert propagierte das Sanskritstudium. Die *Bhagavad Gita* wurde ins Englische übersetzt, und mit den *Heiligen Büchern des Ostens* wurde eine größere Anzahl von Sanskritschriften der Öffentlichkeit zugänglich gemacht. Ebenso wurden chinesische Yogatexte ins Englische übertragen.

Im späten 19. Jahrhundert wuchs das Interesse an indischen Lehren und Yoga. Berühmte indische Lehrer wie Vivekananda (1863–1902) reisten nach Europa und in die USA, während sich „Westler" in Indien auf die Suche nach Lehrern begaben. Und seit 1960 verbreitet sich östliche Spiritualität im Westen, wobei Yoga seiner physischen und spirituellen Werte wegen am meisten populär geworden ist.

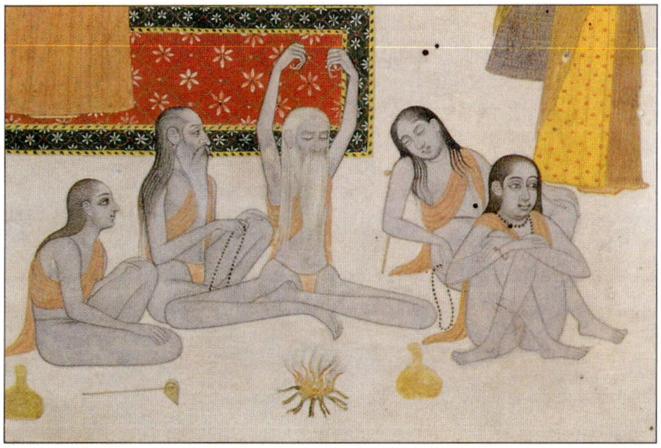

Die Geschichte des Yoga erschließt sich auch aus Bildern wie dieser Palastszene (1760).

Der gesunde Körper

Wie er funktioniert

Bevor man mit Yoga beginnt, sollte man über die Körperfunktionen Bescheid wissen. Die Körperstruktur ist ein wunderbarer Balanceakt von Muskeln und Knochen, die gewissermaßen den Rahmen liefern, und verschiedenen Systemen wie Atmung, Kreislauf und Verdauung.

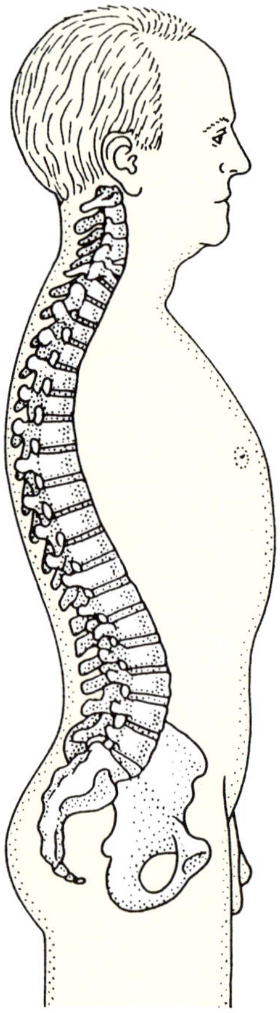

24 bewegliche Rückenwirbel sowie das miteinander verbundene Kreuz- und Steißbein bilden die Wirbelsäule. Die Wirbelsäule hält uns aufrecht und schützt das Rückenmark, den Hauptverbindungsstrang des Nervensystems. Das Gewicht des Körpers wird durch vier Kurven ausbalanciert: Hals, Brust, Taille und Hüften.

Wirbelsäule Der Körper wird hauptsächlich von der Wirbelsäule getragen, einer Kette knochiger Wirbel mit Bandscheiben dazwischen, die sich von der Schädelbasis bis zum Steißbein erstrecken. Außen sind die Bandscheiben hart und umschließen einen weichen Kern. Gerät die Wirbelsäule beispielsweise beim Stehen unter Druck, wird Flüssigkeit aus dem Innern der Bandscheibe ins umgebende Gewebe gepreßt, so daß die Bandscheibe flacher wird. Läßt der Druck nach, nimmt der Kern das Wasser wieder auf, und die Bandscheibe erreicht wieder ihre ursprüngliche Dicke. Wenn wir morgens aufstehen, sind wir größer als beim Zubettgeben am Abend. Beim Älterwerden verlieren die Bandscheiben ihre Saugfähigkeit, und wir werden kleiner. Durch das Flachwerden der Bandscheiben werden die Wirbelgelenke eingeschränkt. Dies kann zu Osteoarthritis führen.

Die Wirbelsäule ist biegsam genug, um sich in alle Richtungen zu bewegen, und stark genug, uns aufzurichten sowie das Rückenmark zu schützen, den Hauptverbindungsweg des Nervensystems. Zwischen den einzelnen Wirbelkörpern ist wenig Beweglichkeit, doch durch die Anzahl aller Gelenke ist die Wirbelsäule potentiell äußerst biegsam.

Die Wirbelsäule eines Ungeborenen ist weich und besteht hauptsächlich aus Knorpeln in einer einzigen, langen Kurve. Nach der Geburt bildet die Wirbelsäule vier Kurven: nach innen am Hals, wenn der Kopf sich aufrichtet, die Krümmung der Taille, wenn das Kind zu krabbeln und laufen beginnt. Die Krümmungen an der Rückseite von Hüften und Brust bleiben in der ursprünglichen Kurve nach außen. Diese vier Kurven balancieren einander aus, wenn wir aufrecht sind und die Wirbelsäule das Gewicht von Kopf und Oberkörper trägt.

Das Kreuzbein besteht aus fünf miteinander verbundenen Wirbeln, die die Rückseite des Hüftgürtels bilden. Es agiert wie der Grundstein eines Bogens, damit im Stehen oder Sitzen das Gewicht des Körpers gleichmäßig verteilt wird und die Muskeln auf jeder Seite des Körpers gleich gut arbeiten können. Stehen oder sitzen wir mit dem Gewicht auf eine Seite verlagert, wird die Symmetrie des Bogens gestört und die Basis der Wirbelsäule aus ihrem Gleichgewicht gebracht.

Yoga dehnt die Wirbelsäule und verbessert die Körperhaltung. Die Wirbelsäule bleibt beweglich, die Muskeln rundherum stark.

Knochen Einige unserer Knochen bilden drei „Kästen", die die inneren Organe schützen. Die starken, flachen Knochen des Schädels bilden das Behältnis für das Gehirn. Rippen, Brustbein und Wirbelsäule formen ein bewegliches Gehäuse für Lungen und Herz, während Hüftknochen und Kreuzbein das Becken gestalten. Eine gute Haltung entsteht, wenn diese „Kästen" übereinander in Übereinstimmung mit der Schwerkraft ausbalanciert werden, wobei die vier Krümmungen der Wirbelsäule sich automatisch jeder Bewegung anpassen und das Gewicht abwechselnd von jedem Bein getragen wird.

Schlechte Haltung Viele Dinge beeinträchtigen eine ausgewogene Haltung: in Stühlen lümmeln, am Schreibtisch sitzen, Auto fahren und verschiedene Sportarten. Eine schlechte Haltung kann andere Körpersysteme, unser Wohlbefinden wie auch unsere Energie beeinflussen. Schließlich verspannen sich Muskeln, die sich eigentlich bei jeder Bewegung zusammenziehen und strecken müßten, und so wird am Ende die natürliche Bewegungsfreiheit eingeengt.

Ist der Kopf zu weit nach vorn geneigt, müssen die Muskeln ihn am Nach-vorn-Fallen hindern. Dadurch entsteht ein Rundrücken (Kyphose). Wird das Becken zu weit nach vorn gekippt, entsteht ein Hohlkreuz (Lordose). Dann müssen die Muskeln den Oberkörper halten. Wird die Wirbelsäule seitlich in einer S-Form gekrümmt, entsteht Skoliose. Wegen ihrer Rechts- oder Linkshändigkeit neigen viele Menschen zu dieser Abweichung, die sich, wenn sie nicht beachtet wird, über die Jahre verschlimmern kann.

Eine schlechte Haltung kann sich jederzeit entwickeln, und viele der im Alter auftretenden Probleme haben nichts mit den unvermeidlichen Abnutzungserscheinungen zu tun, sondern sind das Ergebnis unbesonnener Körperhaltung.

Gelenke Damit die Gelenke sich frei bewegen können, müssen wir sie in all ihren Möglichkeiten gebrauchen, sonst verringert sich mit der Zeit die Beweglichkeit und benachbarte Gelenke werden überbeansprucht. Ist beispielsweise die Hüfte steif, wird das Knie des betroffenen Beins überstrapaziert. Bestimmte Sport- und Gymnastik-

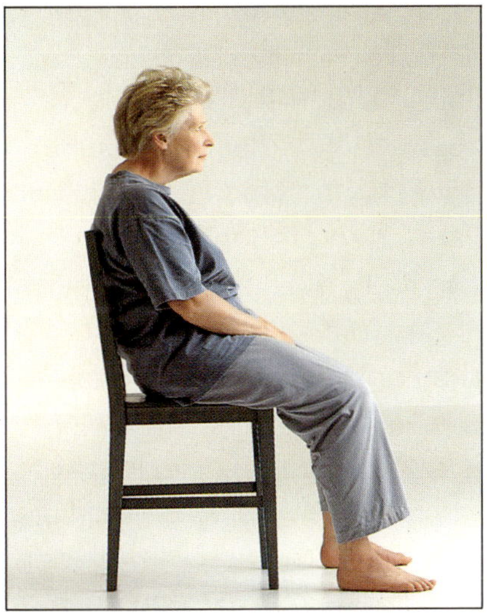

Kyphose schränkt bei der Atmung die Bewegung des Brustkorbs ein.

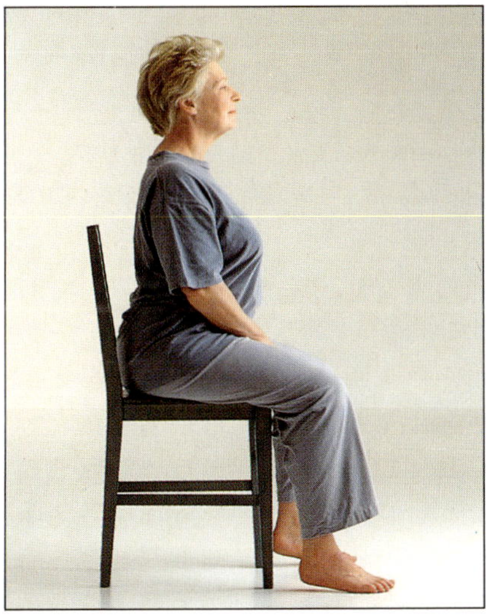

Lordose verursacht Rückenschmerzen und Probleme im Bereich des Zwerchfells.

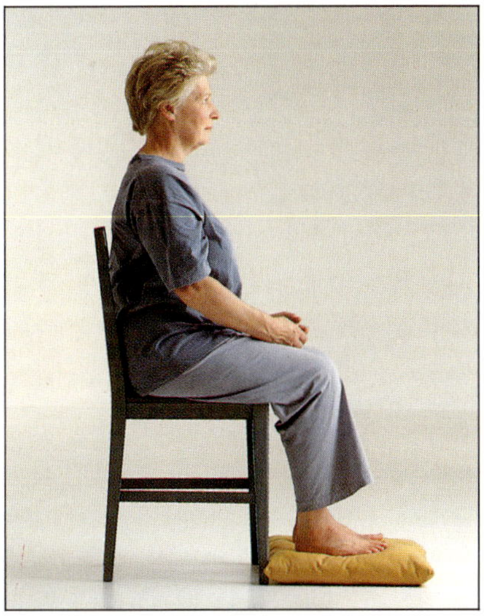

Beim richtigen Sitzen, wie hier, wird keine übermäßige Belastung auf Muskeln, Bänder oder Knochen ausgeübt.

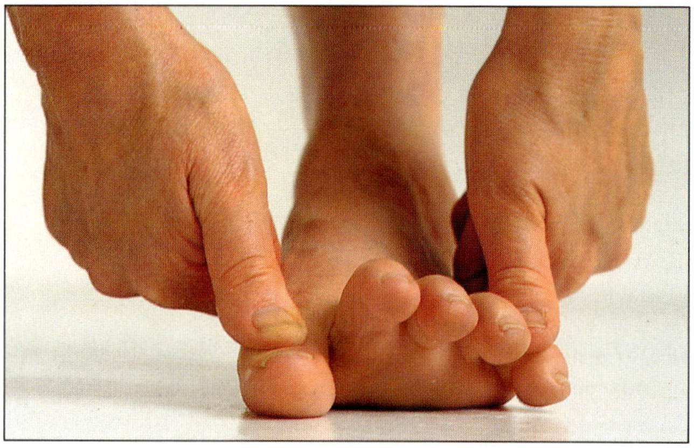

Übungen, die der Beibehaltung der Fußwölbungen dienlich sind, verbessern das allgemeine Erscheinungsbild der Füße und Ihre Haltung, Balance und Beweglichkeit.

arten können ebenfalls Arthritis auslösen. Yogahaltungen, die mit einem Verständnis für die Körperstruktur und die Atmung sowie ohne übertriebenen Ehrgeiz ausgeführt werden, stellen die ursprüngliche Beweglichkeit wieder her und belasten die Gelenkfunktionen nicht.

Hüften Die Hüften verfügen über ein Kugelgelenk. Die Kugelform am oberen Ende des Oberschenkelknochens paßt genau in die Hüftgelenkpfanne. Dadurch entsteht trotz großer Gewichtsbelastung eine enorme Bewegungsfreiheit. Da das Gewicht des Oberkörpers mit Armen und Kopf über diese Gelenke zu den Beinen und Füßen geleitet wird, sind sie starker Abnutzung unterworfen.

Da wir heutzutage selten auf dem Boden sitzen oder hocken, werden die Muskeln ums Hüftgelenk steif und fest. Nach und nach werden diese Bewegungen schwieriger oder gar unmöglich. Die Osteoarthritis des Hüftgelenks ist damit eine verbreitete Alterserscheinung.

Knie Das Knie besitzt ein Scharniergelenk, das sich beugen und strecken läßt. Bei gebeugtem Knie ist wenig Spielraum für seitliche Bewegungen. Oft glaubt man, die Lotushaltung im Yoga (Seite 74) erfordere besonders bewegliche Kniegelenke. Würden Europäer diese Haltung versuchen, müßten sie bald mit verkrüppelten Knien rechnen. Doch die Bewegung für den Lotussitz soll aus der Rotation des Oberschenkelknochens in der Hüftpfanne kommen; sie darf auf keinen Fall das Kniegelenk belasten. Probleme entstehen dann, wenn man die Lotusposition versucht, bevor man genug Spielraum in den Hüften hat.

Anders als beim Ellbogen, wo die Knochenform eine Überdrehung verhindert, wird das Knie nur durch Bänder gehalten, die bei Überbeanspruchung Probleme verursachen können. Dies passiert oft dann, wenn das Körpergewicht falsch auf die Füße verteilt wird, so daß die Knie dies ausgleichen müssen. Hohe Absätze verschlimmern das Ganze.

Füße Die 52 kleinen Knochen des Fußes tragen das ganze Gewicht, fungieren als Stoßdämpfer beim Gehen, passen sich unebenen Flächen an und würden uns wahrscheinlich, wenn wir sie nicht in Schuhe zwängten, glücklich bis ans Ende unserer Tage dienen. Bis zum Erwachsenenalter haben aber die Füße der meisten Menschen eine ganze Menge mitgemacht und können kaum noch die Arbeit leisten, für die sie gedacht sind.

Der Fuß ist wie ein Gewölbe gebaut und besteht aus bogenförmigen, starken und biegsamen Strukturen. Zwei Bogen wölben sich über die Länge des Fußes, einer geht von der Außenseite der Ferse zum kleinen Zeh, und ein tieferer Bogen wölbt sich von der Ferse zum großen Zeh. Dann gibt es Bögen oben am Fuß, die den Zehen beim Spreizen helfen. Das Gewicht sollte von den starken Fersenknochen getragen werden, wobei die gespreizten Zehen helfen, das Gleichgewicht zu finden. Bei einem Krabbelkind, das zu laufen beginnt, kann man dieses Spreizen der Zehen sehr schön beobachten.

Der Fuß kann auf alle möglichen Weisen verformt werden. Oft werden die Füße zusammengedrückt. Manchmal bildet sich ein häßlicher Ballen an der Wurzel des großen Zeh, oder die Zehen drehen sich wie Krallen nach innen. All diese Fehlbildungen stören das Fußgewölbe, das entweder zusammenbricht oder steif und fest oder aber auch sehr häßlich wird. Hört der Fuß auf, gut zu funktionieren, sind davon natürlich alle anderen Strukturen mit betroffen. Ein Plattfuß verdreht den Knöchel, was wiederum das Knie und die Hüfte beeinträchtigt, bis schließlich die ganze Haltung aus der Fassung gerät.

Schultern Das beweglichste Kugelgelenk des Körpers ist bei vielen Menschen oft zugleich die verspannteste Region. Oft hängt es mit einer schlechten Kopfhaltung zusammen, wodurch sich die obere Wirbelsäule verdreht, was wiederum die Beweglichkeit der Schultern beeinflußt. Das Tragen von Schultertaschen, schweren Gepäckstücken, kleine, ständig wiederholte Bewegungen wie Tippen oder Auto fahren – eigentlich fast alle Dinge, die man täglich macht, verspannen die Schultern.

Yoga für einen gesunden Körper Yoga *Asanas* nutzen die Schwerkraft von einer stabilen Basis aus, so daß beim Ausatmen die Wirbelsäule gestreckt wird. Die Muskeln an der Vorderseite der Wirbelsäule werden mit der Entspannung des Zwerchfells gelöst. Straffen sich die Bauchmuskeln am Ende des Atems, dehnt sich die Krümmung in der Taille, und die Wirbelsäule wird länger.

Die Haltungen entwickeln sich aus dem Stand, dem Sitzen, dem Liegen oder aus der Vierfüßlerposition. Wie weit Sie in die Haltung gehen können, hängt von Ihrer Statur, Ihrer Beweglichkeit und Ihrer Stärke ab. Beginnen Sie langsam. Wenn Sie die Haltungen einnehmen, sollten Sie mit, und nicht gegen Ihren Körper arbeiten. Yoga bringt die natürliche Bewegungsfreiheit zurück.

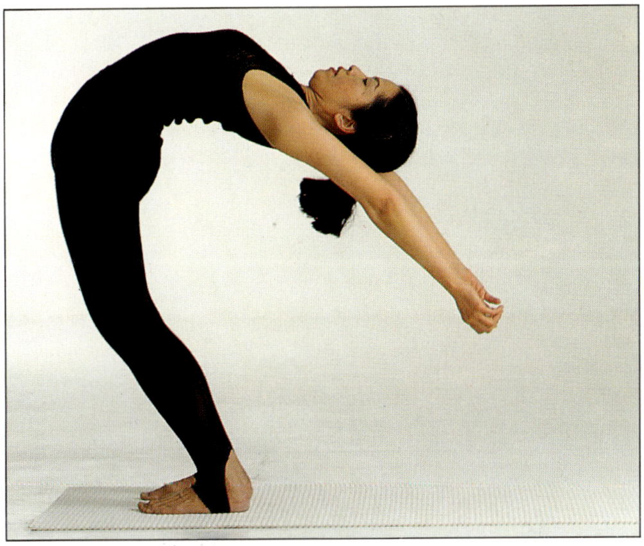

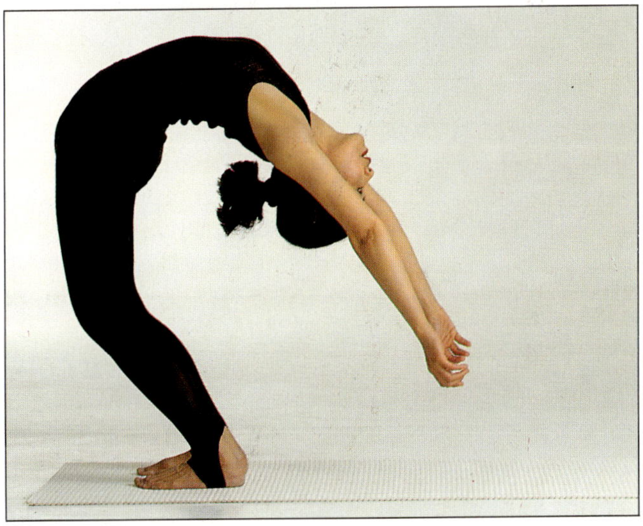

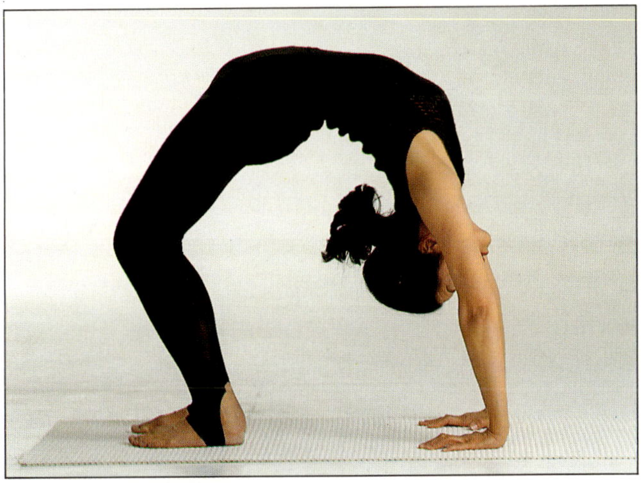

Nur wenige Menschen, gleich welchen Alters, sind so beweglich wie diese 50jährige, die seit mehreren Jahren Yoga übt.

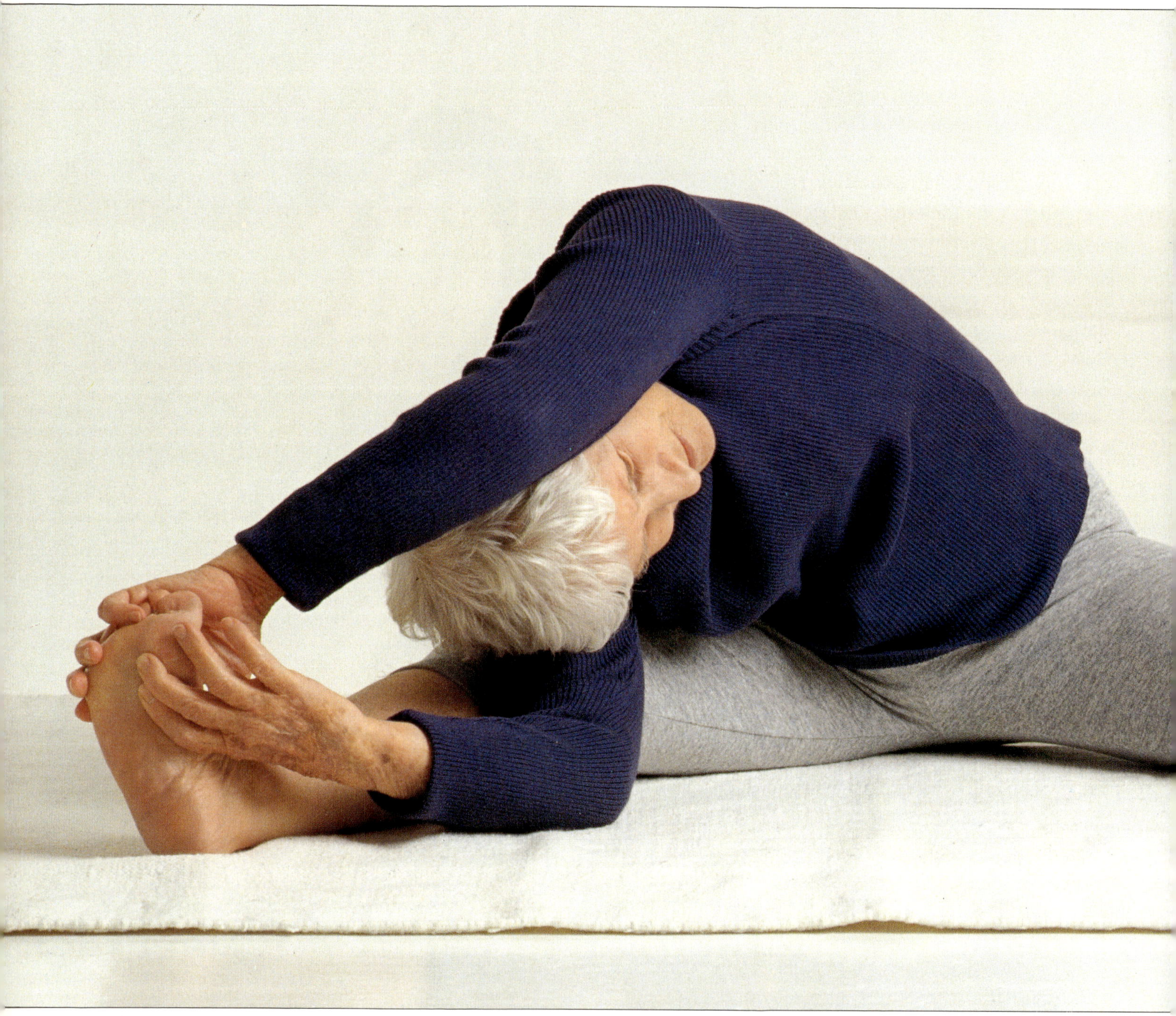

Yoga *Asanas* (Haltungen) sind der Faden des Körpers im Gewebe des Yoga. Sie dienen der Wiederherstellung des natürlichen Gleichgewichts, befreien von gewohnheitsmäßigen Blockaden und Spannungen, die sich über Jahre verfestigt haben. Damit diese Änderungen sanft gelingen, sollten *Asanas* langsam gelernt werden. Unabhängig von Ihrem Alter und Ihrem Gesundheitszustand können Sie mit Yoga jederzeit beginnen, indem Sie mit sanften Streckübungen, Entspannungen und Atemtechniken anfangen. Das läßt sich selbst im Rollstuhl bewerkstelligen.

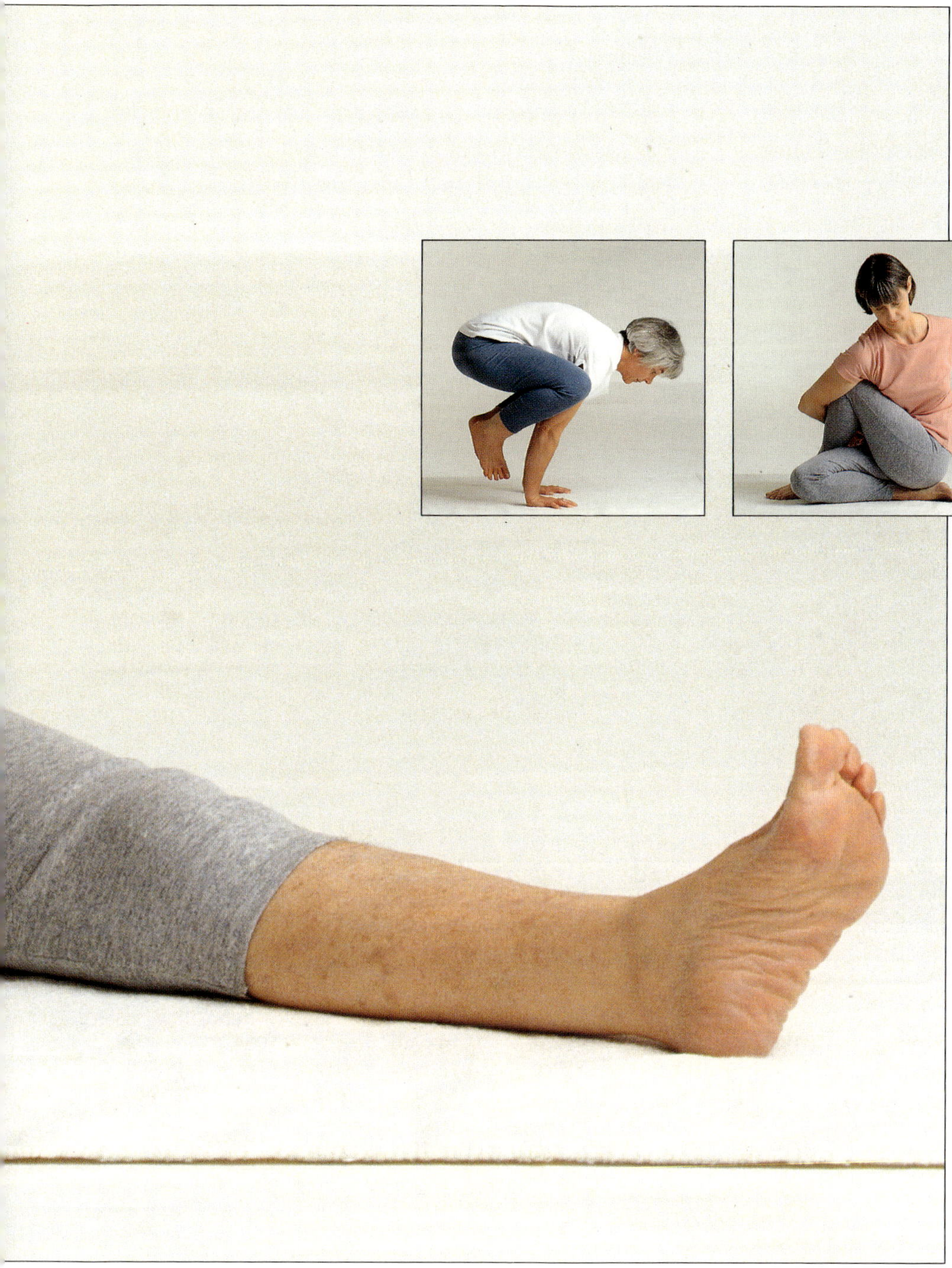

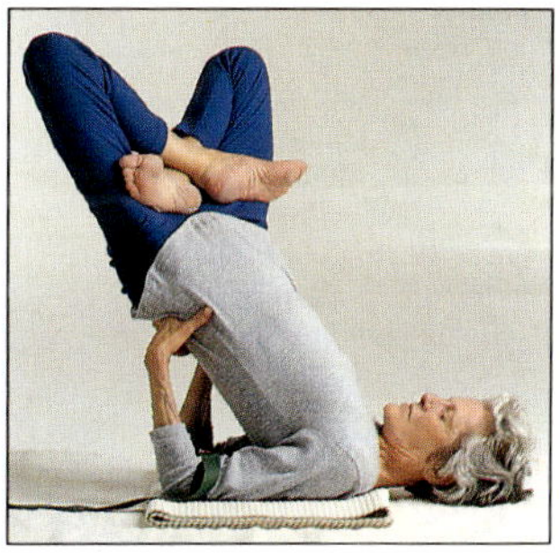

AKTION

Teil Zwei

Berg und Baum

Tadasana & Vrksasana

Die Vorstellung einer Verbindungslinie zwischen Himmel und Erde stammt aus vedischen Zeiten. Später wurde sie im Berg symbolisiert, dessen Fuß in die Erde reicht und dessen Gipfel dem Himmel zustrebt. Der Berg richtet sich nach der Schwerkraft und sollte stabil und entspannt sein. Die Baumhaltung entwickelt sich entlang derselben Achse.

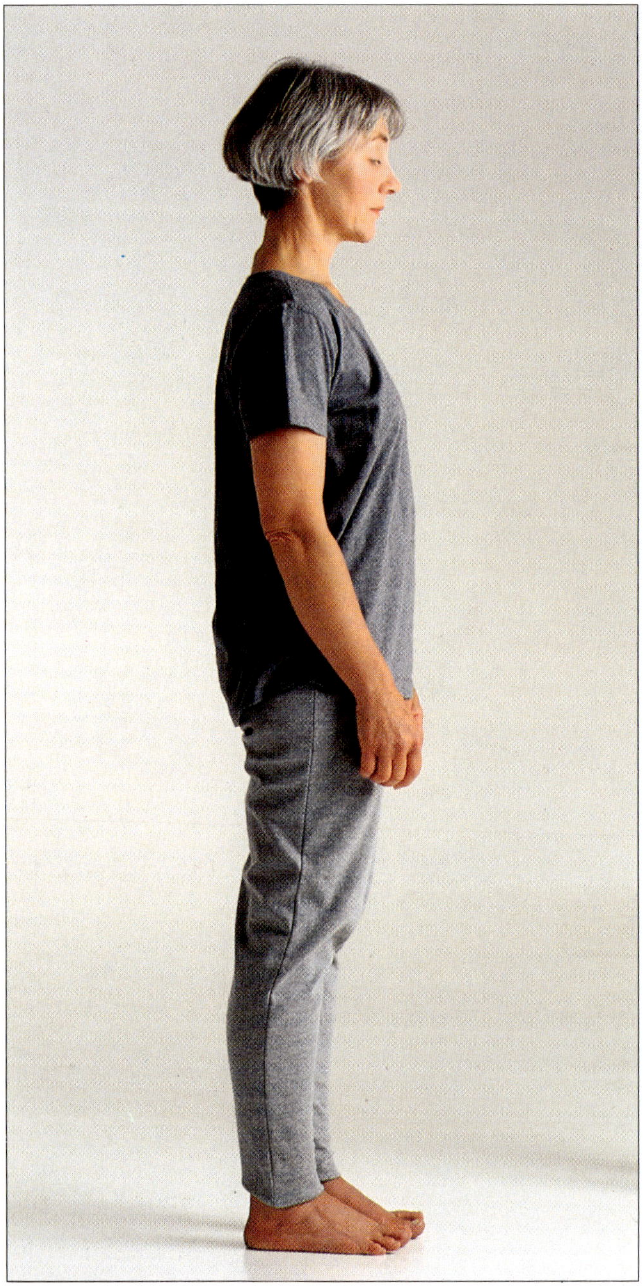

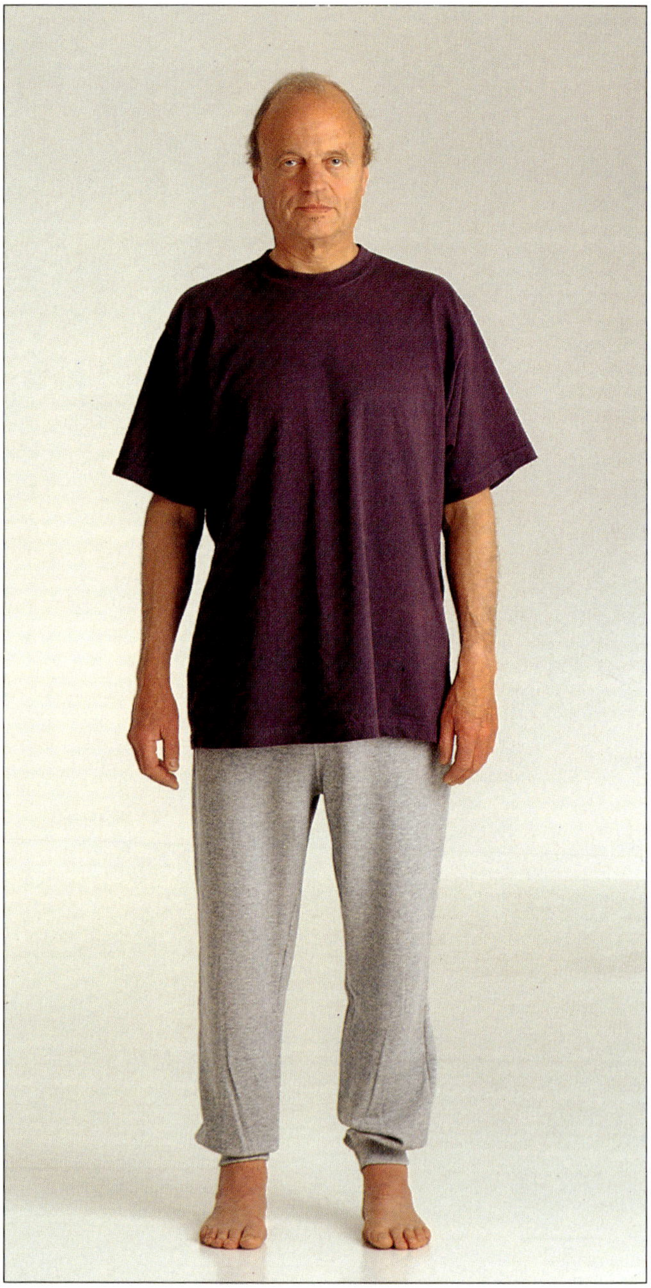

1 Stellen Sie sich mit den Füßen hüftbreit auseinander und parallel hin, und verteilen Sie das Gewicht über die Fersen in den Boden hinein.

2 Entspannen Sie die Schultern, halten Sie die Knie gerade und lassen Sie beim Ausatmen die Wirbelsäule nach oben wachsen.

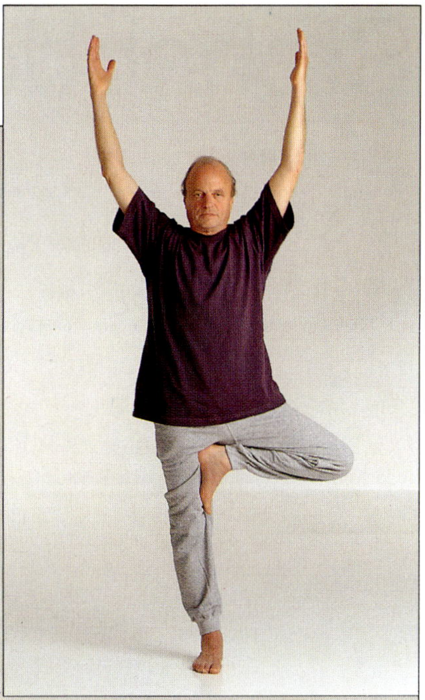

4 Atmen Sie aus, und fühlen Sie den Fuß fest auf der Erde, während Sie sich nach oben strecken.

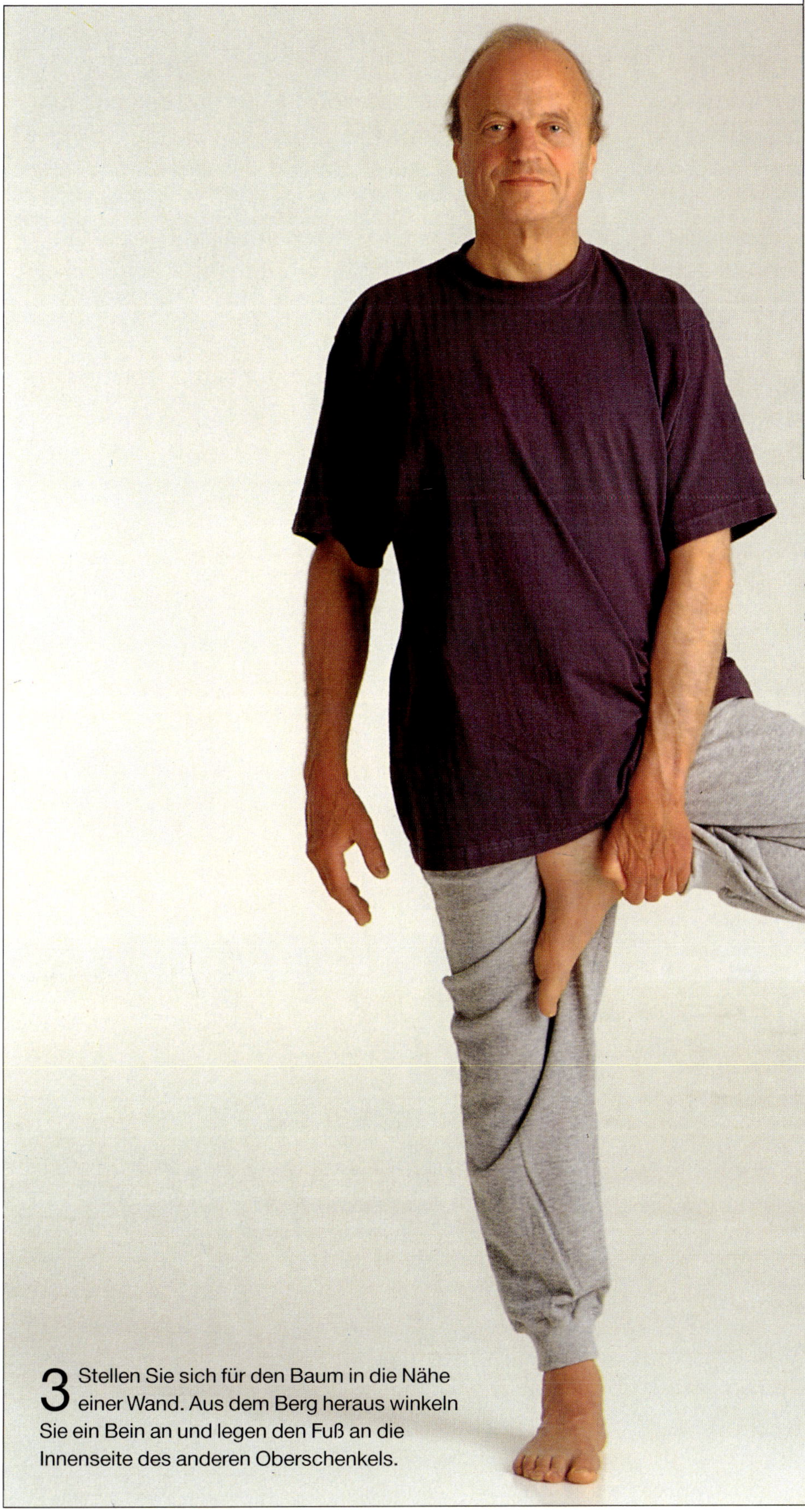

3 Stellen Sie sich für den Baum in die Nähe einer Wand. Aus dem Berg heraus winkeln Sie ein Bein an und legen den Fuß an die Innenseite des anderen Oberschenkels.

Stehende Zange

Uttanasana

Im Vorwärtsbeugen wird der ganze Körper von Kopf bis Fuß gedehnt. Biegen Sie sich von der Hüfte aus, und halten Sie die Beine gerade und fest. Wenn Sie in dieser Position den Boden zu früh erreichen wollen, das heißt, solange die Rückseite Ihrer Beine noch kurz und steif ist, werden Sie dabei lediglich die Wirbelsäule verkürzen, einen Buckel machen und den unteren Rücken verspannen. Beginnen Sie die Übung mit Hilfe eines Stuhls. Sobald sich Beine und Rücken in Einklang mit dem Atem dehnen, werden Sie beweglicher und erreichen bald mühelos den Boden. Vorwärtsbeugen zum Stuhl befreit auch von Schulterspannungen.

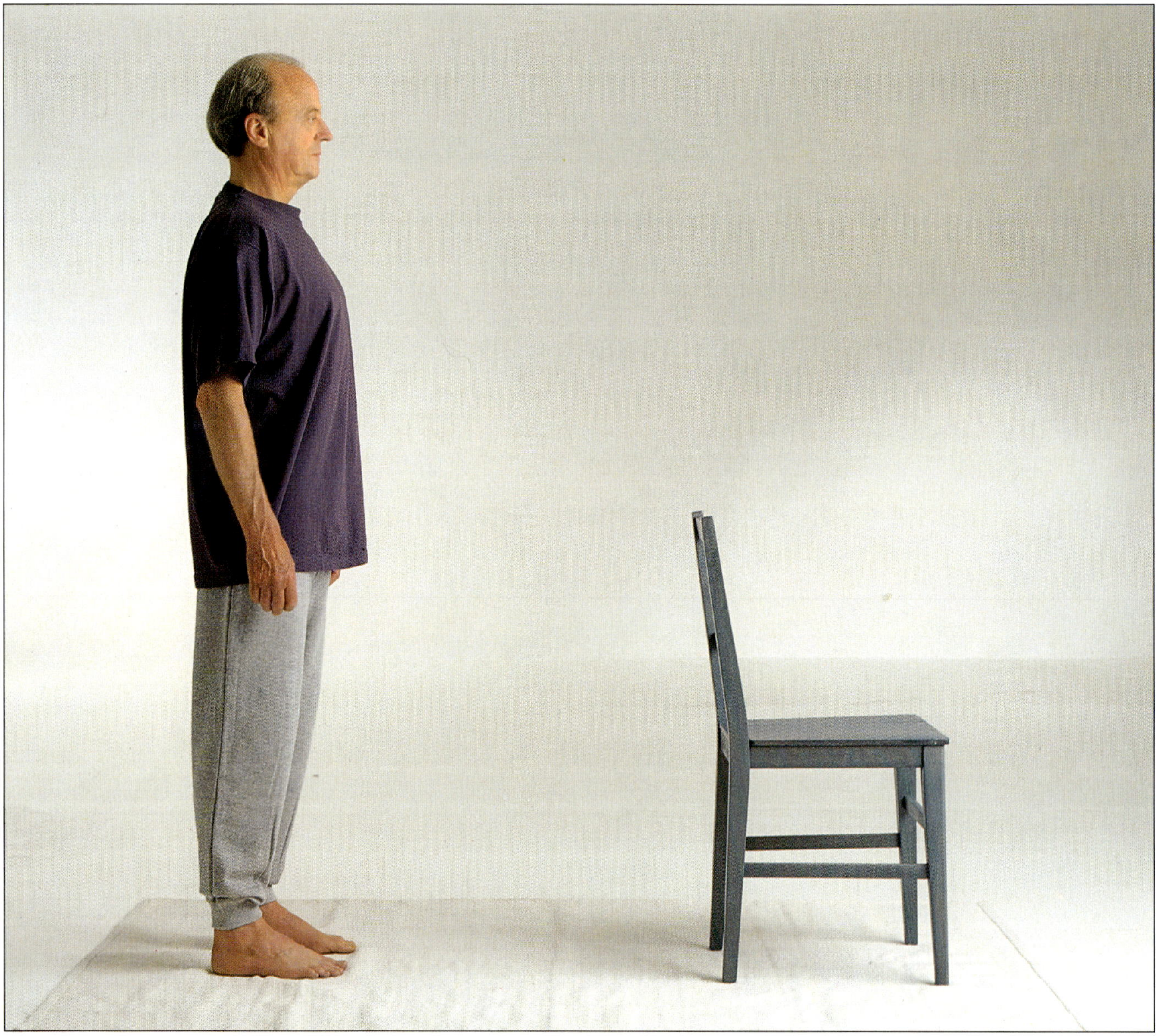

1 Stellen Sie sich in der Berghaltung vor einen Stuhl, mit dem Gewicht auf den Fersen.

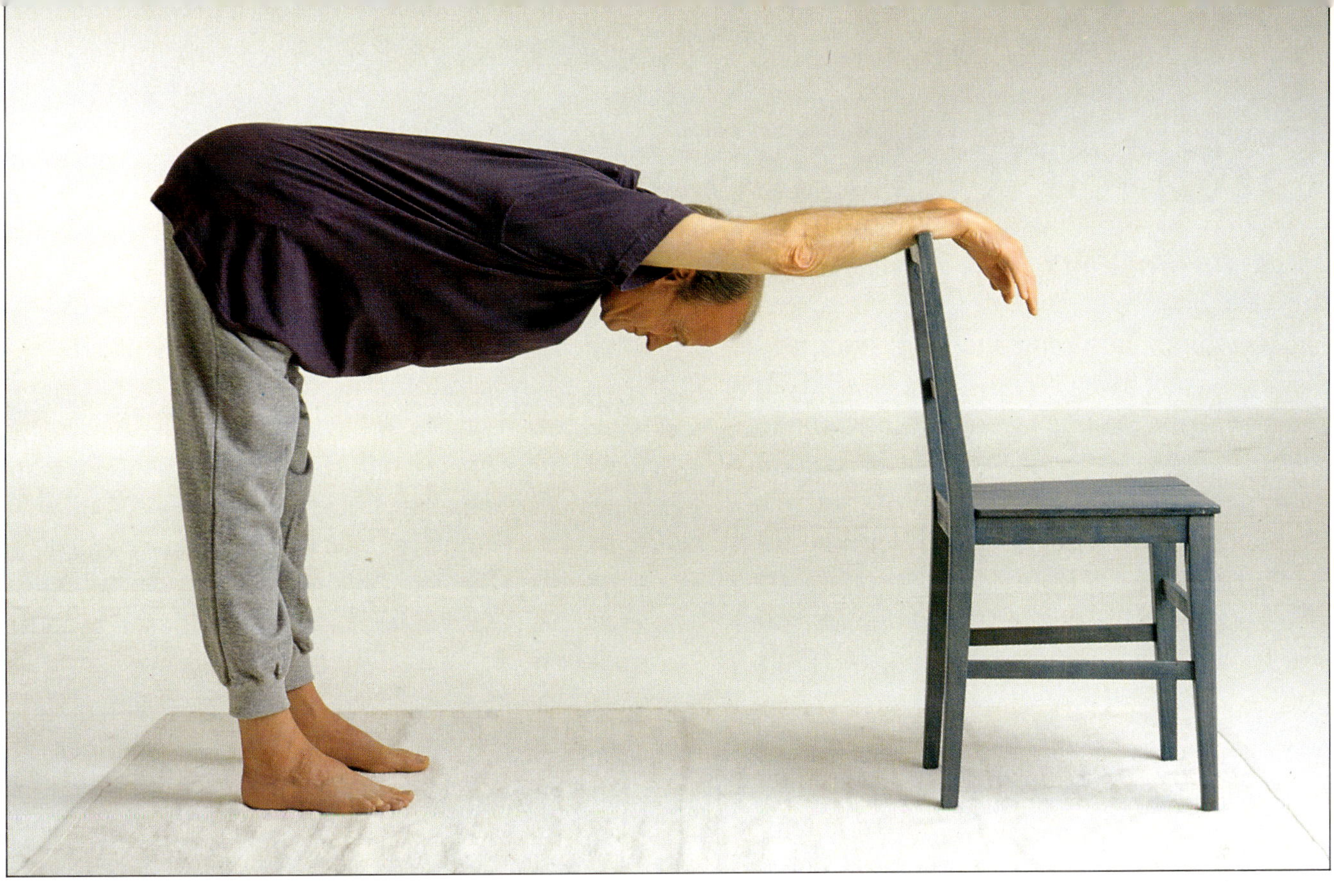

2 Beim Ausatmen nach vorn dehnen und die Hände auf der Stuhllehne ablegen. Die Hüften bleiben über den Fersen. Bleiben Sie ein paar Atemzüge in der Haltung, und dehnen Sie sich mit jedem Ausatmen.

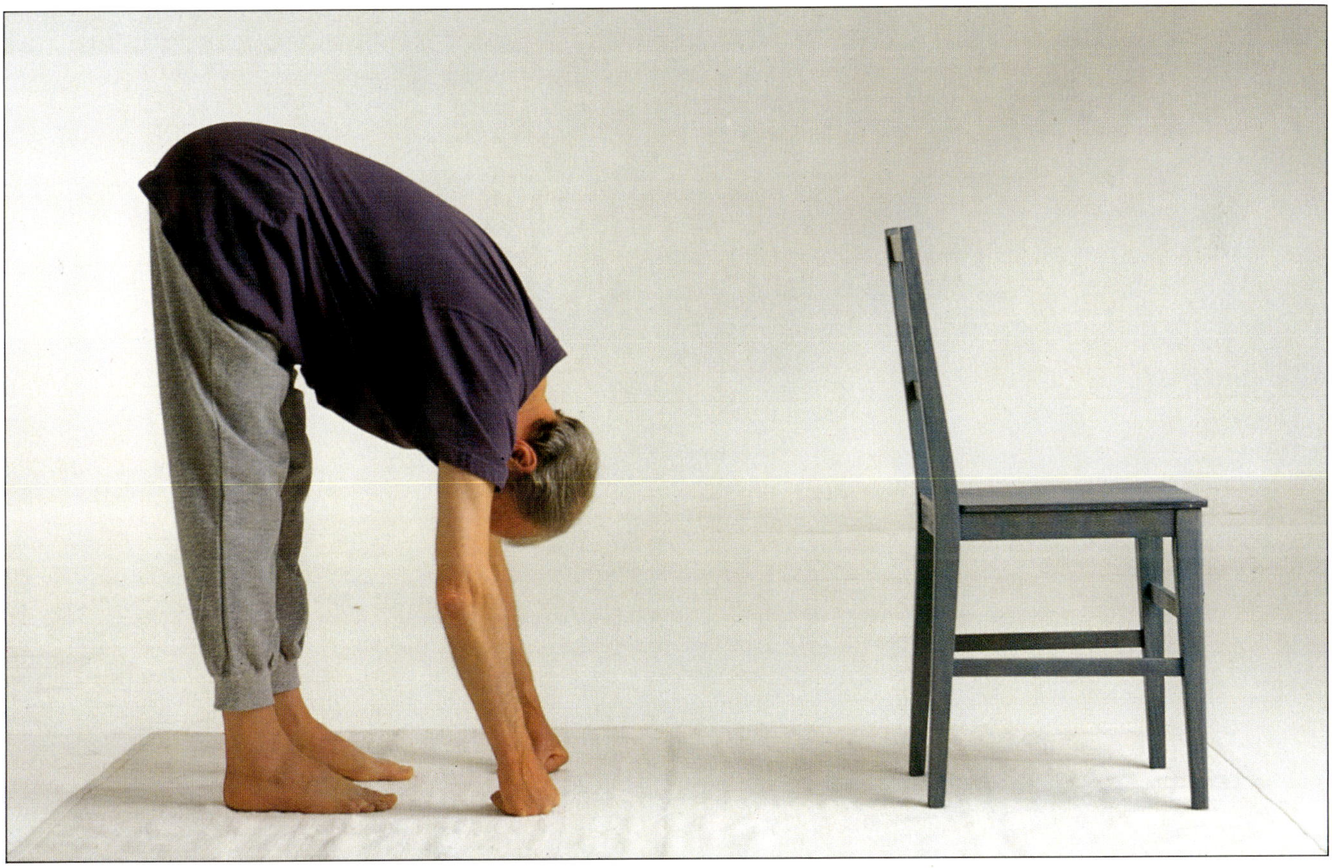

3 Atmen Sie wieder aus, und bringen Sie die Hände auf den Boden. Das Gewicht bleibt auf den Fersen.

Stehende Grätsche

Prasarita Padottanasana

Die Vorwärtsbeuge kann auch mit gegrätschten Beinen ausgeführt werden. Die Füße sind dabei parallel. Wenn Sie noch wenig Übung oder Probleme mit dem Gleichgewicht haben, dehnen Sie sich nach vorn zu einem Stuhl hin wie auf Seite 21. So können sich Wirbelsäule und Beine strecken. Allmählich wird der Kopf den Boden berühren, doch erzwingen Sie nichts, denn das wird nur wieder den Rücken runden. Wenn eine Hüfte steifer als die andere ist, stehen Sie möglicherweise schief. Kontrollieren Sie dies in einem Spiegel, wenn Sie sich nach vorn beugen. Das Gewicht bleibt auf den Füßen, die mit den Fersen fest auf dem Boden stehen, so daß kein Druck auf den Händen entsteht. Wenn Sie sich sicher auf den Füßen fühlen, können Sie für dieses *Asana* auch die Handflächen hinter dem Rücken zusammenbringen (siehe Schritt 3).

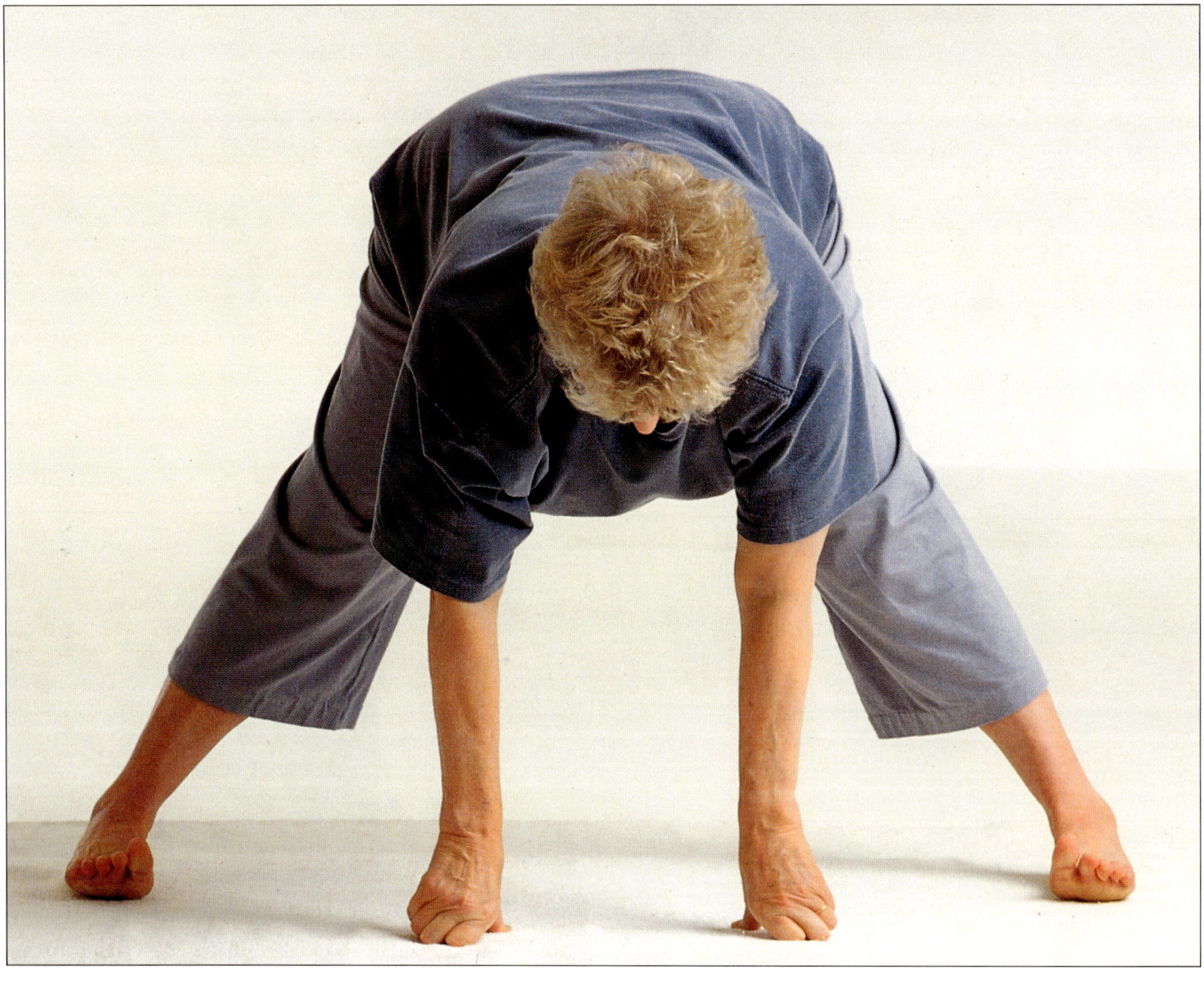

1 Stellen Sie sich mit gegrätschten Beinen und parallel gerichteten Füßen hin. Ausatmend nach vorn beugen. Reichen die Hände nicht bis zum Boden, benutzen Sie einen Stuhl (siehe Seite 21).

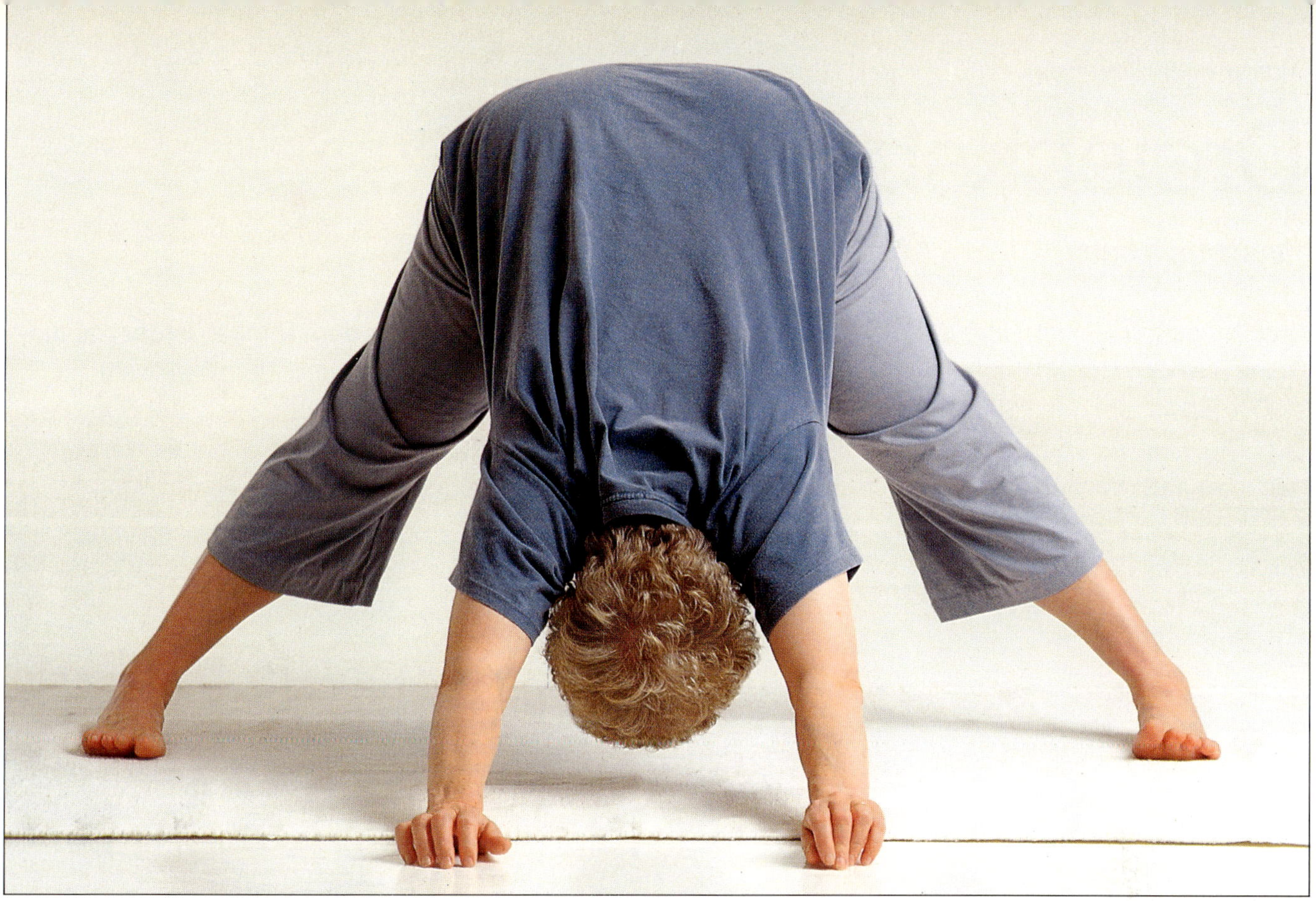

2 Beugen Sie sich nach vorn, lassen Sie die Hüften gerade. Bei jedem Atemzug dehnt sich die Wirbelsäule mehr.

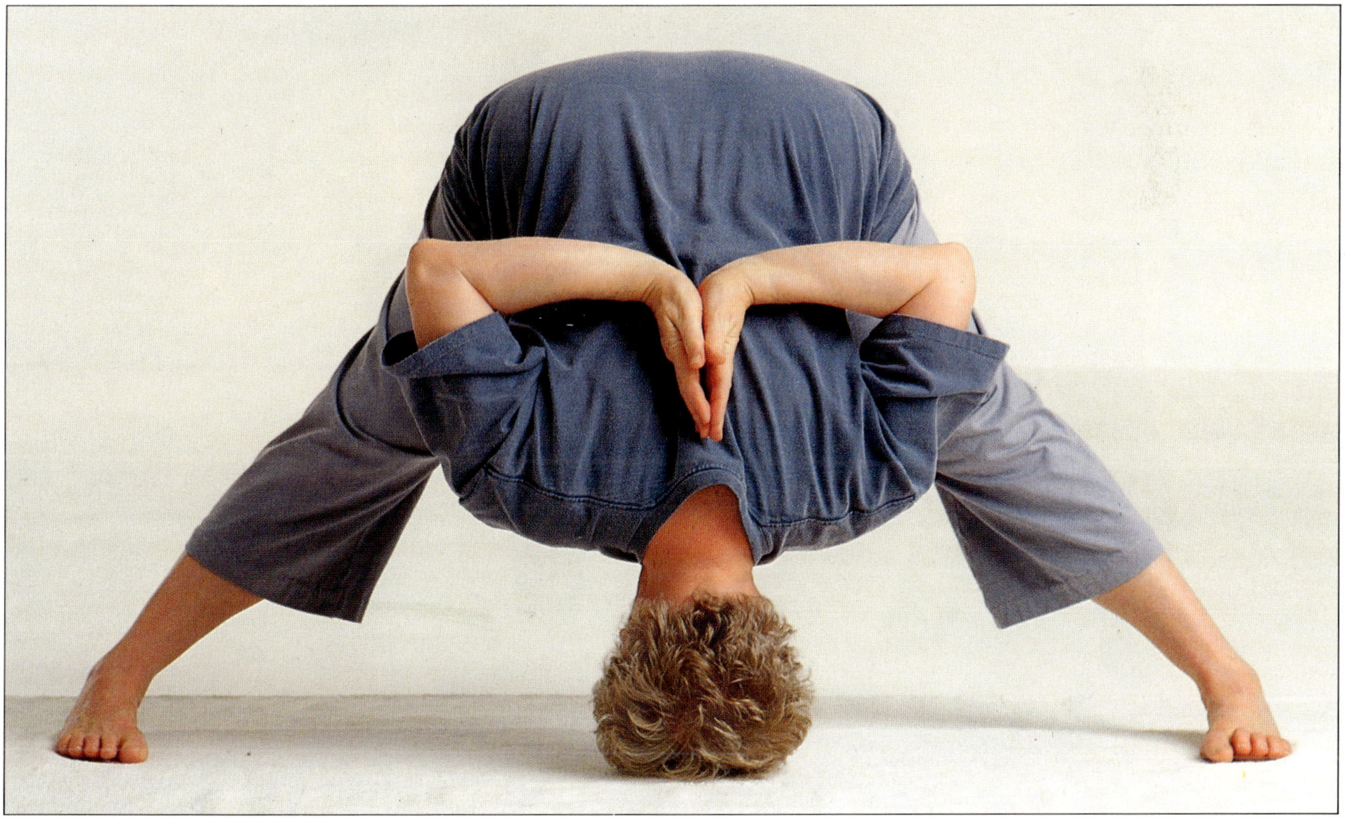

3 Wenn Sie gut auf Ihren Fersen stehen, dehnen Sie sich nach vorn, bis Ihr Kopf den Boden berührt.

Dreiecksbeuge

Parsvottanasana

Das Dreieck, das durch Ihre durchgestreckten Beine und den Boden gebildet wird, ergibt eine stabile Basis, um den Rumpf nach vorn zu beugen. Die hintere Ferse ist der Pfeiler, der die Hüfte hält, damit die Wirbelsäule sich dehnen kann. Die Hände werden hinter dem Rücken in der traditionellen Grußhaltung Indiens, dem *Namaste*, gefaltet. Stehen Sie aufrecht wie in der Bergstellung (Seite 18), und legen Sie dann die Handflächen im Rücken zusammen.

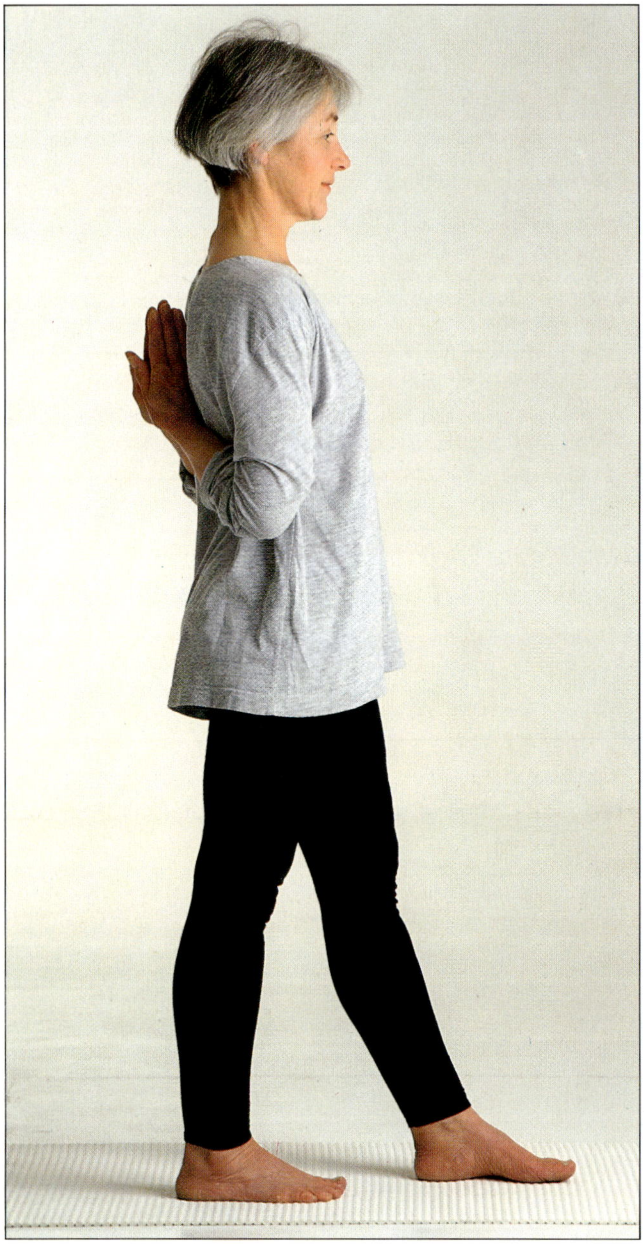

1 Bringen Sie beim Ausatmen die Hände hinter dem Rücken weit nach oben. Gehen Sie einen Schritt nach vorn, lassen Sie das Gewicht auf der Ferse.

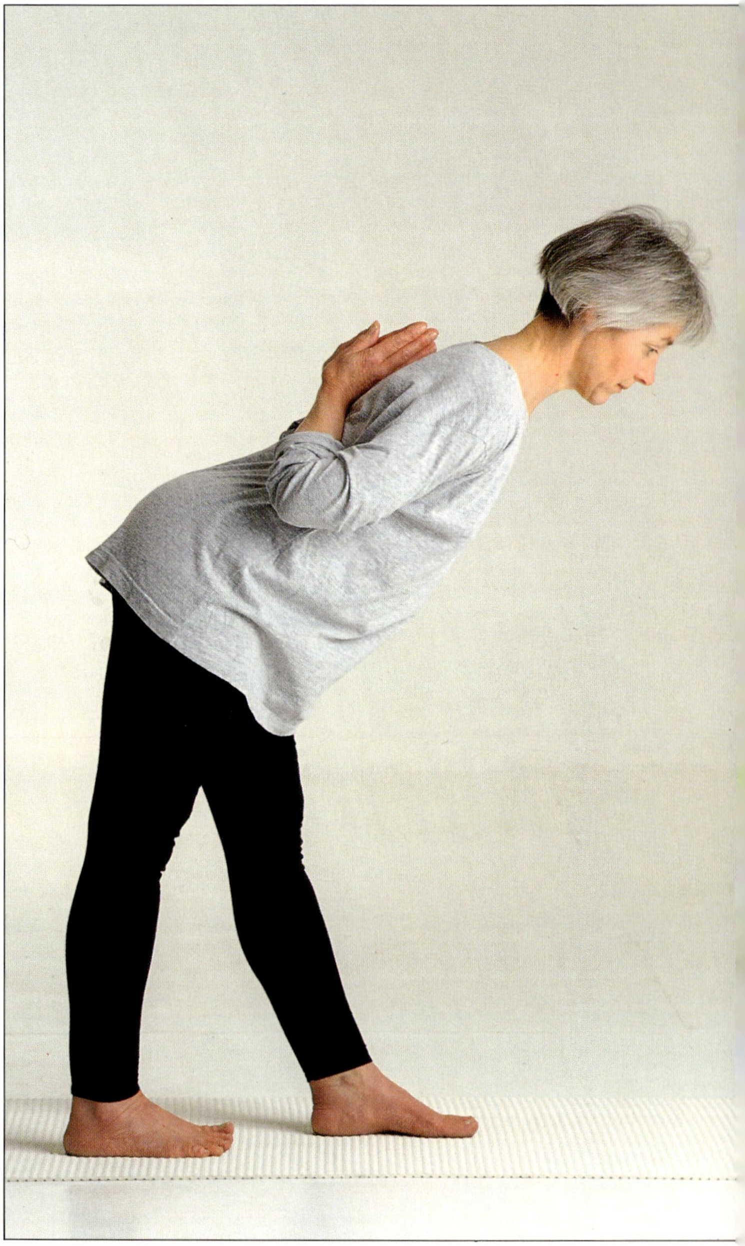

2 Beim Ausatmen dehnen Sie sich nach vorn. Die Wirbelsäule darf sich dabei nicht runden.

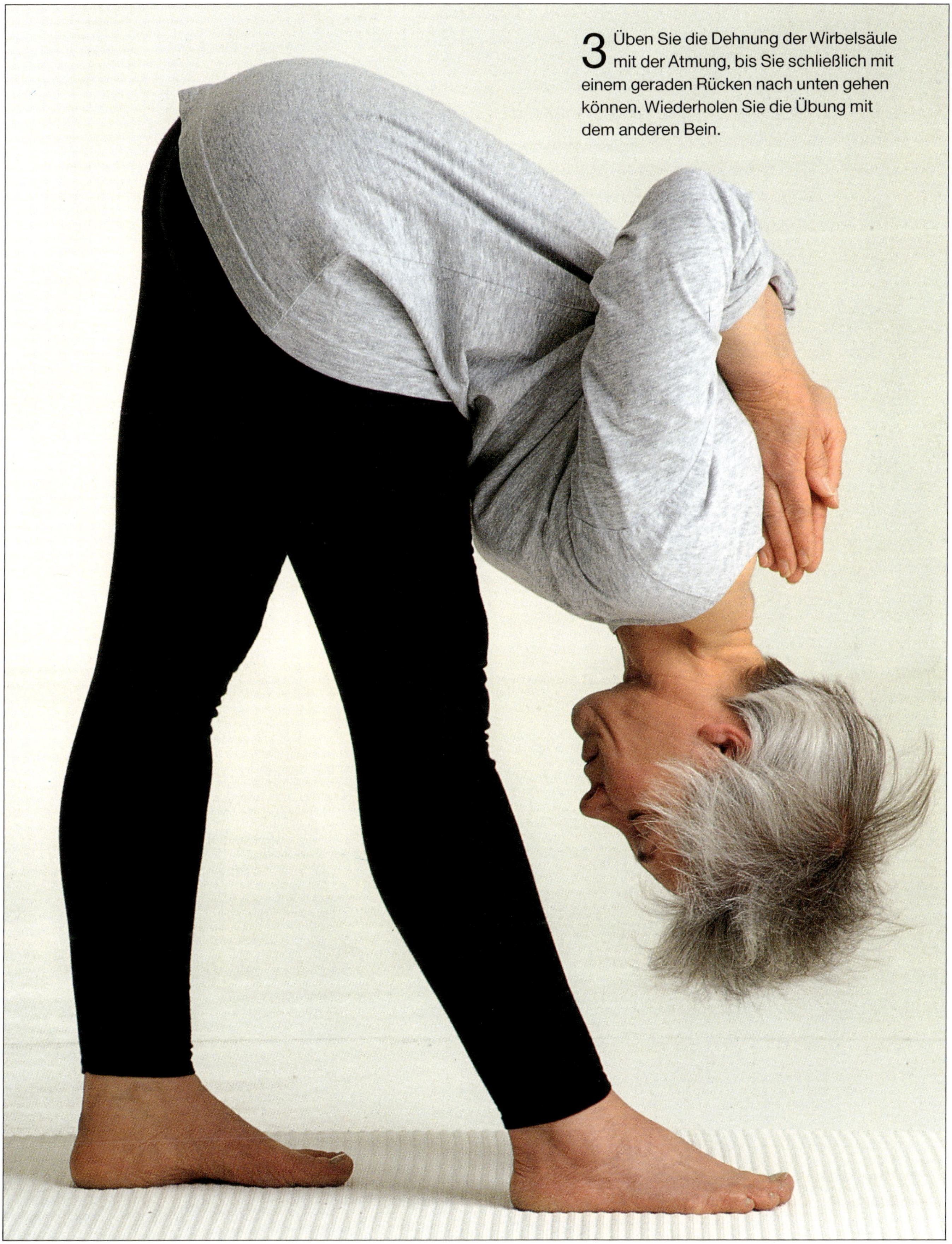

3 Üben Sie die Dehnung der Wirbelsäule mit der Atmung, bis Sie schließlich mit einem geraden Rücken nach unten gehen können. Wiederholen Sie die Übung mit dem anderen Bein.

Dreieck

Trikonasana

Bei dieser Stehübung verankern die Fersen den Körper im Boden, so daß sich die Wirbelsäule aus den Hüften heraus dehnen kann. Die Schultern entspannen, damit Sie weder Bewegung noch Atmung blockieren. Im Dreieck bleiben die Beine gestreckt. Für eine größere Streckung beugen Sie das vordere Bein in die Winkelstellung (*Parsvakonasana*). Bei all diesen Haltungen sollte die Wirbelsäule in einer geraden Linie gestreckt sein. Gehen Sie nicht zu weit, sonst fallen Sie nur nach vorn. In den ersten Wochen üben Sie einfach nur Schritt eins und zwei.

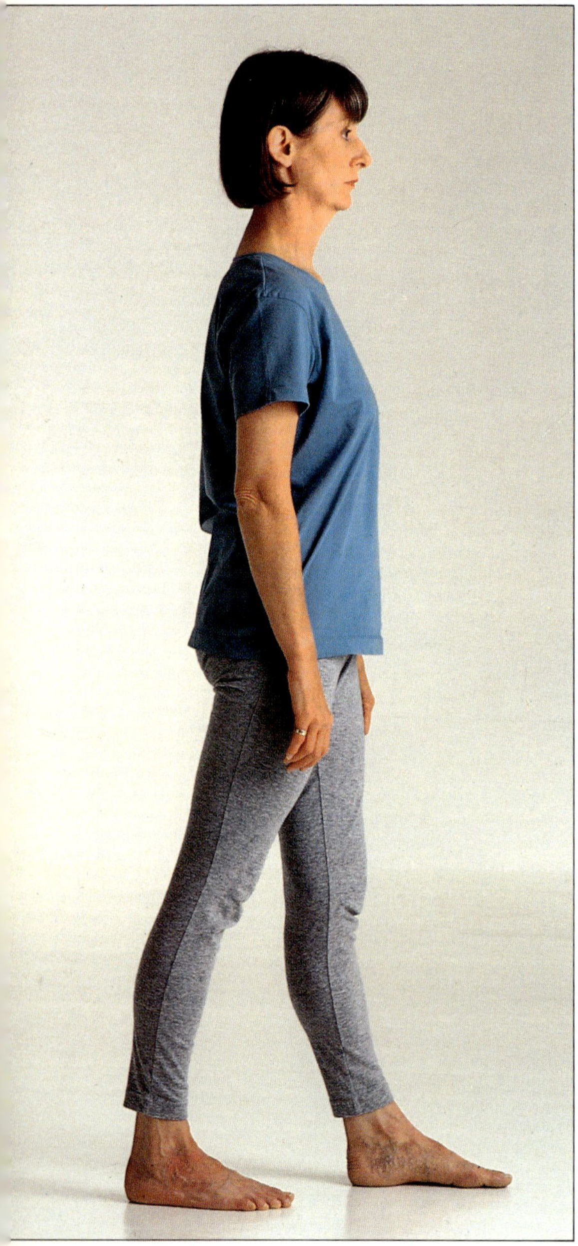

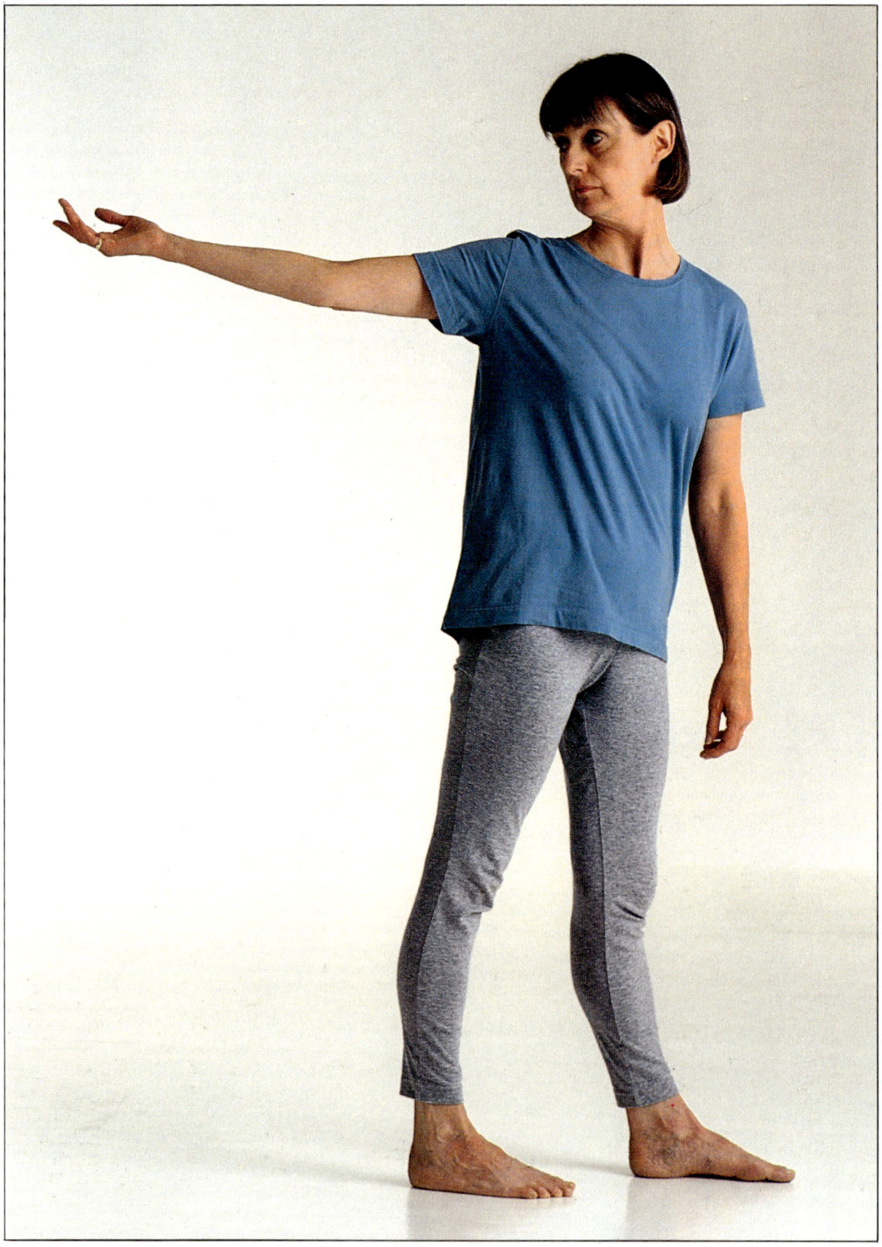

1 Aus dem Stand gehen Sie einen Schritt nach vorn.

2 Beim Ausatmen drehen Sie sich zum hinteren Fuß, strecken Ihren Arm aus und halten die Stellung.

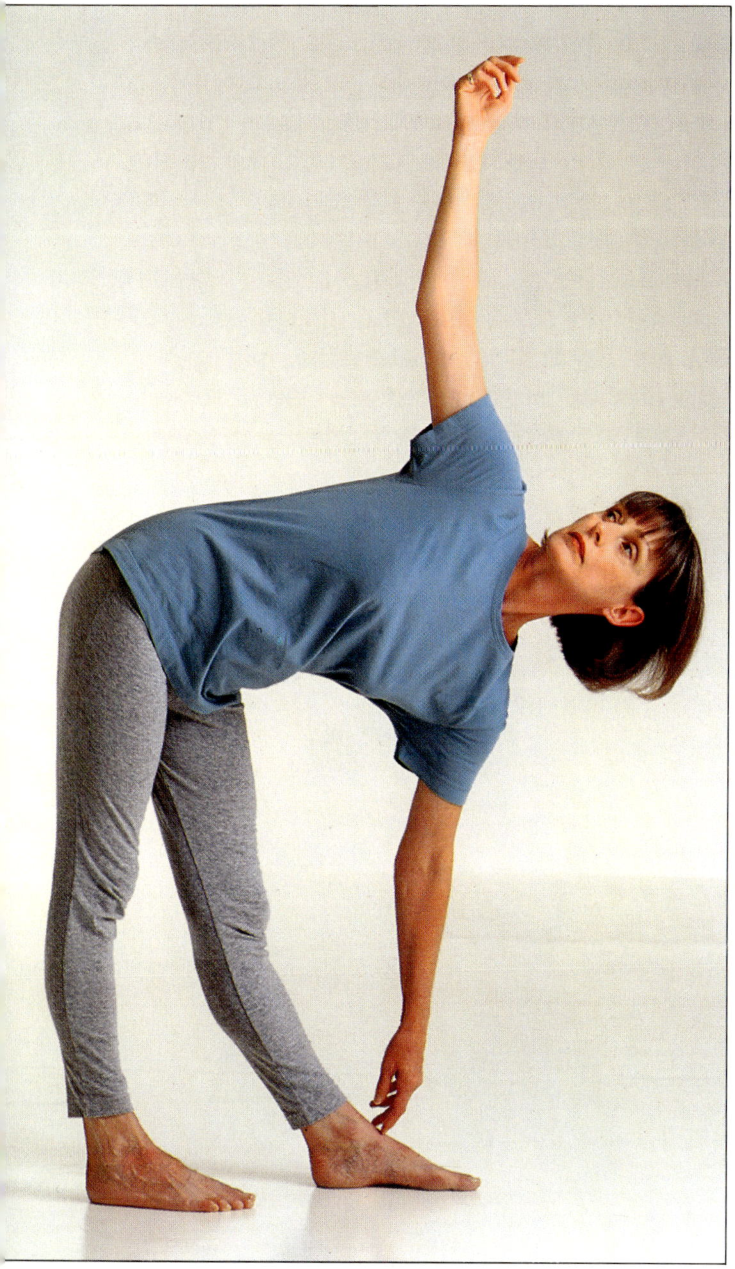

3 Atmen Sie aus, dehnen Sie die Wirbelsäule seitwärts, den Arm drehen Sie nach oben, das Gewicht bleibt auf der hinteren Ferse. Kommen Sie wieder nach oben, und wiederholen Sie nach der anderen Seite.

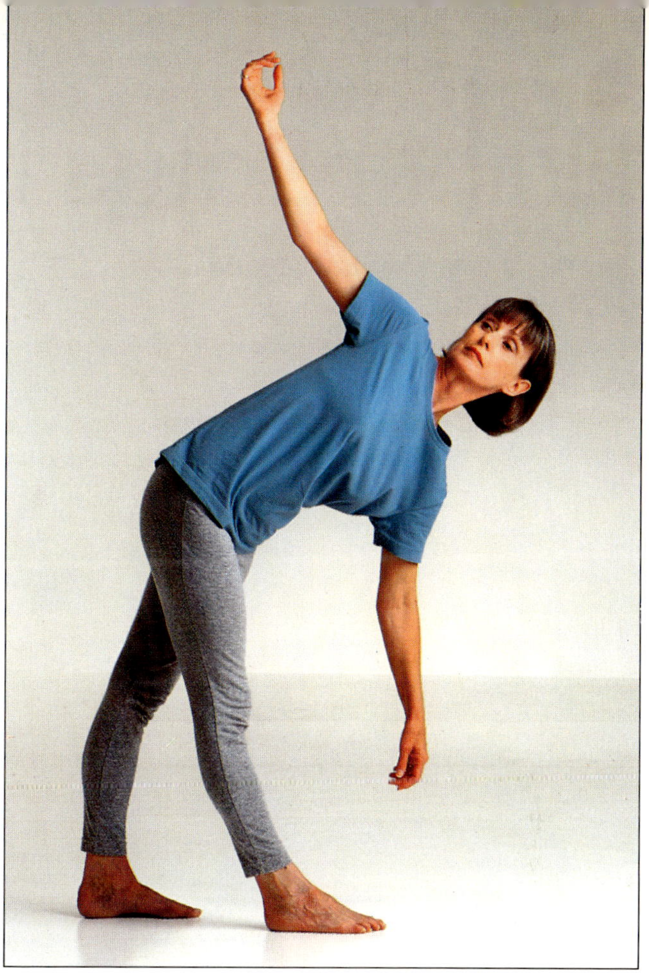

Umkehrdreieck (*Parivrtta Trikonasana*)
Die Haltung kann verändert werden, indem Sie sich bei Schritt zwei zum Vorderfuß hin dehnen.

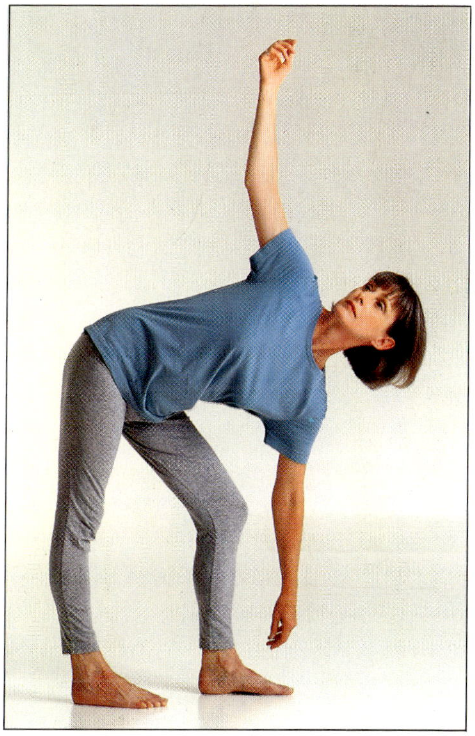

Winkelstellung Aus Schritt zwei winkeln Sie Ihr vorderes Knie an.

Halber Lotus im Stehen

Ardha Padma Padottanasana

Im Lotus (Seite 74) soll sich der Oberschenkel aus der Hüfte heraus drehen, und die Wirbelsäule dehnt sich aus dem Becken heraus. Im Stehen kann man die Schwerkraft zur Entspannung der Hüfte nutzen, so daß der Oberschenkel bei der Drehung nach außen auch nach unten fallen kann. Wenn Ihnen das zu schwer ist, stützen Sie das Knie durch einen Stuhl. Beim Ausatmen lassen Sie die Hüfte sich entspannen. In der Lotusposition ruht der Fuß in der Leiste. Dies hilft beim Vorwärtsbeugen, den vorderen Oberschenkelmuskel des gestrecken Beins passiv zu halten.

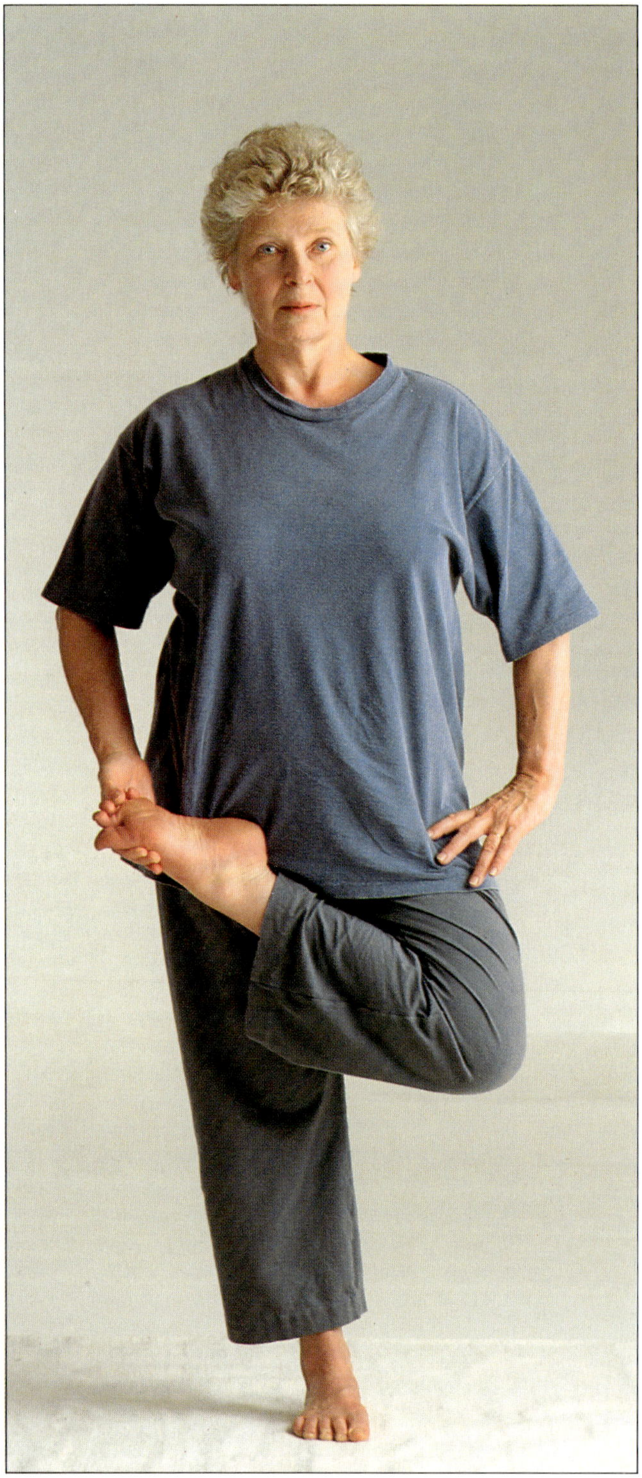

1 Stehen Sie auf einem Bein, legen Sie das andere in den halben Lotus, das Knie fällt Richtung Boden, während der Fuß nach oben kommt.

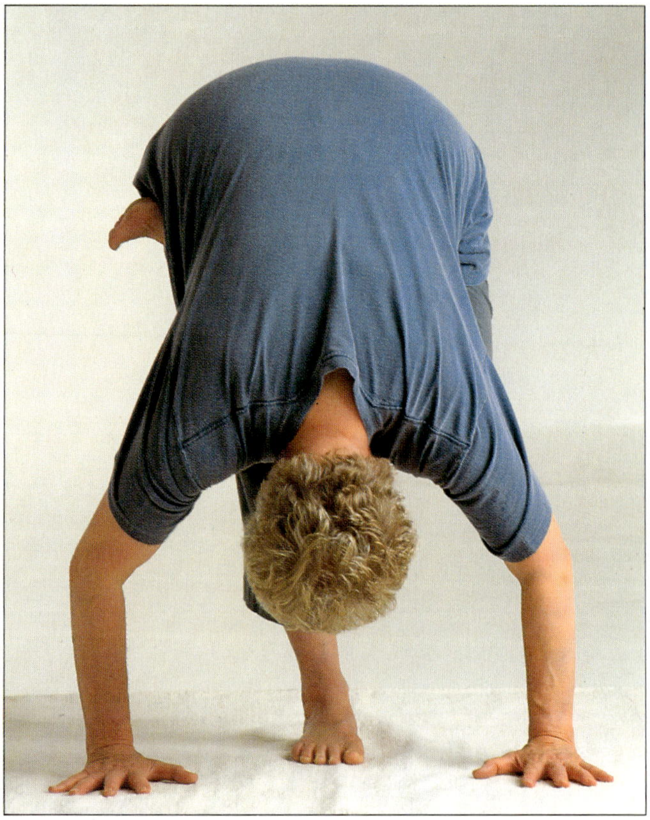

2 Wenn der Lotusfuß in der Leiste liegt, atmen Sie aus und beugen sich nach vorn, während das gebeugte Knie weiterhin nach unten zeigt.

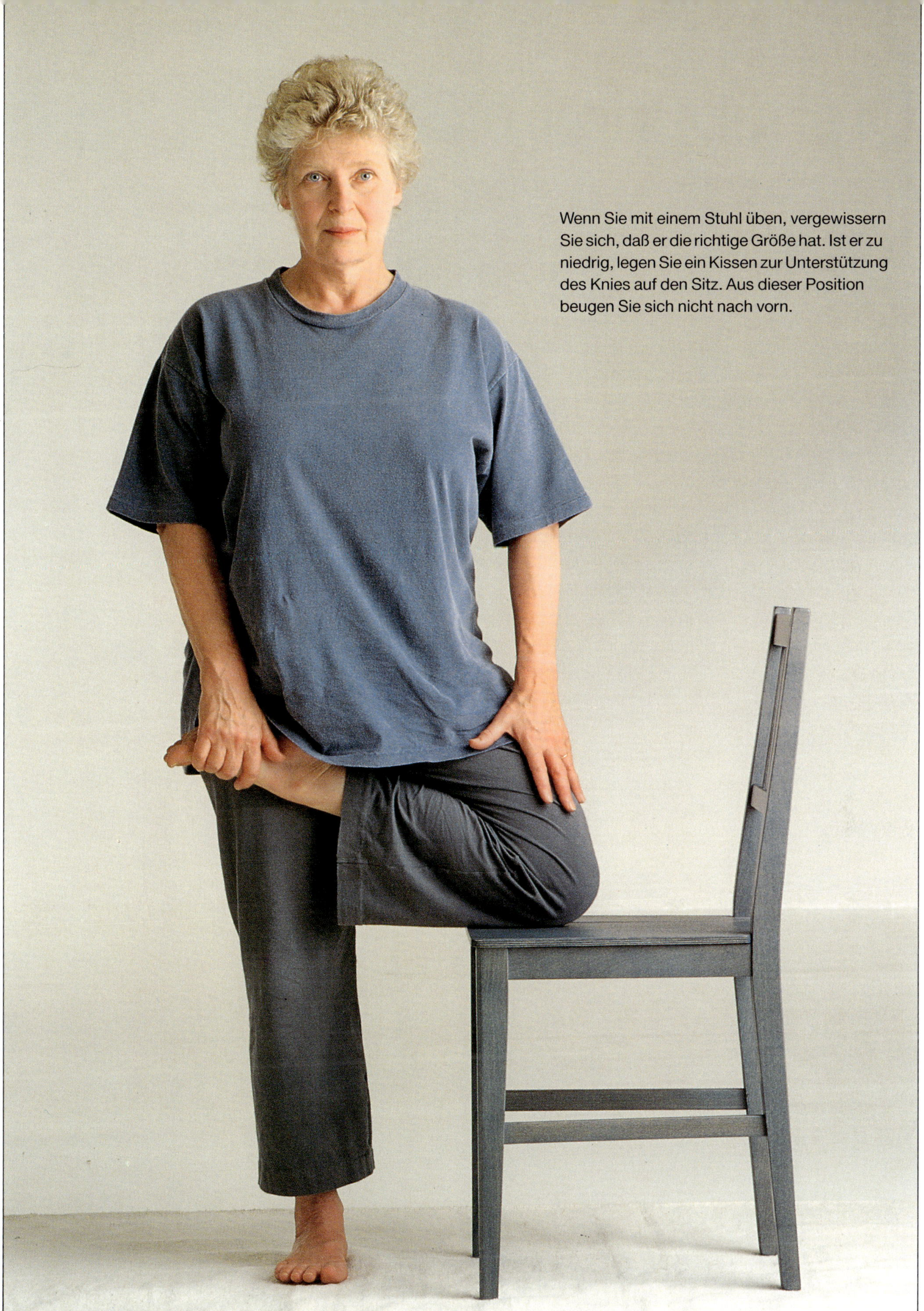

Wenn Sie mit einem Stuhl üben, vergewissern Sie sich, daß er die richtige Größe hat. Ist er zu niedrig, legen Sie ein Kissen zur Unterstützung des Knies auf den Sitz. Aus dieser Position beugen Sie sich nicht nach vorn.

Drehübung im Stehen

Parivrtta Parsvakonansana 1

Diese Drehübung zum angewinkelten Bein bildet die Grundlage aller anderen Drehübungen: Drehung im Knien (Seite 38), Drehung in der Haltung der Weisheit (Seite 96) und Drehung in der Kuhstellung (Seite 98), die alle aus dieser geraden und stabilen Haltung heraus entwickelt wurden, wobei sich die Wirbelsäule im Drehen noch streckt. Im Stehen ist die Streckung der Wirbelsäule in der Ausatmung leichter zu erlernen als im Sitzen. Das gilt besonders bei steifen Hüften. Die gerade Haltung des Bergs (Seite 18) sollte während der Drehung beibehalten werden. Während der Oberkörper sich so weit dreht, daß die Schultern parallel mit dem angewinkelten Oberschenkel sind, bleiben die Hüften zum Stuhl gewandt. Macht Ihnen das Gleichgewicht Schwierigkeiten, stellen Sie sich in die Nähe einer Wand oder üben zunächst die Drehung im Stuhl (Seite 41).

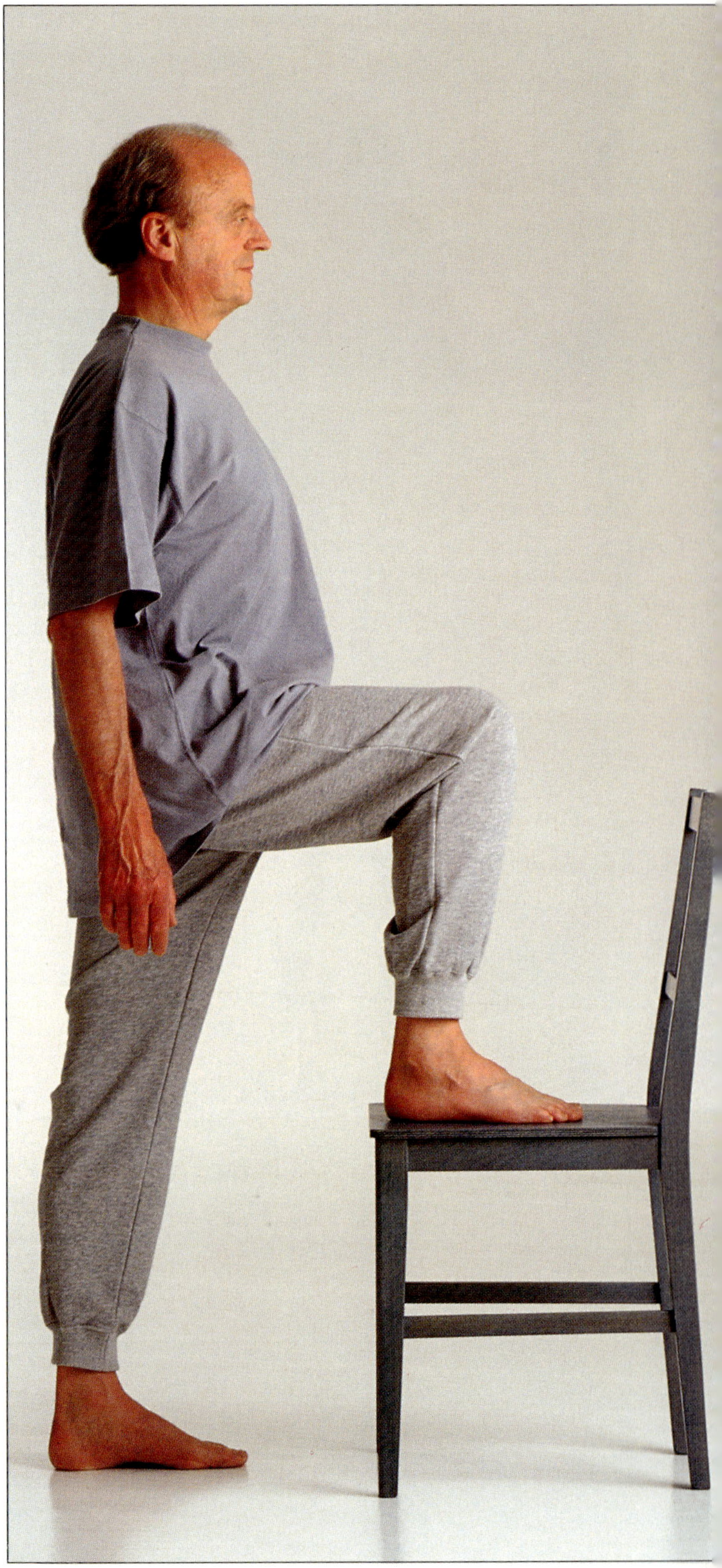

1 Stellen Sie sich in die Berghaltung (Seite 18), und stellen Sie einen Fuß auf den Sitz eines Stuhls vor sich. Das Gewicht ruht auf der Ferse des stehenden Beins. Beim Ausatmen strecken Sie sich nach oben.

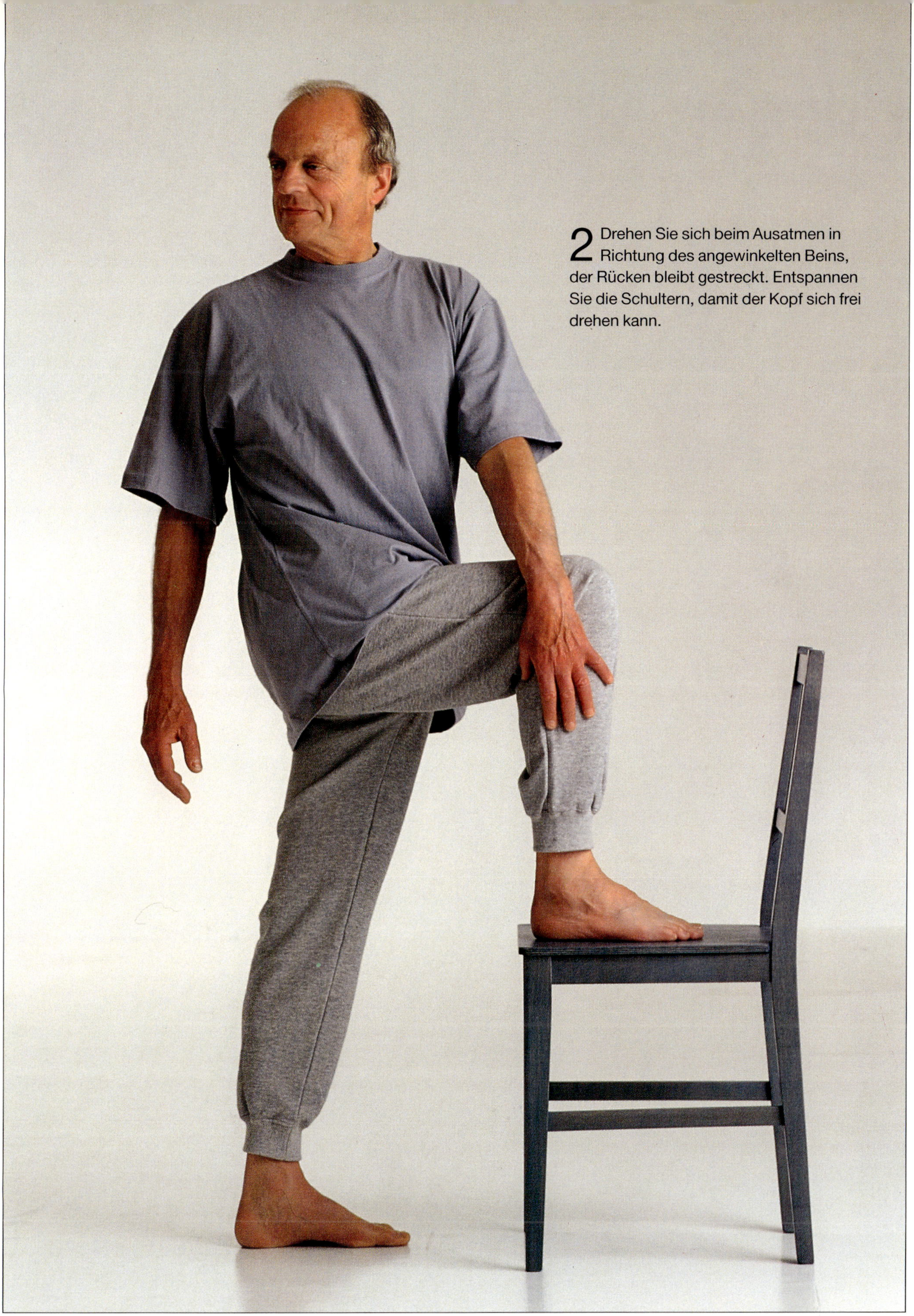

2 Drehen Sie sich beim Ausatmen in Richtung des angewinkelten Beins, der Rücken bleibt gestreckt. Entspannen Sie die Schultern, damit der Kopf sich frei drehen kann.

Krieger

Virabhadrasana

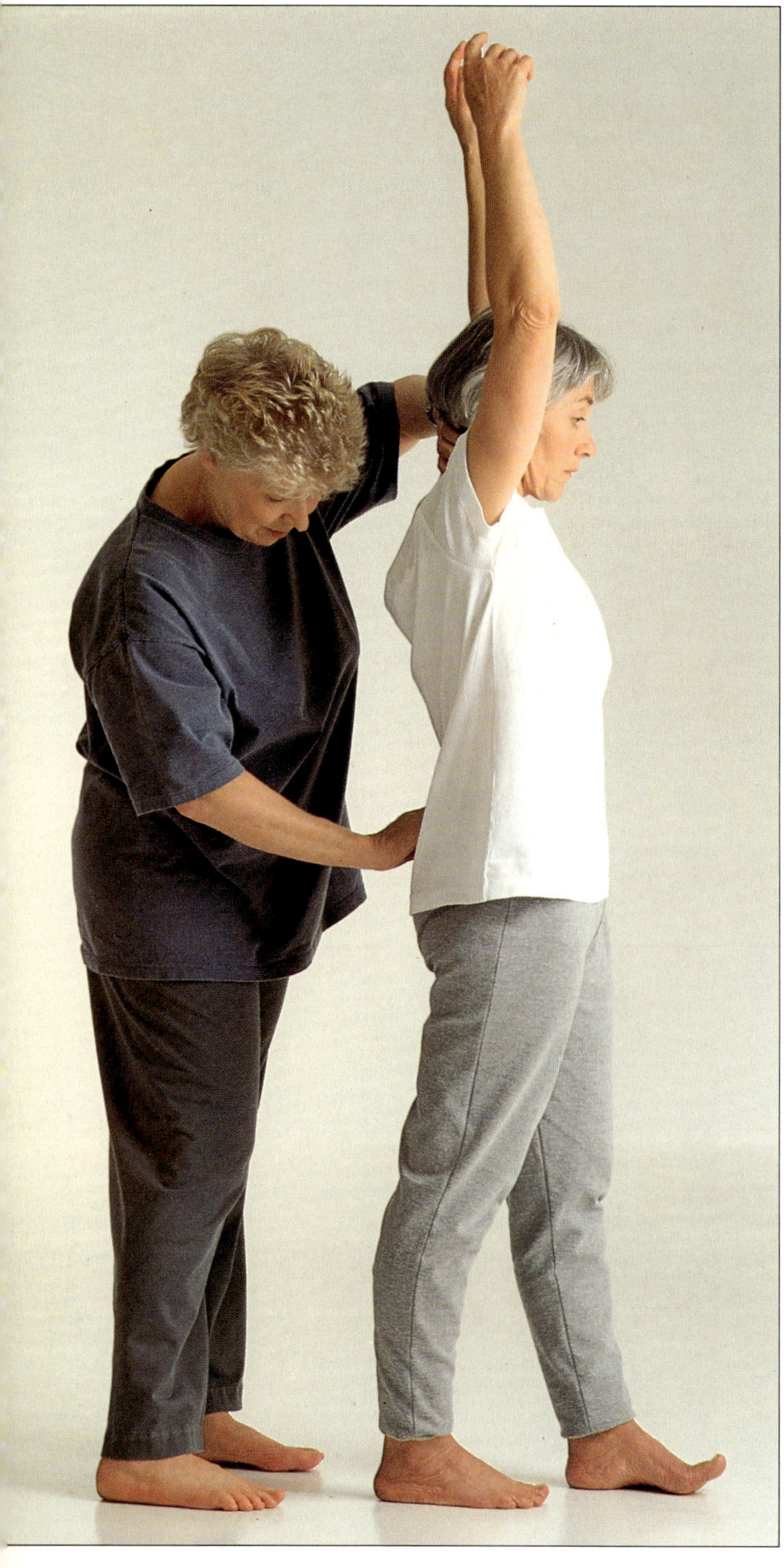

Diese Haltung ist nach einem mythischen Krieger benannt, der sich erhob, Rache an einem Dämon zu nehmen. Diese starke und kraftvolle Gleichgewichtshaltung entwickelt sich mit dem Atem aus einer stabilen Grundposition heraus. Die Wirbelsäule dehnt sich zugleich mit dem weggestreckten Bein. Das Knie des erhobenen Beins schaut zum Boden, während der Rücken der Decke zugewandt ist. Von den Händen bis zum ausgestreckten Fuß zieht sich eine gerade Linie. Die Haltung sollte weder steif noch starr sein. Fangen Sie mit der Bergstellung (Seite 18) an.

1 Gehen Sie einen Schritt nach vorn, atmen Sie aus, und strecken Sie die Arme weit nach oben.

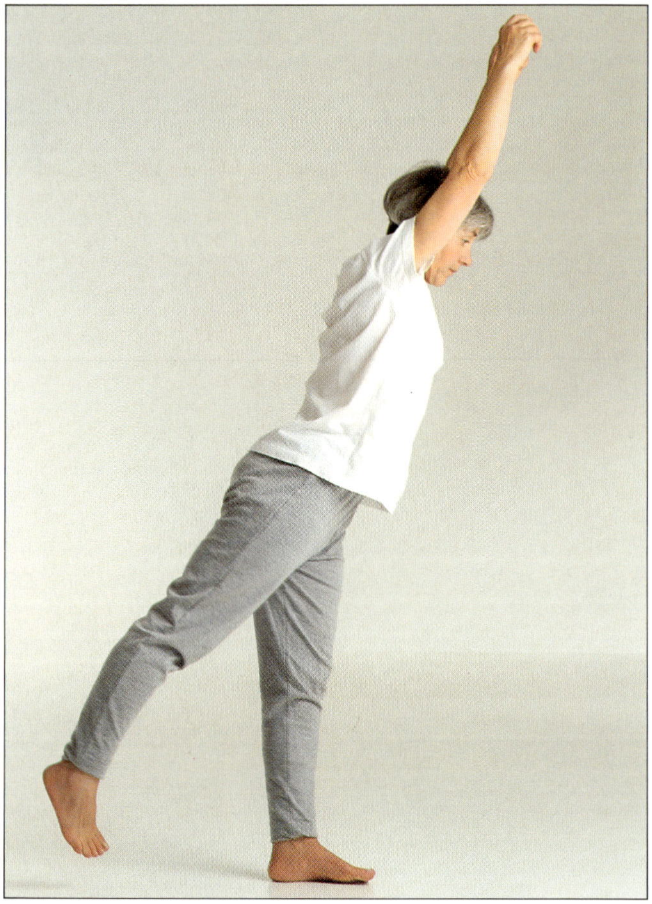

2 Verlagern Sie ihr Gewicht auf den vorderen Fuß, während Sie das hintere Bein heben.

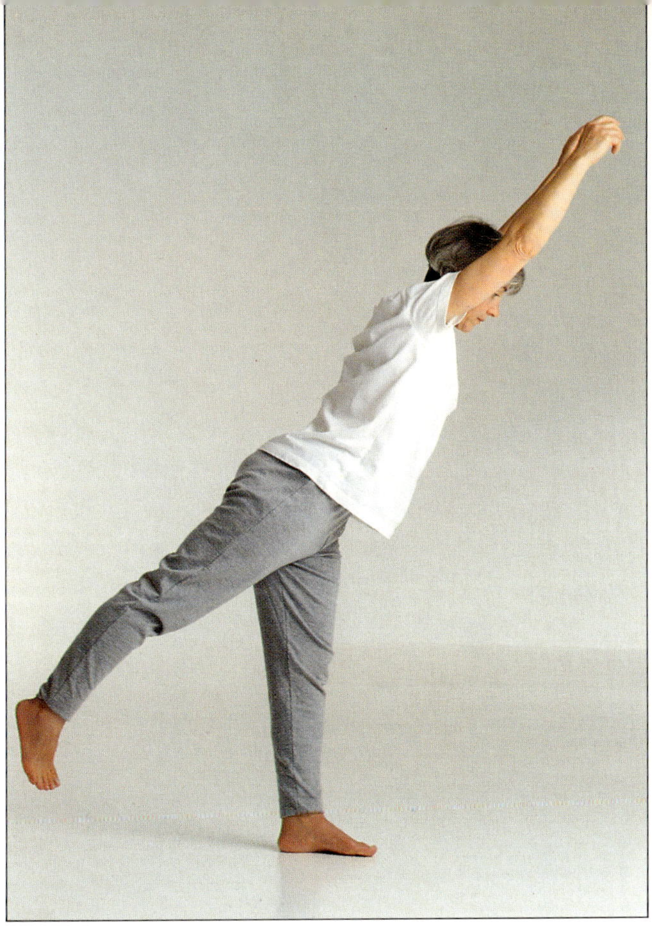

3 Strecken Sie die Arme vom Rumpf weg, und dehnen Sie sich mit der Ausatmung nach vorn und oben.

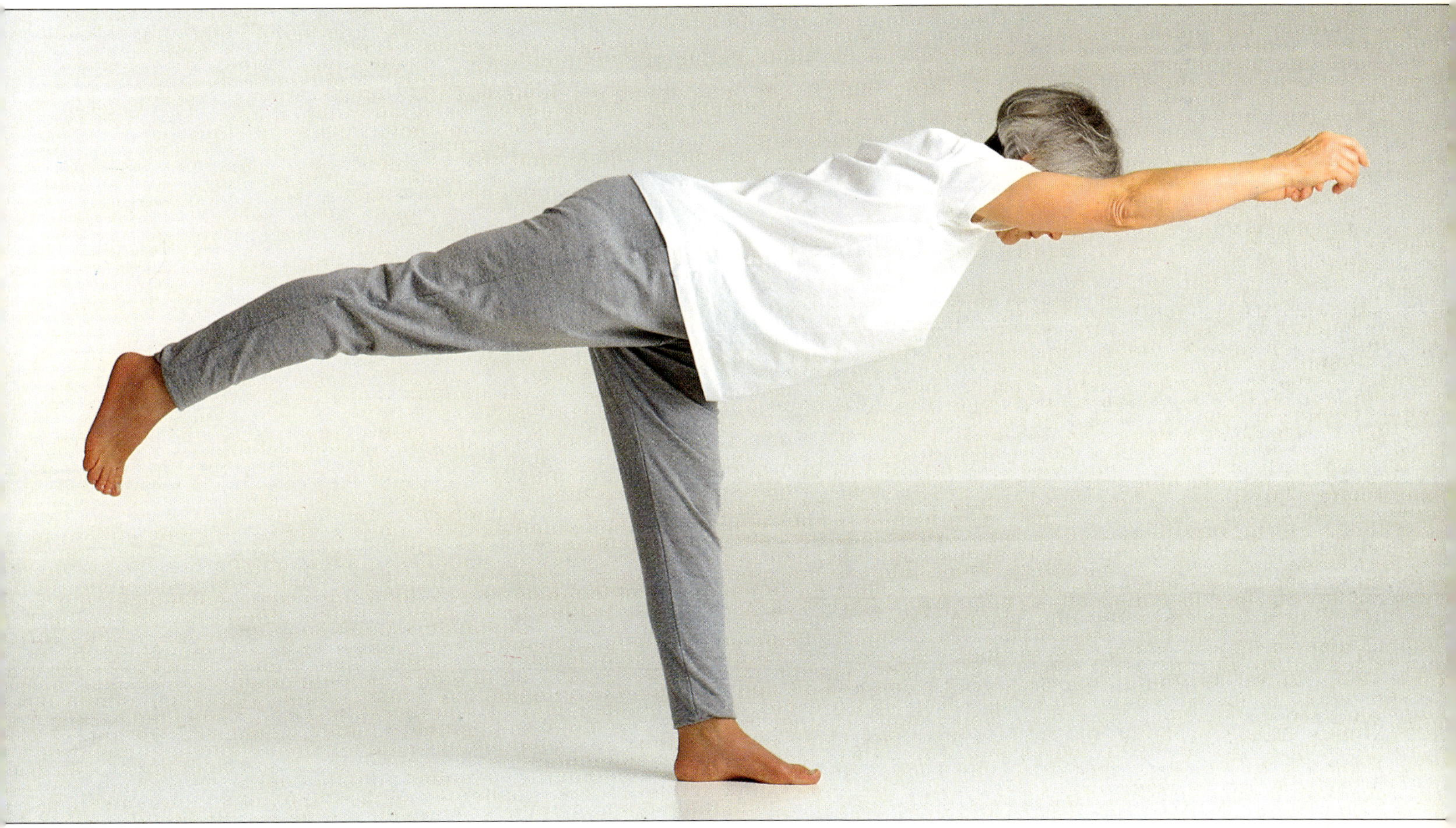

4 Schließlich sind das erhobene Bein, der Rumpf und die Arme horizontal. Die rückseitige Taille und der Nacken sollten sich, je mehr Sie in die Position hineingehen, strecken.

Halbmond

Ardha Chandrasana

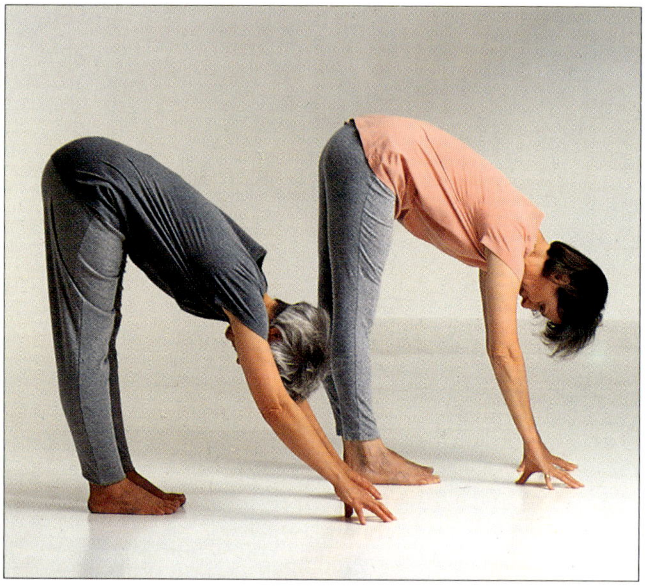

Bevor Sie mit dieser graziösen Haltung beginnen, sollten Sie bereits in der stehenden Zange (Seite 20) mit beiden Händen den Boden berühren können. Das erhobene Bein streckt sich von den Hüften aus und erlaubt der Wirbelsäule, sich zum Kopf hin zu drehen – es entsteht ein wunderbares Gefühl der Freiheit. Für diese Haltung braucht man ein gutes Körpergefühl, das durch Gleichgewicht und Konzentration gefördert wird.

1 Stehen Sie in der Bergstellung (Seite 18), atmen Sie aus und bringen Sie beide Hände nach vorn auf den Boden.

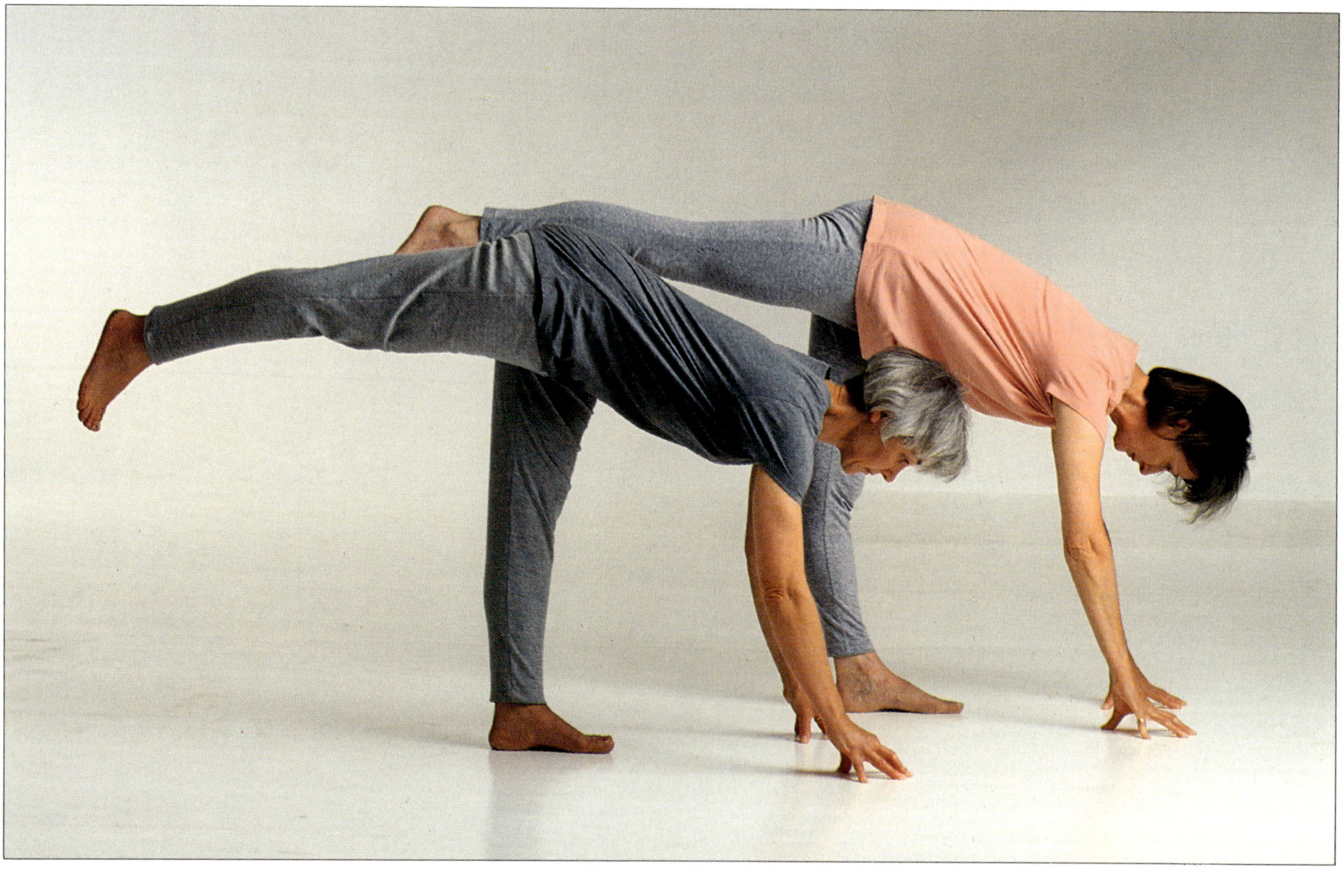

2 Bleiben Sie für ein paar Atemzüge bei Schritt eins, und strecken Sie den Rücken, während Sie fest auf Ihren Fersen stehen. Beim Ausatmen heben Sie dann das rechte Bein, strecken es weit aus dem Rumpf heraus nach hinten, so daß die Drehung über den Hals bis zum Kopf geht.

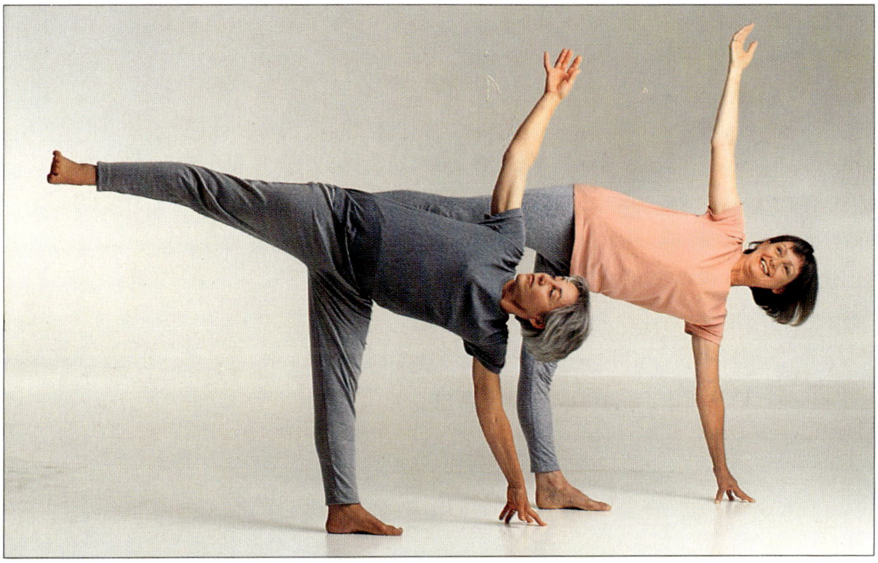

3 Nehmen Sie die rechte Hand vom Boden weg. Während sich das rechte Bein streckt, drehen Sie den ganzen Körper bei jedem Atemzug, bis Sie schließlich die Arme in einer vertikalen Linie ausgebreitet haben und nach vorn schauen. Wiederholen Sie die Übung nach der anderen Seite.

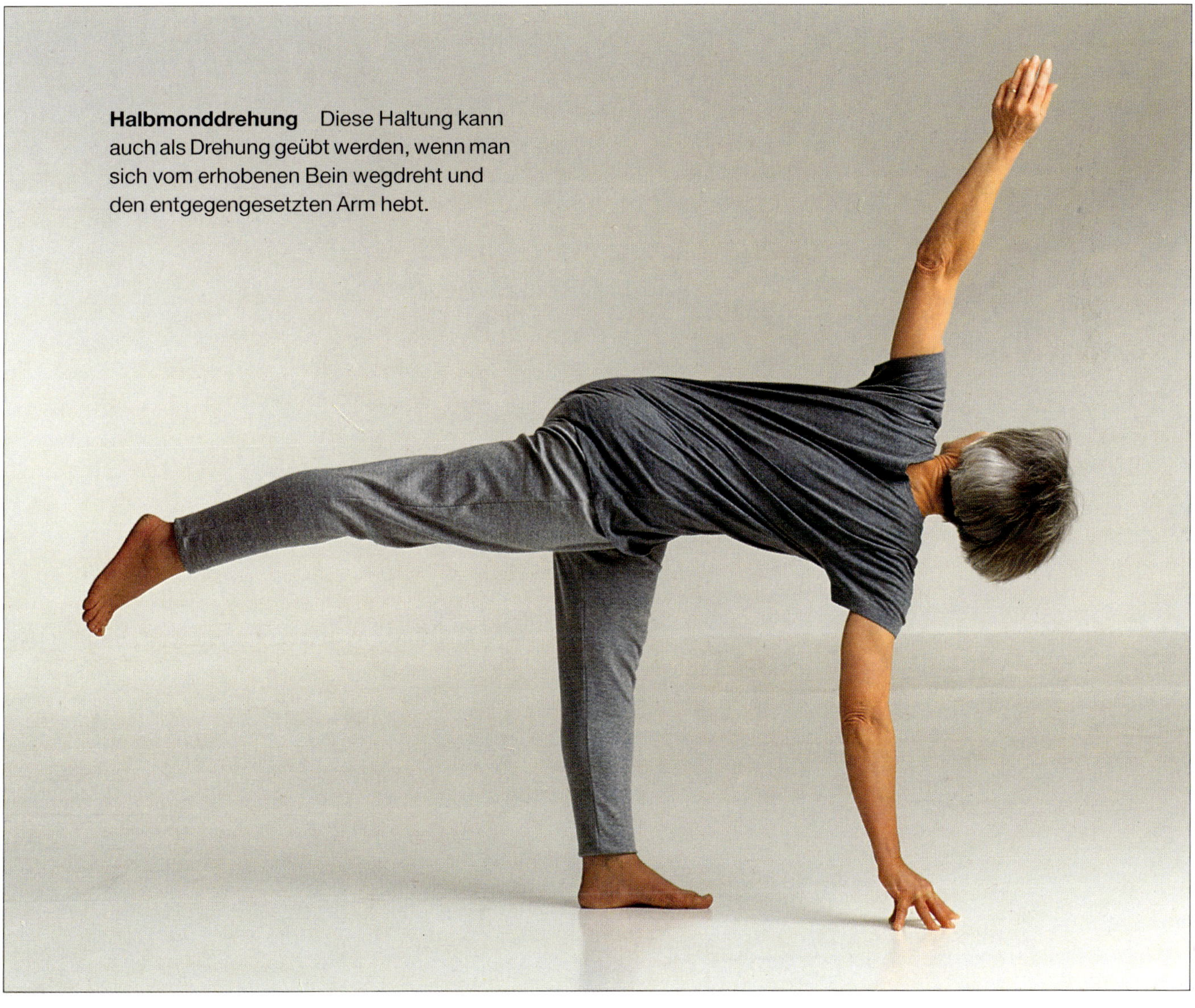

Halbmonddrehung Diese Haltung kann auch als Drehung geübt werden, wenn man sich vom erhobenen Bein wegdreht und den entgegengesetzten Arm hebt.

Krähe

Bakasana

Bei dieser kompakten, vogelähnlichen Haltung balanciert man auf den Händen, die die Füße des Vogels und die Basis der Haltung darstellen. Die Handgelenke drücken beim Hochheben zum Boden. Dies erfordert eher Konzentration und Koordination als Kraft. Sobald man diese Haltung meistert, fühlt man sich zentriert und voll innerer Stärke. Wenn Sie das Gewicht auf die Hände verlagern, werden die Füße sich heben. Falls Sie Angst haben, nach vorn zu kippen, legen Sie sich ein Kissen bereit.

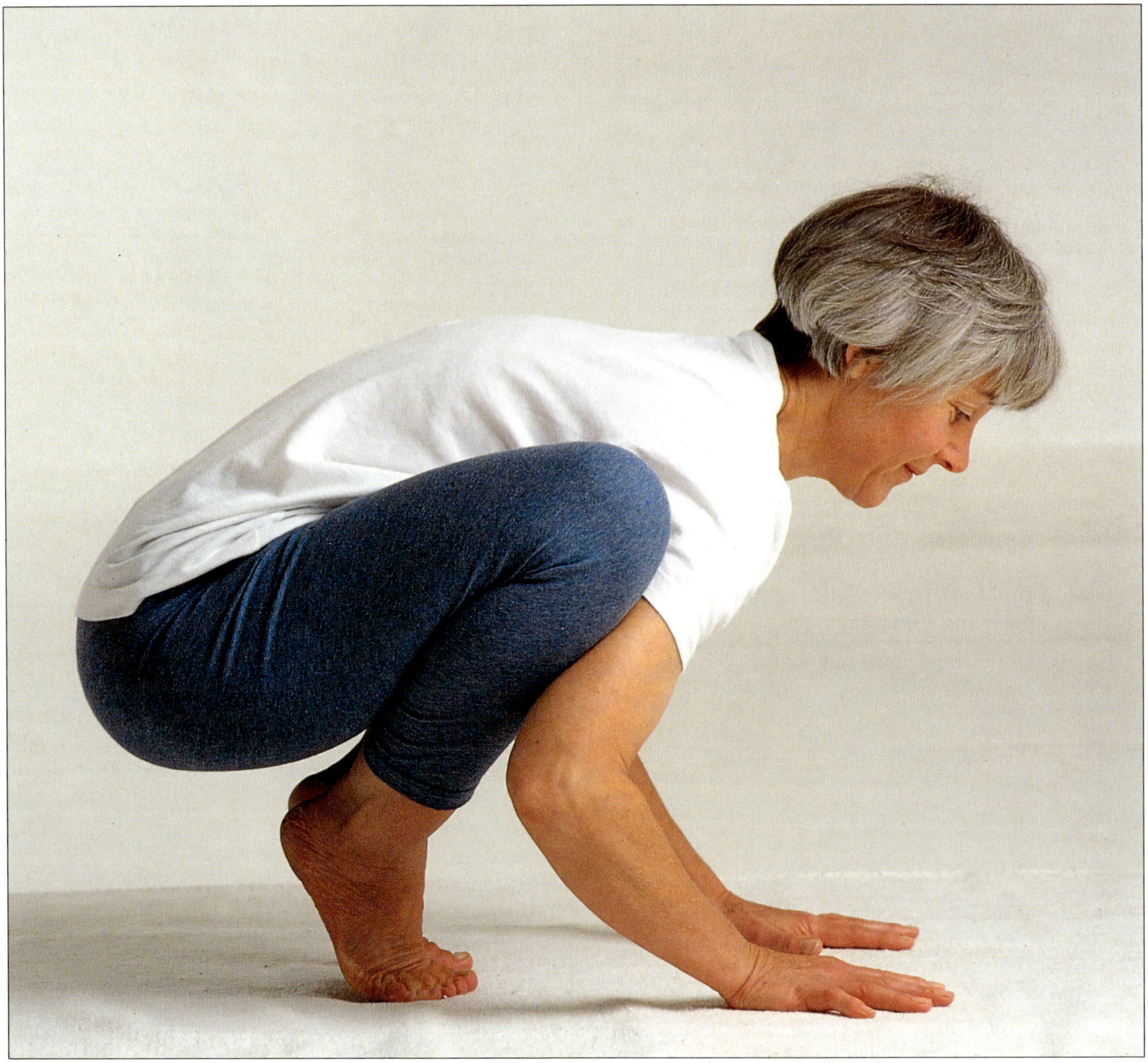

1 In der Hocke bringen Sie ihre Arme zwischen die Knie und legen die Hände vor sich auf den Boden.

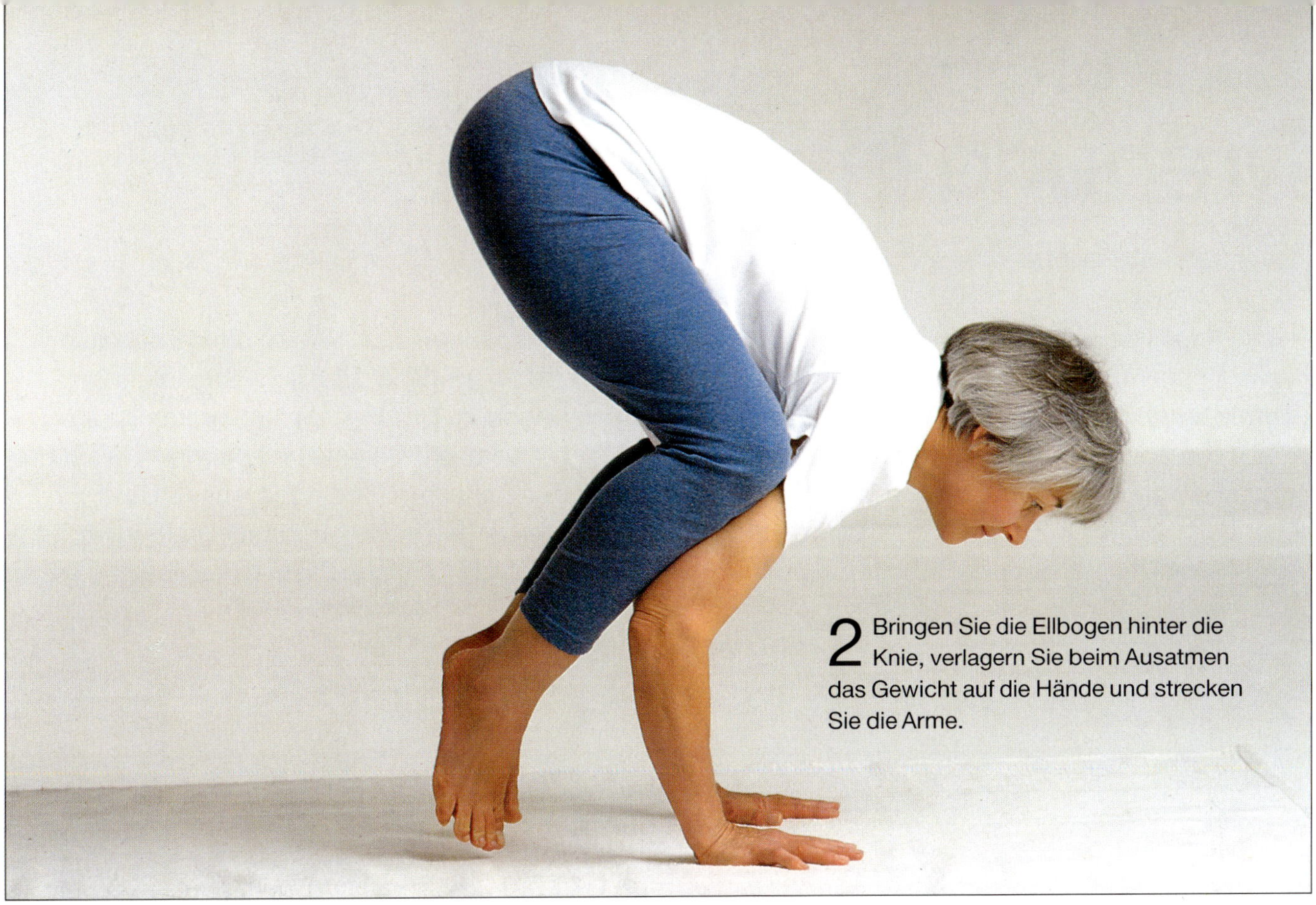

2 Bringen Sie die Ellbogen hinter die Knie, verlagern Sie beim Ausatmen das Gewicht auf die Hände und strecken Sie die Arme.

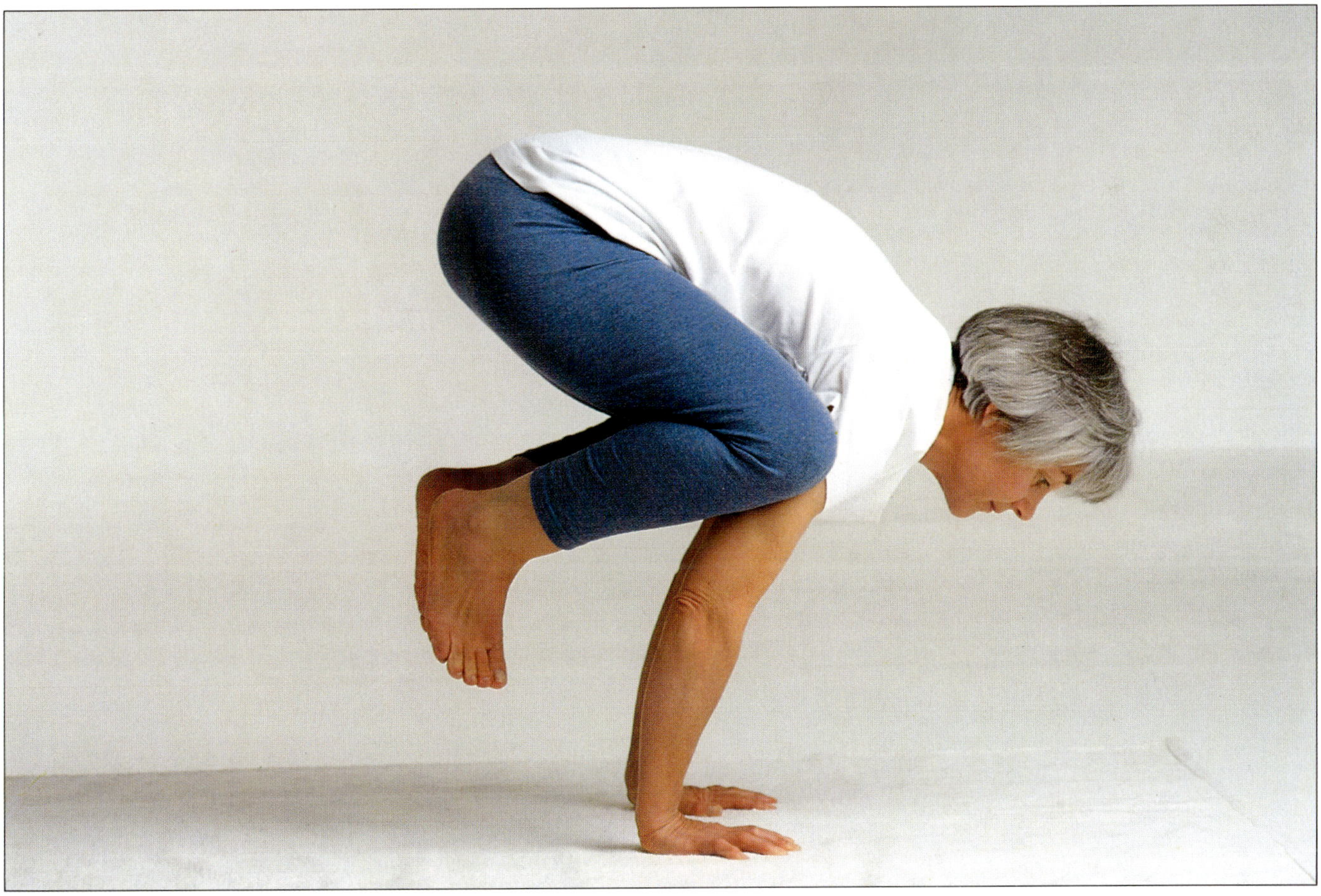

3 Heben Sie sich mitsamt den Füßen hoch, und bringen Sie die Ellbogen über die Handgelenke.

Drehung im Knien

Parivrtta Parsvakonasana 2

Dieses *Asana* ist eine Drehvariation von Schritt vier im Sonnengruß (Seite 103). Schritt eins ist die kniende Version der Drehstellung (Seite 30), die Sie vor dieser intensiveren Drehung üben sollten. Es kann einige Zeit dauern, bis Sie Ihre Hände hinter dem Rücken in Schritt drei zusammenbekommen. Dann bleiben Sie länger bei Schritt zwei, entspannen und dehnen die Wirbelsäule, während Sie sich gleichzeitig weiter in die Drehung begeben. Drücken Sie mit Ihrem Ellbogen nicht gegen das Knie, und verspannen Sie auch nicht Ihre Schultern. Das angewinkelte und aufgestellte Knie sollte bei dieser Drehung in einem rechten Winkel zur Ferse des Fußes sein.

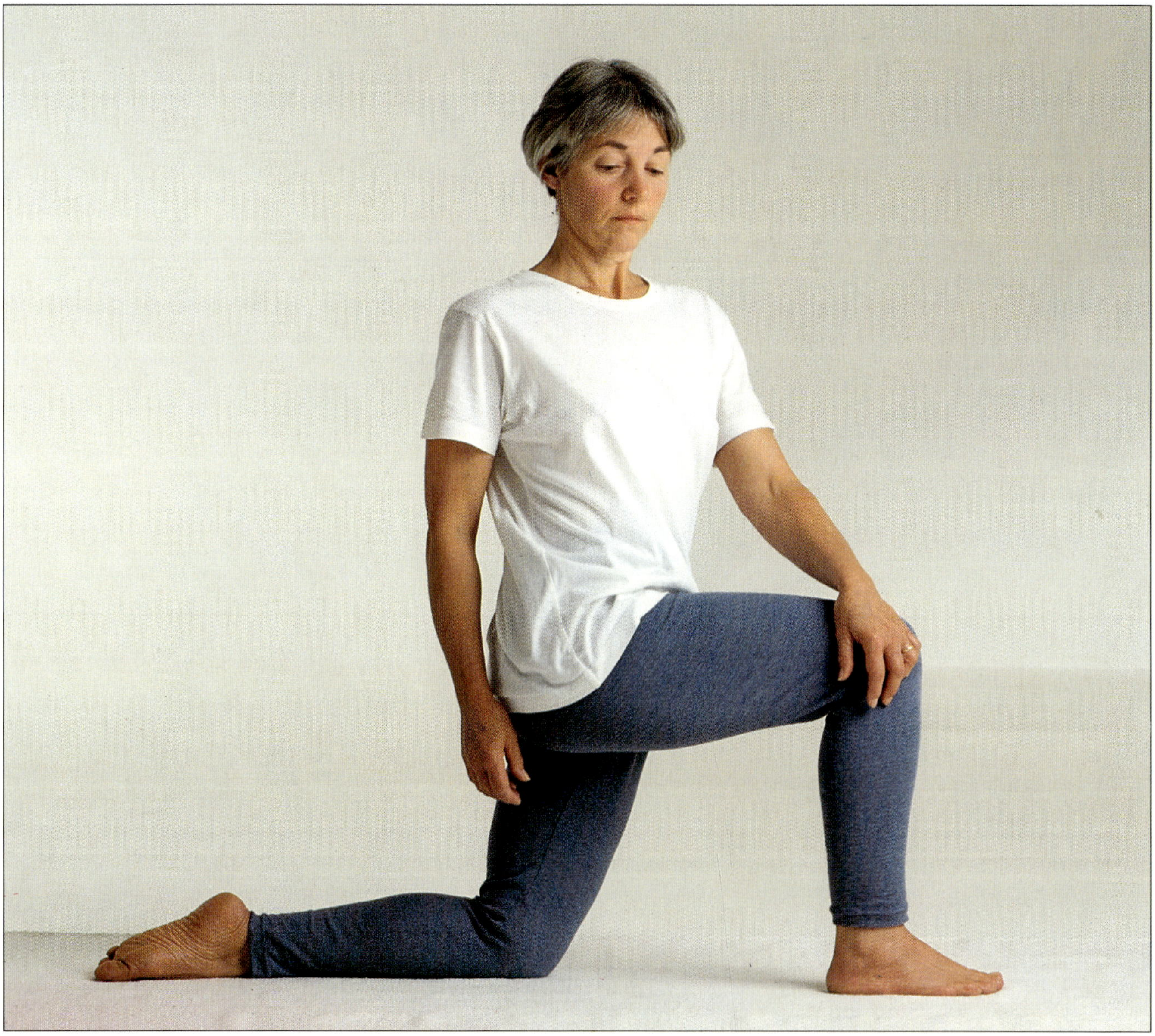

1 Knien Sie sich auf ein Bein, und stellen Sie das andere vorn auf. Dehnen Sie sich in der Ausatmung, während Sie sich zum oberen Bein drehen.

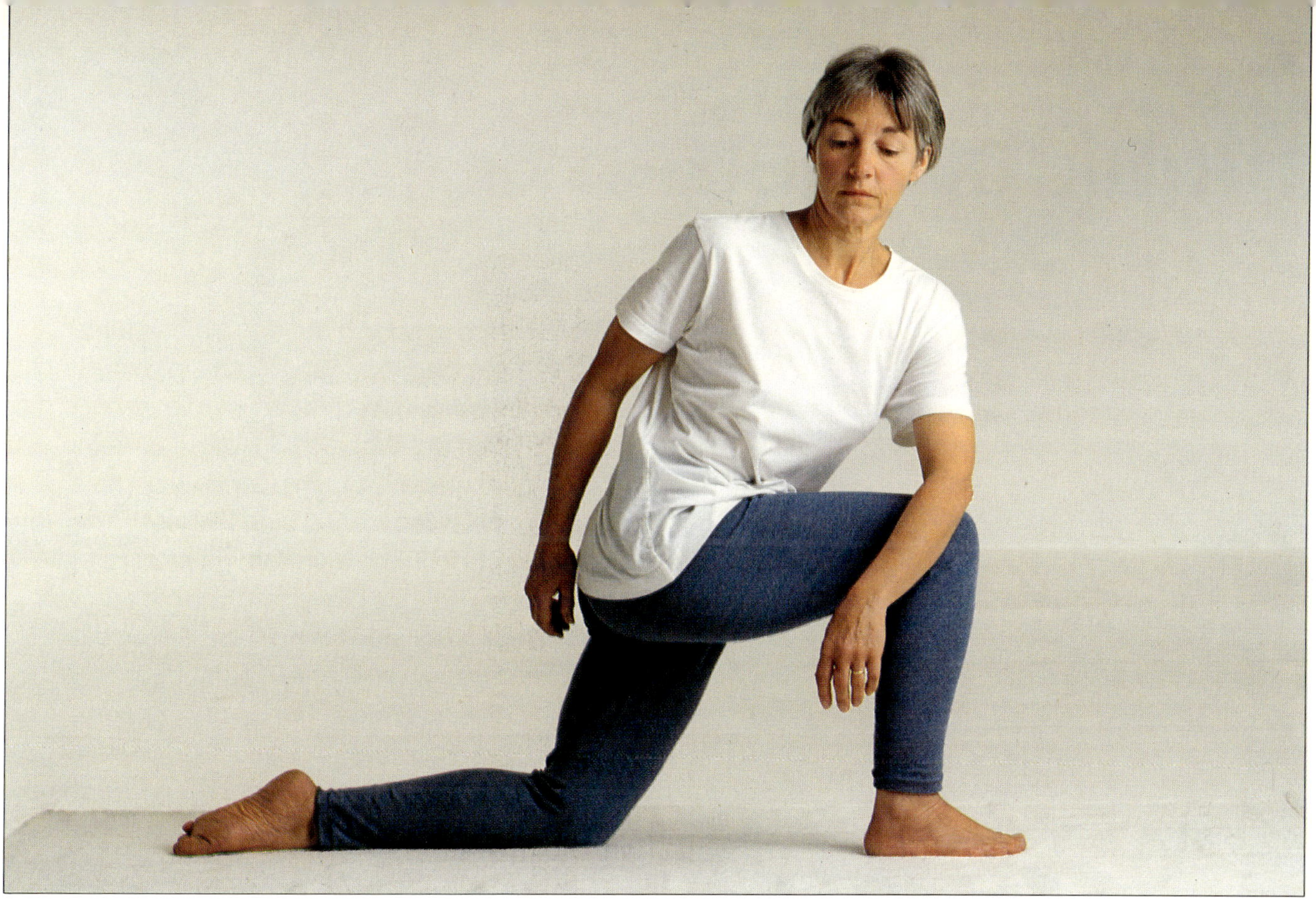

2 Lehnen Sie sich beim Ausatmen nach vorn.
Lassen Sie den Arm außen am Knie vorbei fallen.

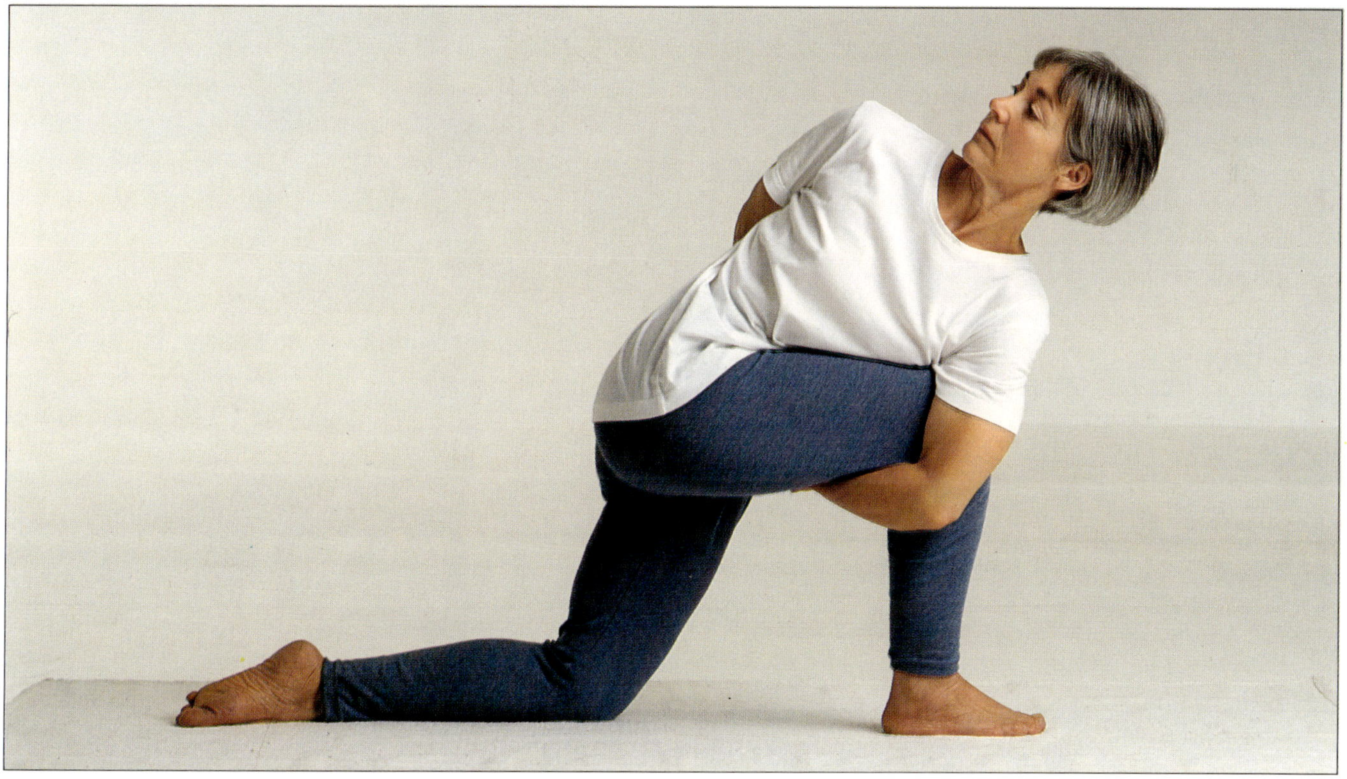

3 Befindet sich der hintere Teil der Achselhöhle nah am Knie, sollte es leichtfallen, den Ellbogen anzuwinkeln, damit die Hände sich hinter dem Rücken fassen können.

Stuhlübungen

Wenn Sie sich schwach auf den Beinen fühlen, können die Yogadehnungen auch auf dem Stuhl ausgeführt werden. Verbinden wir die Atmung mit dem Strecken der Wirbelsäule, spielt es keine Rolle, ob wir stehen, sitzen oder liegen; die Wirkung wird in jedem Fall eine Verbesserung von Haltung und Befinden sein. Um gesund zu bleiben, müssen wir uns bewegen; das gilt auch für Menschen im Rollstuhl. Sind beim Sitzen die Hüften unten und der Rücken aufgerichtet, bedeutet dies, daß Herz, Lunge und innere Organe besser arbeiten können. Die Vorwärtsbeugen können auch gegrätscht geübt werden.

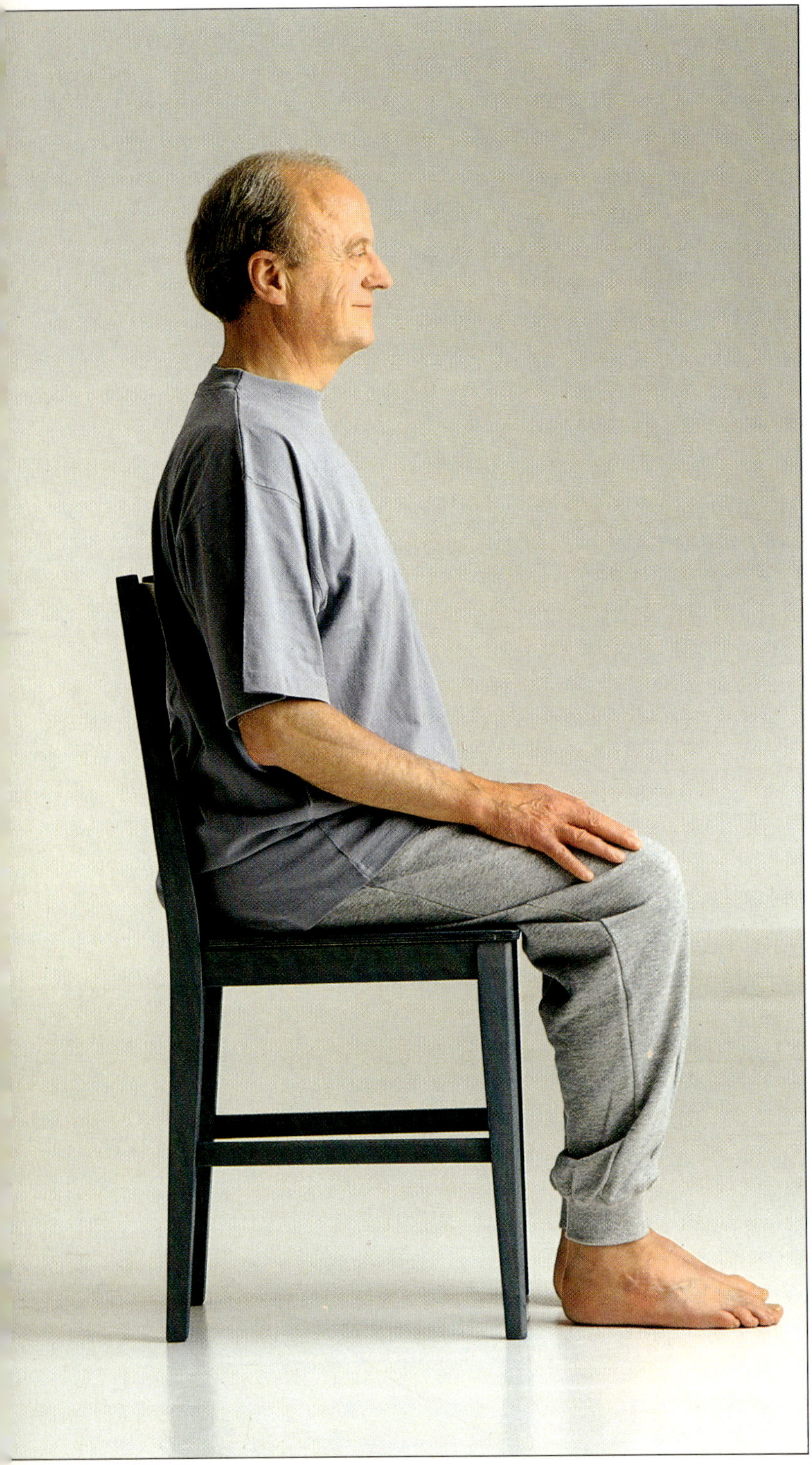

1 Sitzen Sie so gerade, daß Ihr unterer Rücken die Stuhllehne berührt. Ziehen Sie den Bauch beim Ausatmen ein, und sitzen Sie aufrecht.

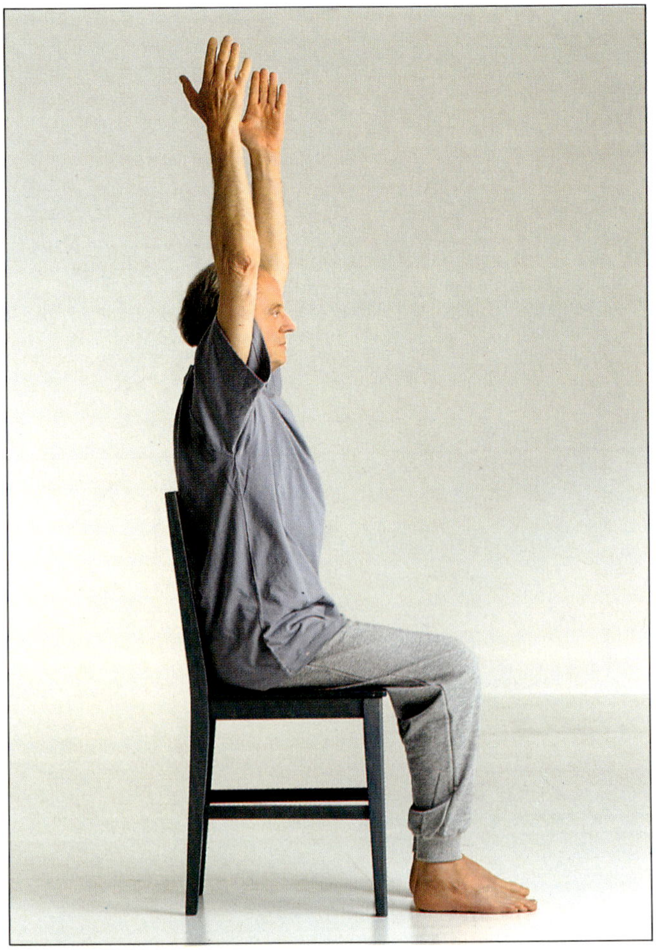

2 Heben Sie die Arme bei der Ausatmung weit nach oben, halten Sie die Hüften unten. Der untere Rücken bleibt weiter an der Lehne.

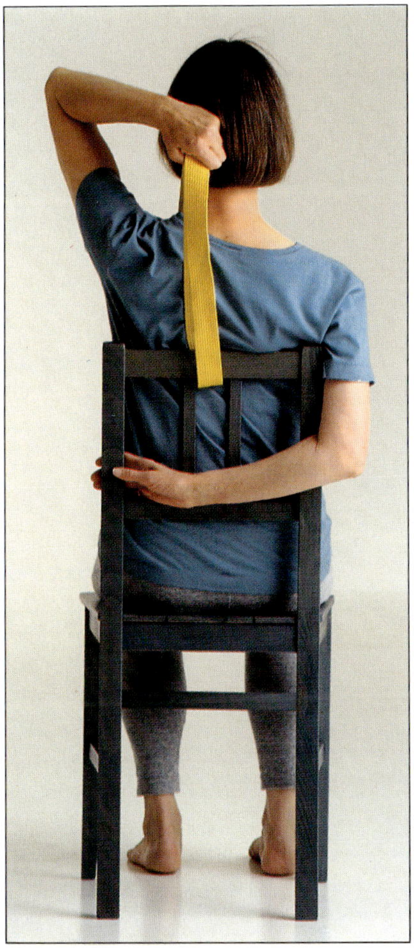

4 Mit einem Arm an der Lehne ziehen Sie mit dem anderen an einem Gurt um die Lehne.

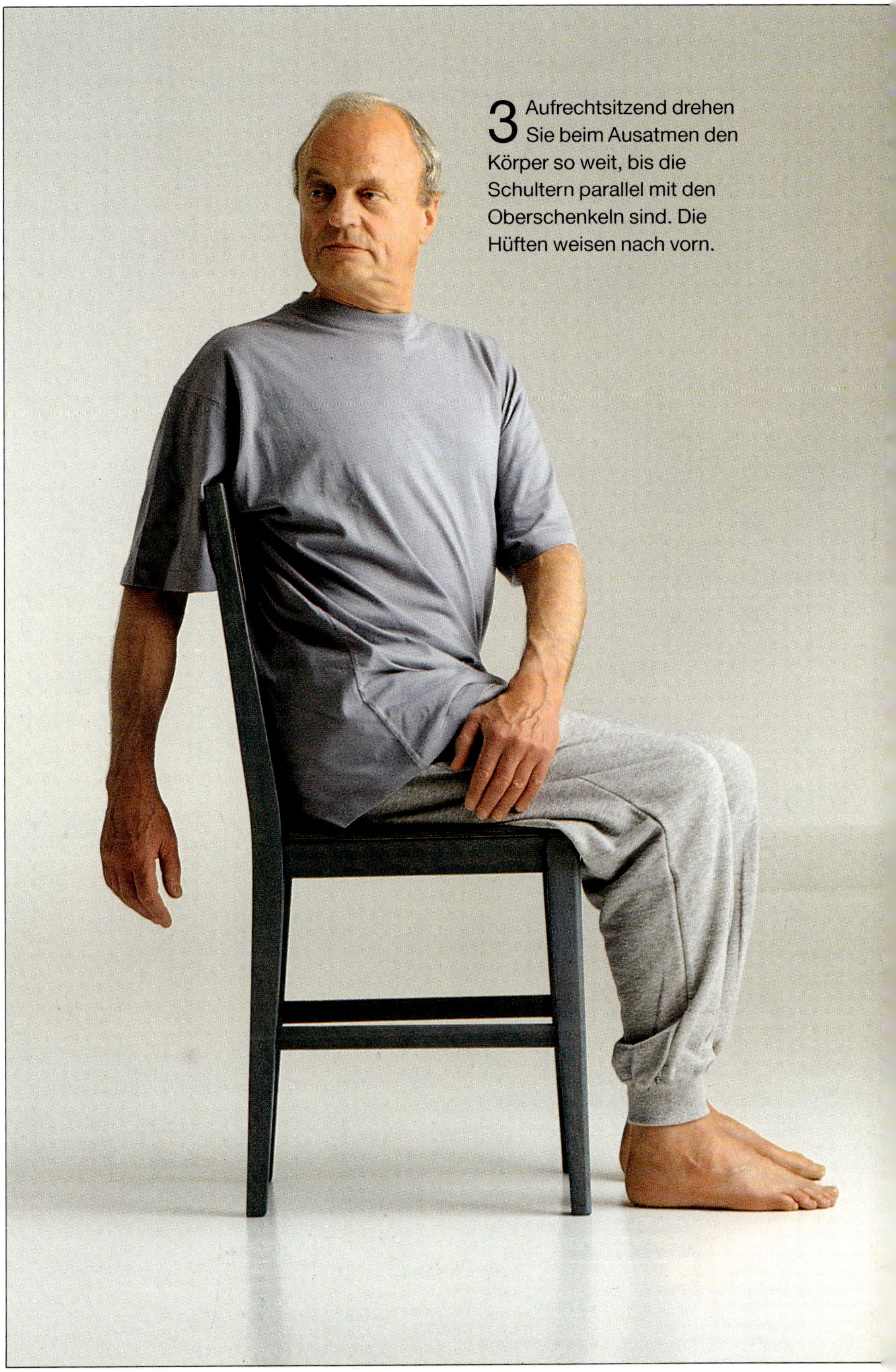

3 Aufrechtsitzend drehen Sie beim Ausatmen den Körper so weit, bis die Schultern parallel mit den Oberschenkeln sind. Die Hüften weisen nach vorn.

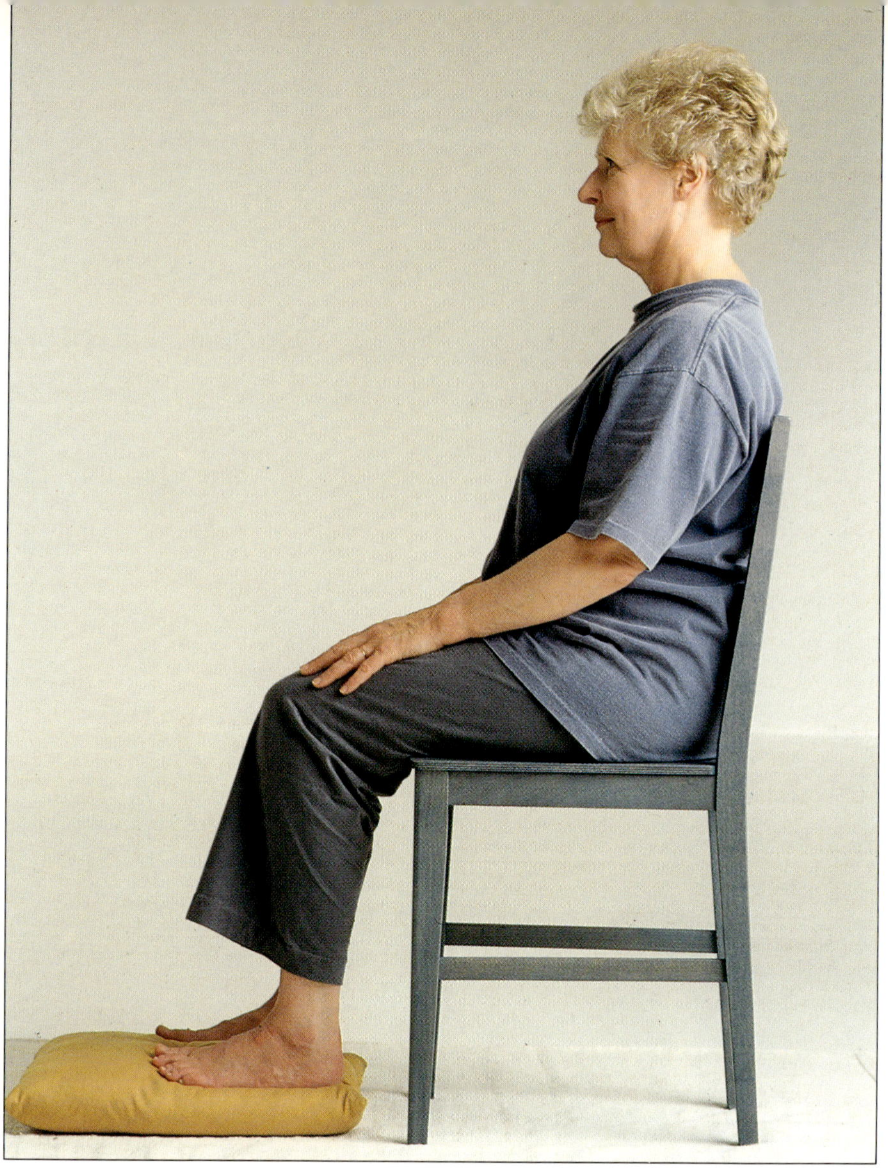

Bei kurzen Beinen legen Sie ein Kissen oder ein Buch unter die Füße, damit Sie fest aufliegen. Diese gerade Haltung eignet sich für Atem- und Meditationsübungen.

Aus der geraden Sitzhaltung heraus können Sie die Wirbelsäule nach vorn drehen, indem Sie die Hände auf einen Stuhl vor sich legen.

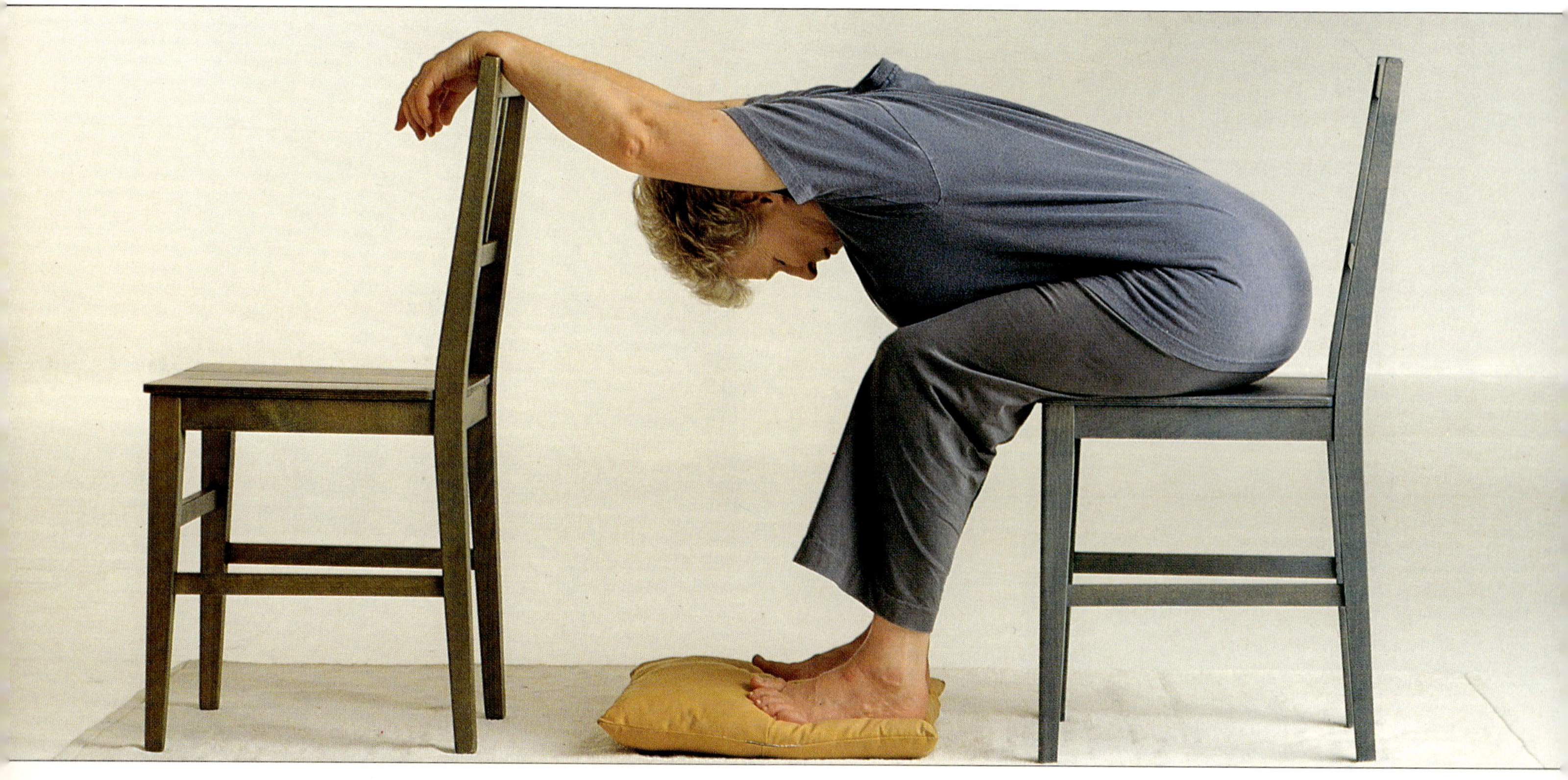

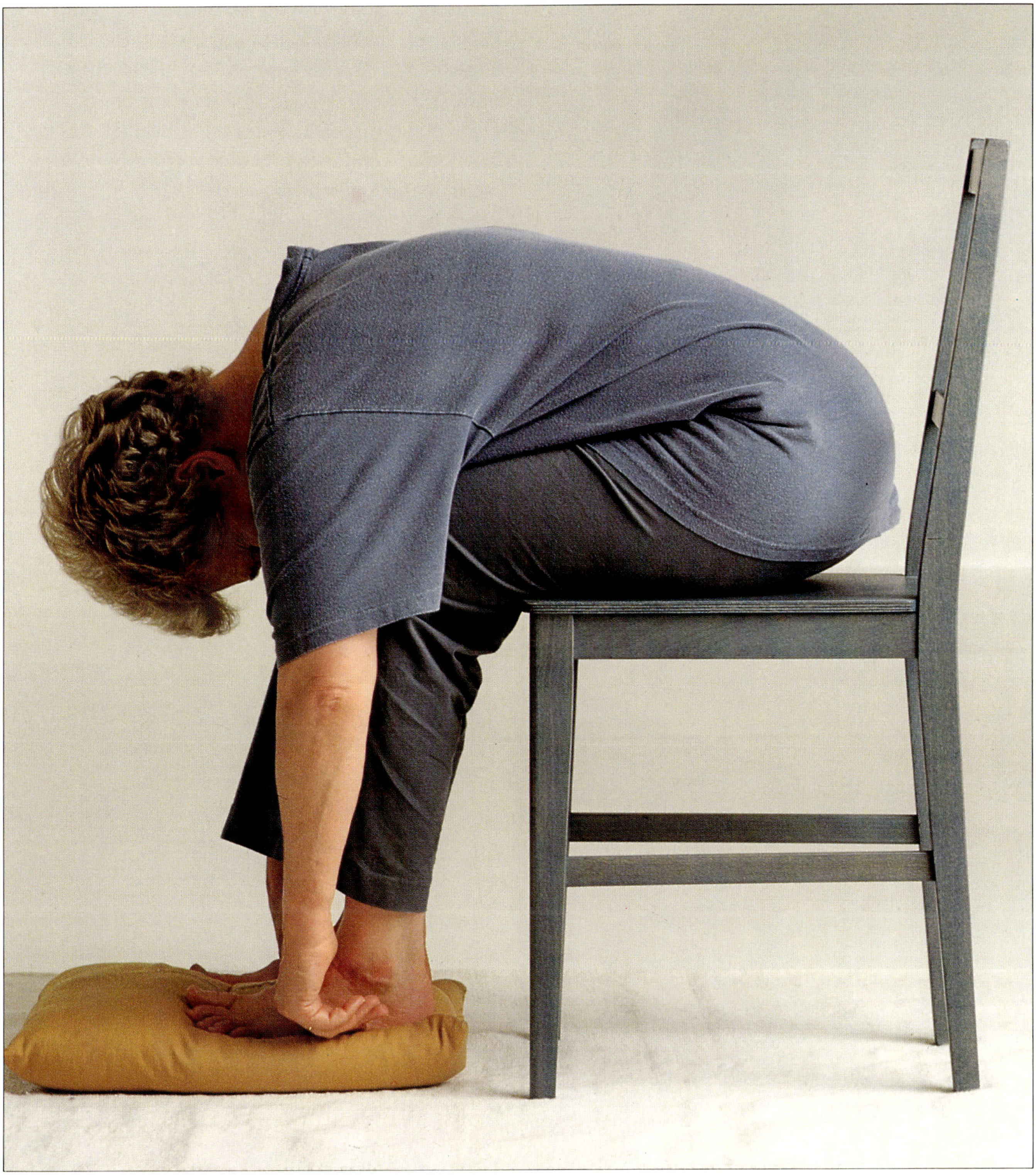

Wenn Sie Ihre Wirbelsäule in der Vorwärtsbeuge genug dehnen können, können Sie auch Ihre Hände nach vorn neben die Füße legen. Dabei bleiben die Hüften unten.

Schulterstand

Sarvangasana

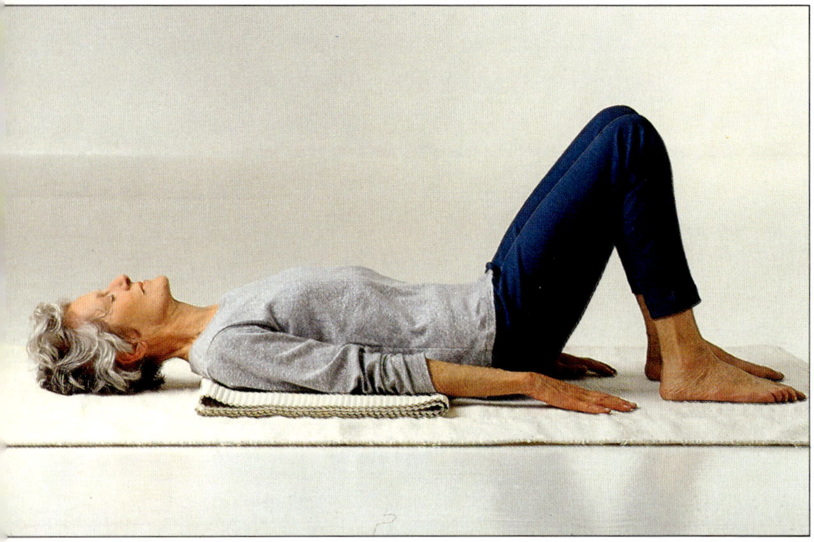

Schulterstand lernt man vor dem Kopfstand (Seite 50). Die Übung beruhigt, wenn Sie das Gewicht auf den Ellbogen ruhen lassen können, ohne Schultern und Nacken zu verspannen. Der Hals muß gerade sein – nehmen Sie sich daher genügend Zeit für Schritt eins. Versuchen Sie nicht, in der Umkehrhaltung den Kopf zu richten, sondern kommen Sie herunter, und beginnen Sie von vorn. Erscheint die Übung schwierig, versuchen Sie es mit den Füßen an der Wand (Seite 45 rechts oben). Bevor Sie mit Umkehrhaltungen beginnen, sollten Sie medizinischen Rat einholen, besonders wenn Sie Probleme mit Herz, Hals, Kreislauf oder den Augen haben.

1 Legen Sie sich auf den Rücken, Schultern und Arme auf eine Decke. Die Handflächen zeigen zum Boden.

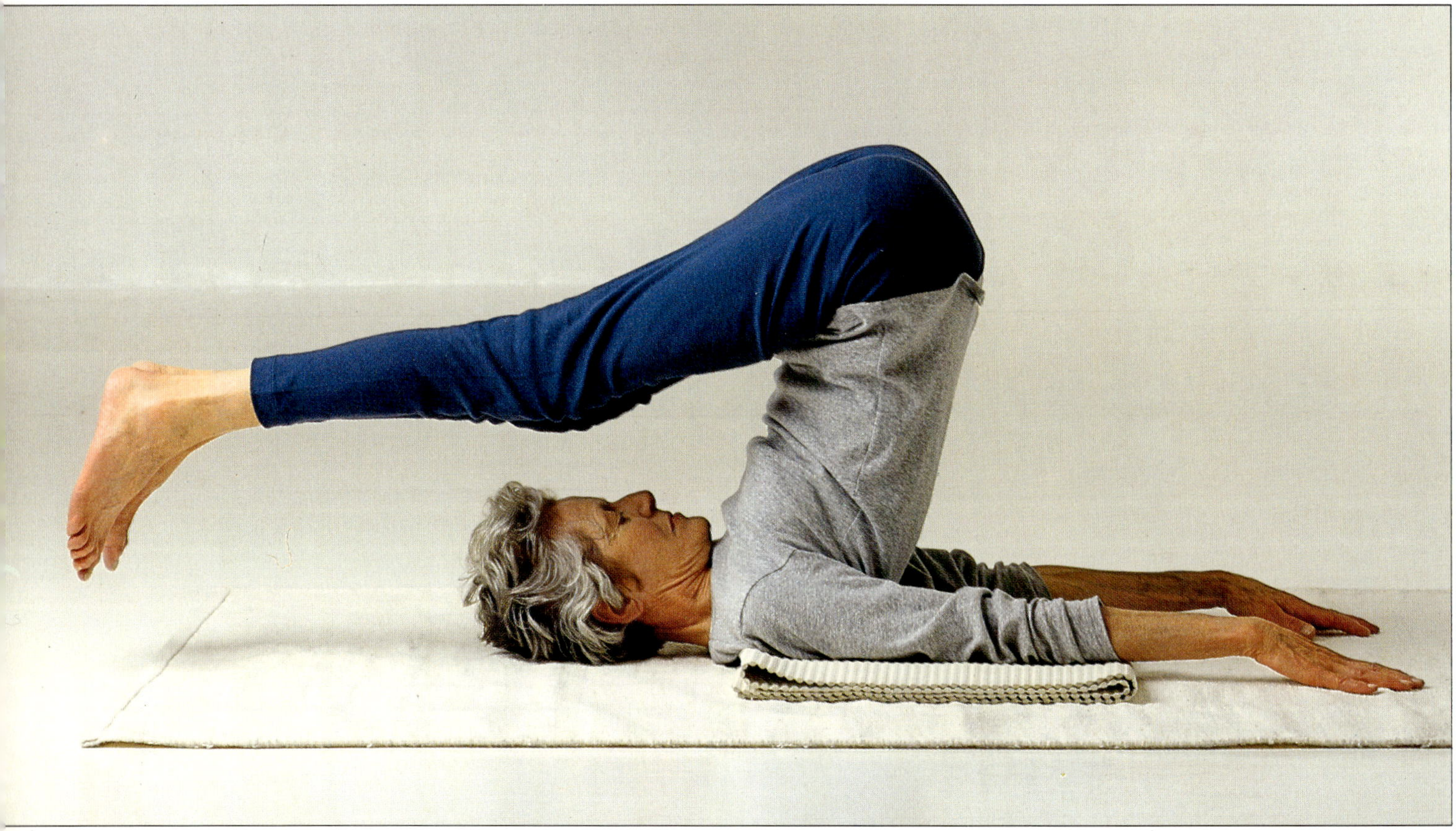

2 Atmen Sie aus, die Ellbogen bleiben unten, und bringen Sie die Hüften über Ihren Kopf.

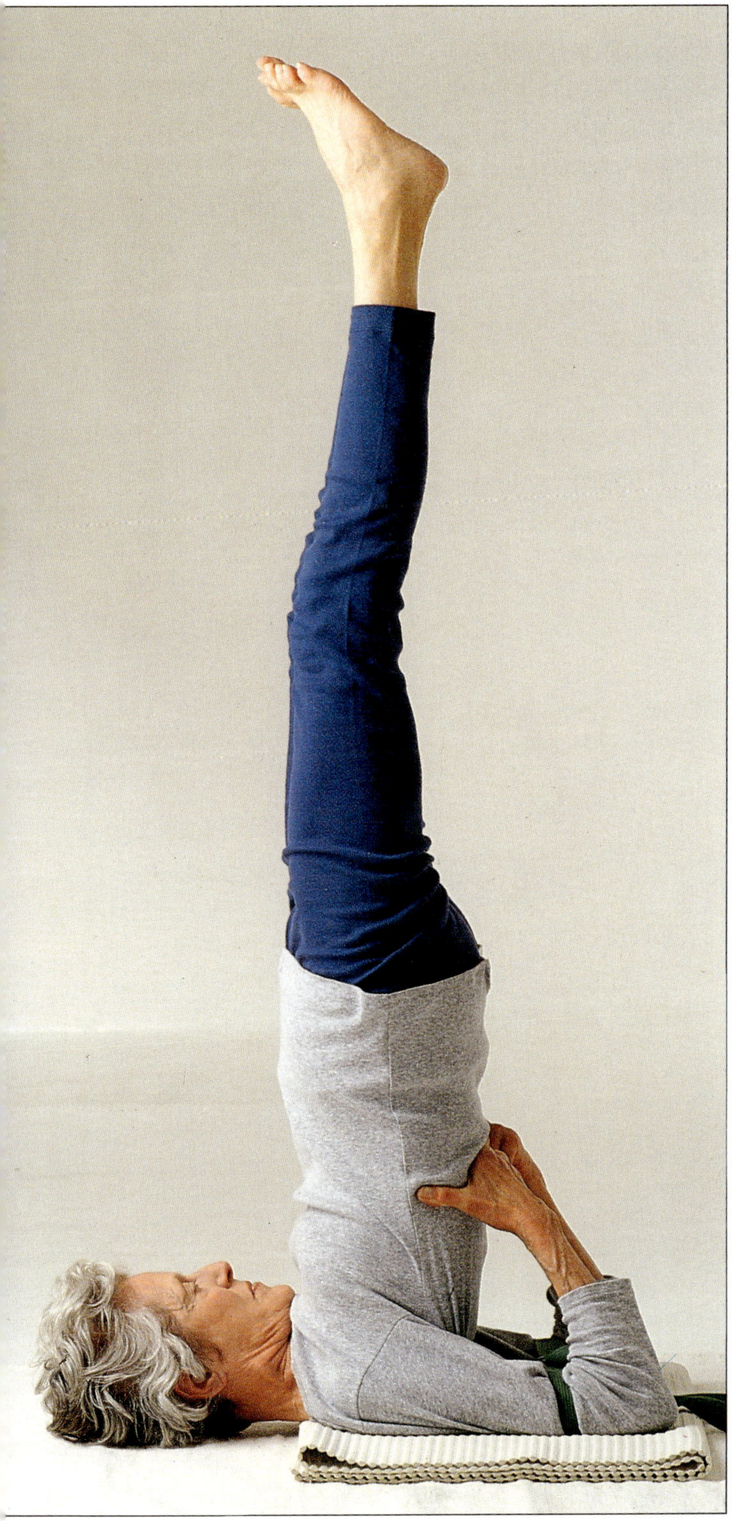

3 Stützen Sie Ihren Rücken mit Ihren Händen ab, und richten Sie sich senkrecht nach oben.

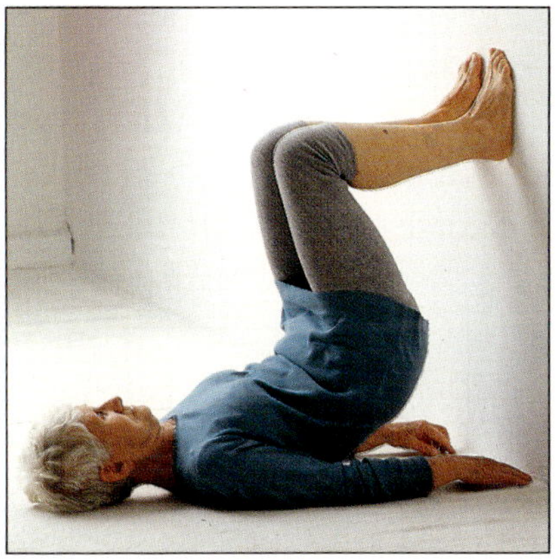

Ist der Schulterstand zu schwierig, heben Sie die Hüften, indem Sie die Füße gegen eine Wand drücken.

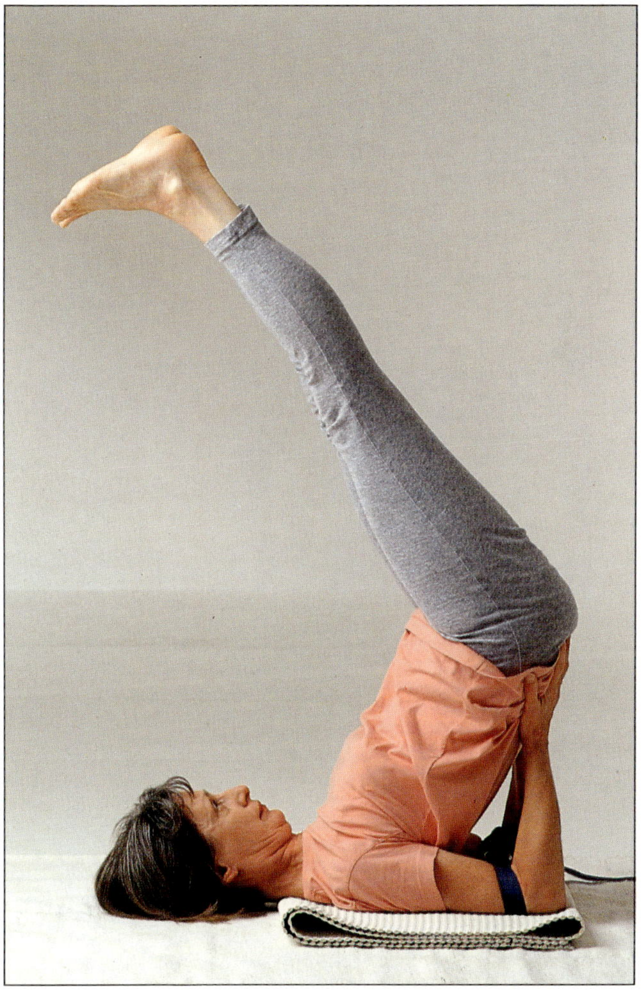

Haben Sie Schwierigkeiten, Ihr Gewicht oben zu halten, lassen Sie es auf den Ellbogen und nehmen Sie sich Zeit.

Schulterstandvariationen

Sarvangasana

Wenn Sie sich im Schulterstand ohne Anspannung von Nacken und Schultern sicher fühlen, probieren Sie diese Dehnungen für die Beine und Hüften. Die Basis des Schulterstands muß stabil sein, die Wirbelsäule sollte sich während der Dehnungen weiterstrecken. Die Haltung mit gestreckten Beinen hilft ausgezeichnet bei Knieverletzungen, da die Oberschenkel stark gestreckt werden. Ebenso hilfreich ist sie bei Krampfadern. Die Lotusübungen sollten nur probiert werden, wenn einem der Lotus leicht gelingt (Seite 74). Wenn Sie sich sicher genug im Schulterstand fühlen, können Sie nacheinander je eine Hand benutzen, um die Beine in die Lotushaltung zu legen.

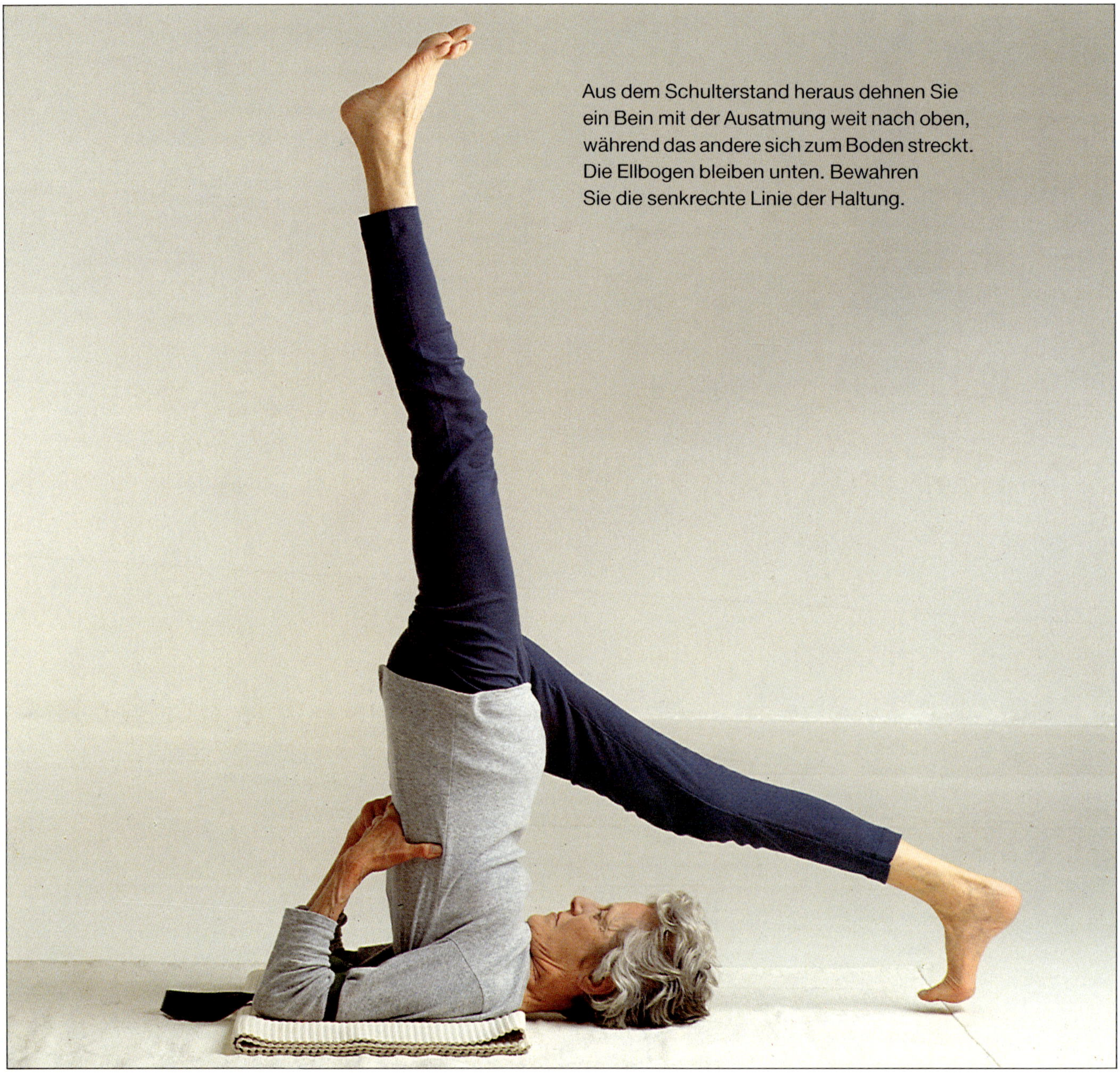

Aus dem Schulterstand heraus dehnen Sie ein Bein mit der Ausatmung weit nach oben, während das andere sich zum Boden streckt. Die Ellbogen bleiben unten. Bewahren Sie die senkrechte Linie der Haltung.

Die Beine im Lotus gefaltet, strecken Sie sich mit der Ausatmung nach oben und bringen die Knie näher zusammen. Wiederholen Sie die Übung, indem Sie die Beine andersherum kreuzen.

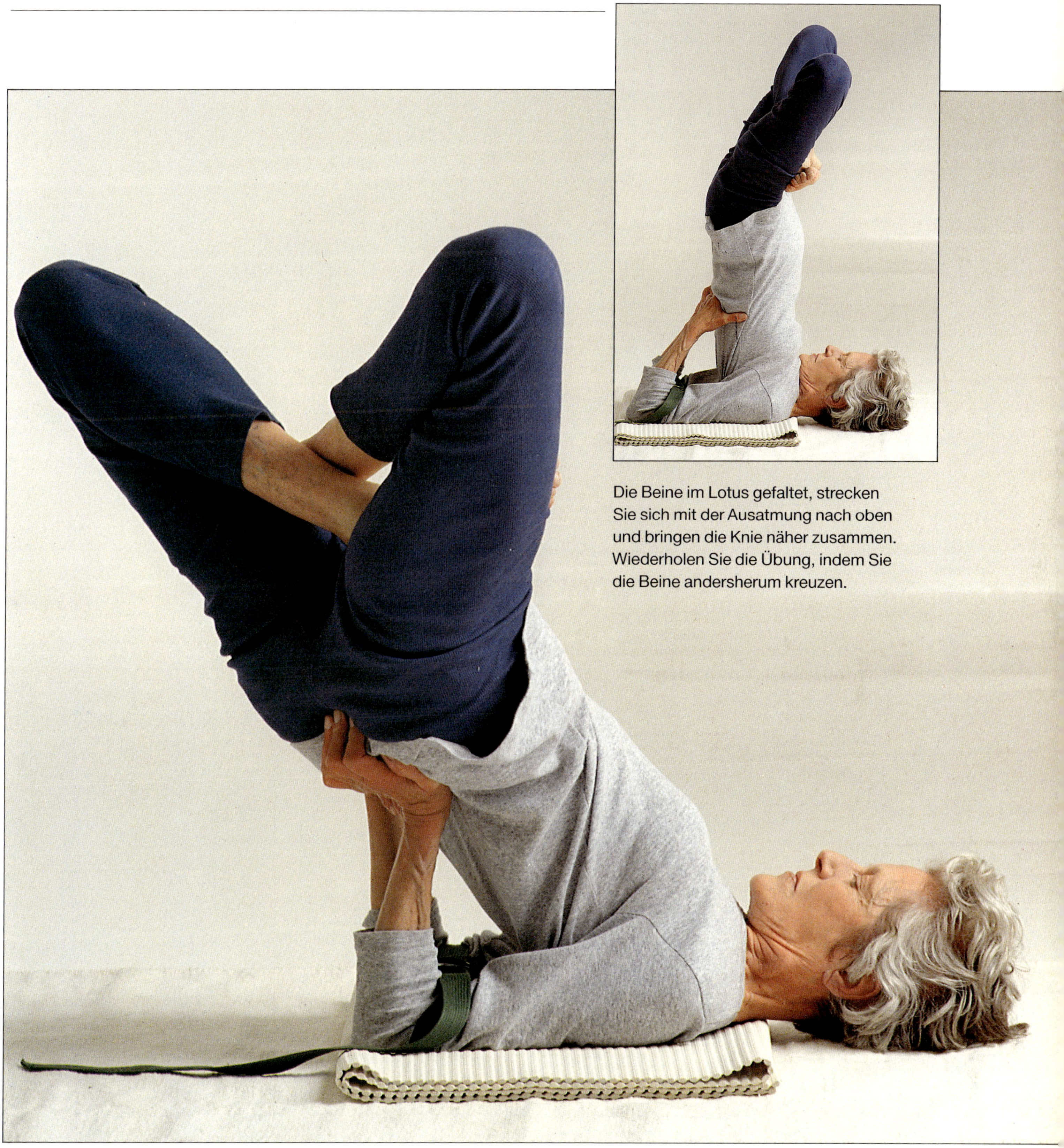

Drehen Sie den Rumpf nach links, legen Sie die Hände unters Becken. Strecken Sie die Knie weg von sich. Wiederholen Sie nach der anderen Seite und auch noch mit anders gekreuzten Beinen.

Pflug

Halasana

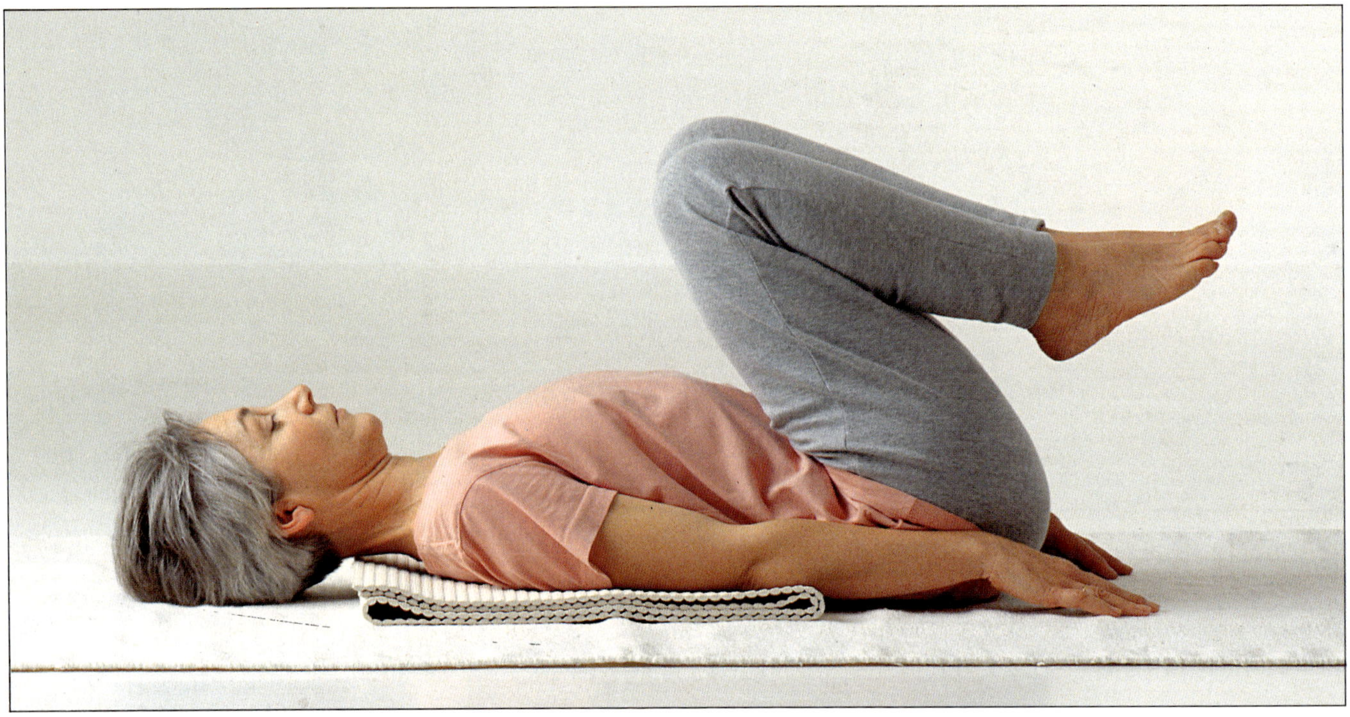

1 Legen Sie sich mit einer Decke unter den Schultern und Ellbogen auf den Boden, die Arme liegen seitlich, die Handflächen auf dem Boden.

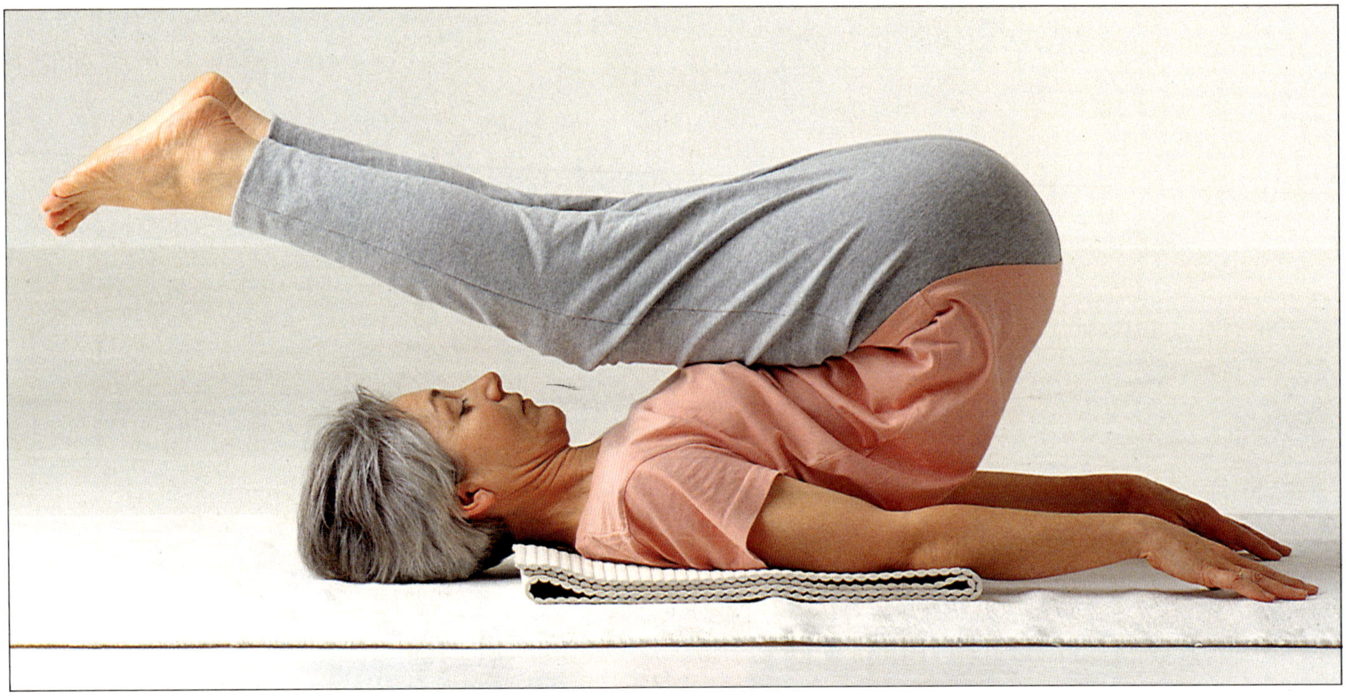

2 Atmen Sie aus und rollen Sie die Hüften über den Kopf, die Arme bleiben dabei unten.

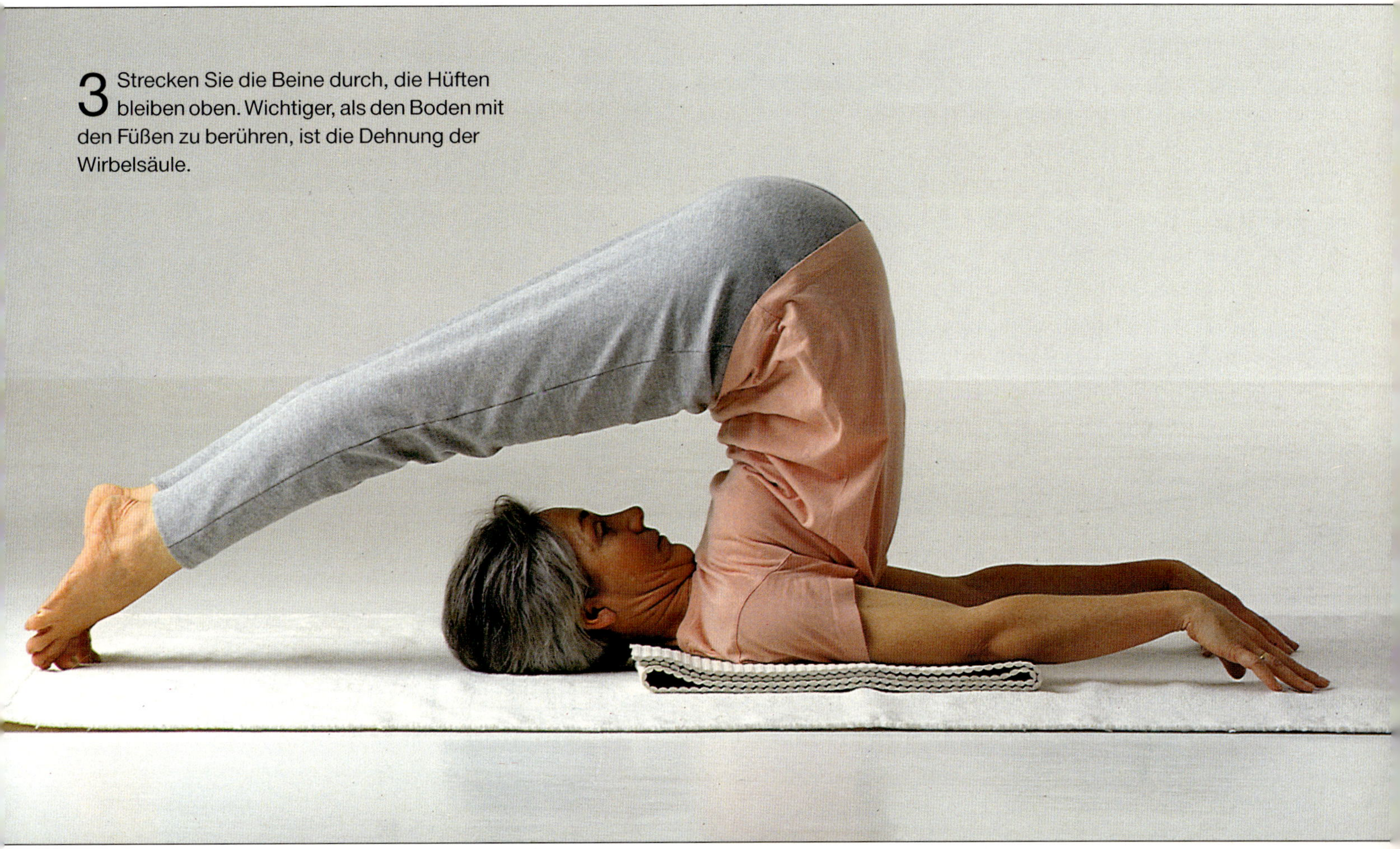

3 Strecken Sie die Beine durch, die Hüften bleiben oben. Wichtiger, als den Boden mit den Füßen zu berühren, ist die Dehnung der Wirbelsäule.

Der Pflug gehört zum Schulterstandzyklus der *Asanas.* Wie beim Schulterstand sollten Sie Ihr Gewicht auf den Ellbogen tragen und weder Schultern noch Nacken verspannen. Achten Sie darauf, gerade zu liegen, bevor Sie in die Stellung hineingehen. Sie können den Pflug als Fortsetzung des Schulterstands üben, indem Sie die Beine, nachdem Sie ein paar Minuten im Schulterstand waren, mit der Ausatmung nach unten ablegen.

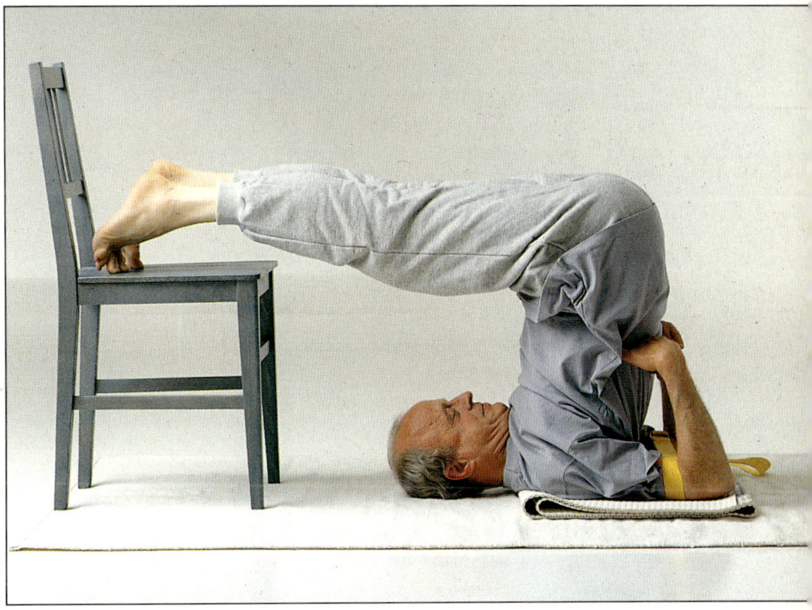

Falls der Pflug schwerfällt, nehmen Sie einen Stuhl, und unterstützen Sie den Rücken mit Ihren Händen.

Kopfstand

Sirsasana

Speziell die Umkehrhaltungen werden mit Yoga assoziiert, wobei der Kopfstand als „König" der *Asanas* gilt. Von einer sicheren Basis aus streckt sich der Körper nach oben und gleicht mit jedem Atemzug die Schwerkraft aus. Diese starke, kraftvolle Haltung sollte nie steif oder verspannt geübt werden. In der Praxis sollte danach stets der Schulterstand (Seite 44), die „Königin" der *Asanas*, geübt werden. Bevor Sie mit dem Kopfstand beginnen, sollten Sie den Schulterstand beherrschen. Bei Umkehrhaltungen besteht die Gefahr, Schulter und Hals anzuspannen, um sich hochzudrücken. Dadurch wird aber die Grundlage der Position unstabil, die Halswirbel werden zusammengedrückt. Daher ist es wichtig, sich Zeit für die vorbereitenden Schritte zu lassen, bevor die Füße den Boden verlassen. Bei Nackenproblemen kann diese Haltung gefährlich werden. Suchen Sie sich eine qualifizierte Lehrkraft.

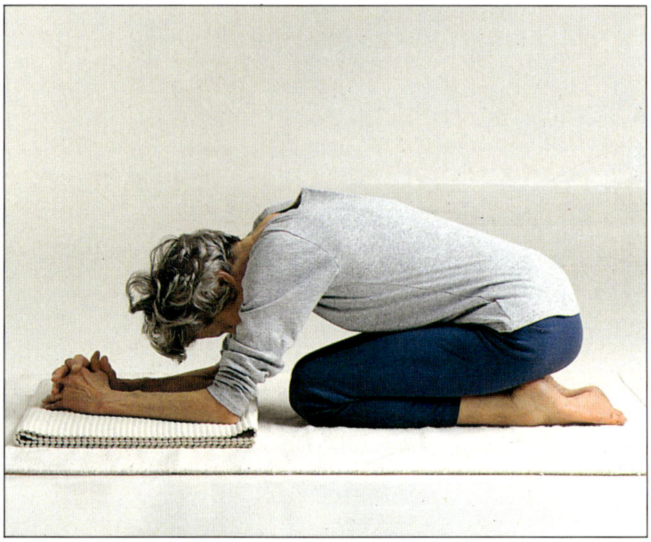

1 Setzen Sie sich auf die Fersen, die Ellbogen legen Sie auf eine gefaltete Decke vor sich, und die Hände falten Sie ganz leicht.

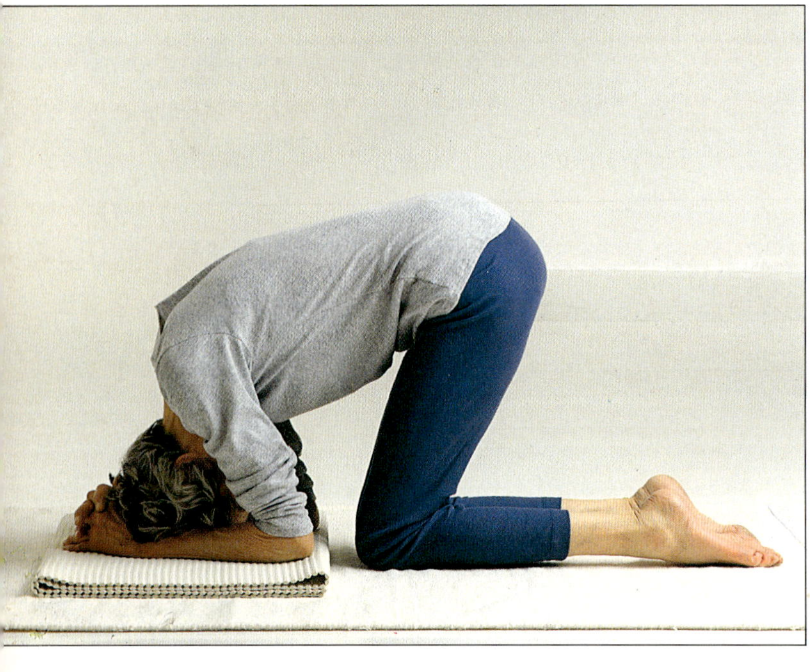

2 Atmen Sie aus, legen Sie den Scheitelpunkt des Kopfes auf die Decke zwischen dem Dreieck Ihrer Hände und Ellbogen. Der Nacken sollte sich strecken. Halten Sie die Stellung für ein paar Atemzüge.

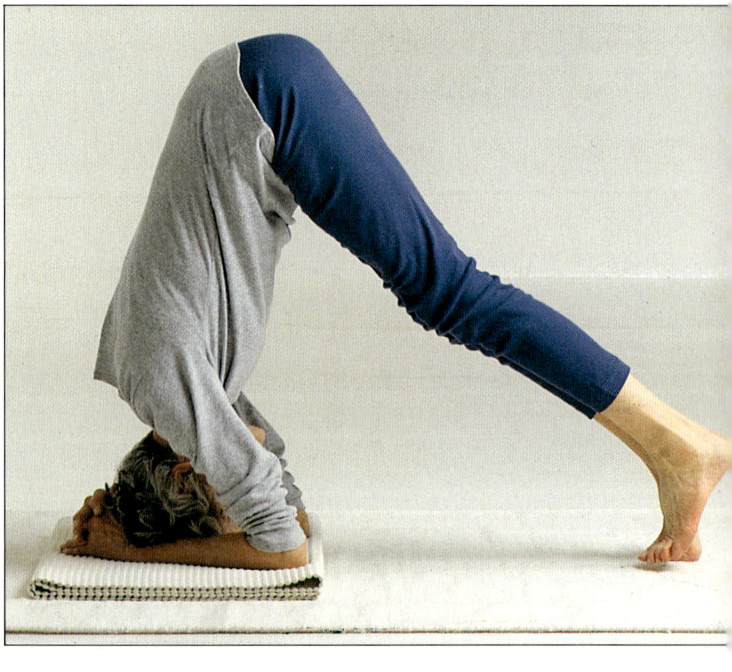

3 Ausatmend richten Sie Ihre Beine auf, heben die Hüften, halten das Gewicht auf den Ellbogen. Der Rücken streckt sich vom Kopf bis zu den Hüften.

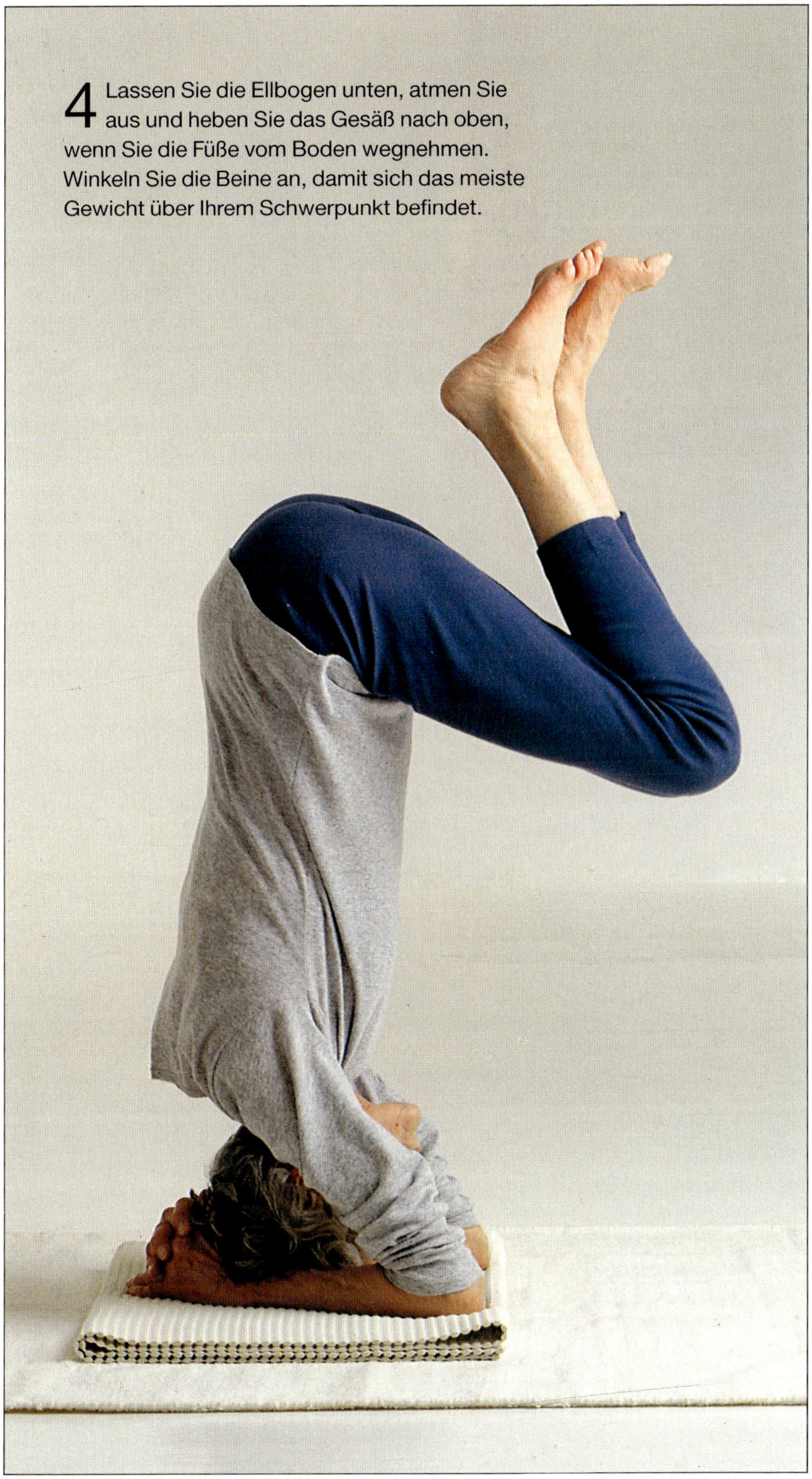

4 Lassen Sie die Ellbogen unten, atmen Sie aus und heben Sie das Gesäß nach oben, wenn Sie die Füße vom Boden wegnehmen. Winkeln Sie die Beine an, damit sich das meiste Gewicht über Ihrem Schwerpunkt befindet.

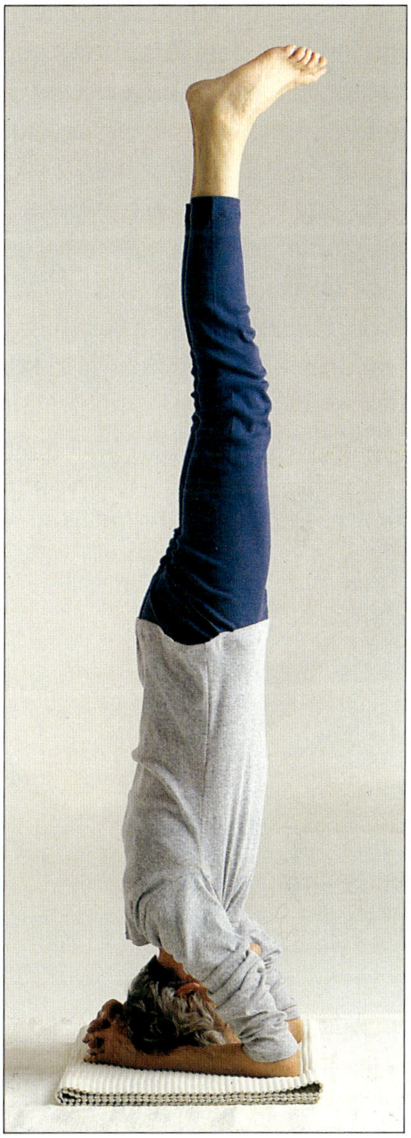

5 Nun strecken Sie beim Ausatmen die Beine gerade nach oben. Ziehen Sie den Bauch ein und weiten Sie den unteren Rücken. Strecken Sie auch die Rückseite Ihrer Beine, damit eine gerade Linie von Ihren Schultern über Ihre Hüften bis zu den Knöcheln entsteht.

Kopfstandvariationen

Sirsasana

Bei einem vollkommen stabilen Kopfstand sind die Ellbogen fest am Boden und der Körper balanciert frei, wobei sich die Wirbelsäule bei jedem Atemzug in ihren vier Krümmungen streckt. Hüften und Beine können, da sie in dieser Position kein Gewicht zu tragen haben, noch weiter gestreckt werden. Auch bei den Variationen bleiben die Ellbogen stets fest am Boden, damit Hals, Nacken und die Schultern frei bleiben. Dadurch dehnt sich die Wirbelsäule weiter nach oben.

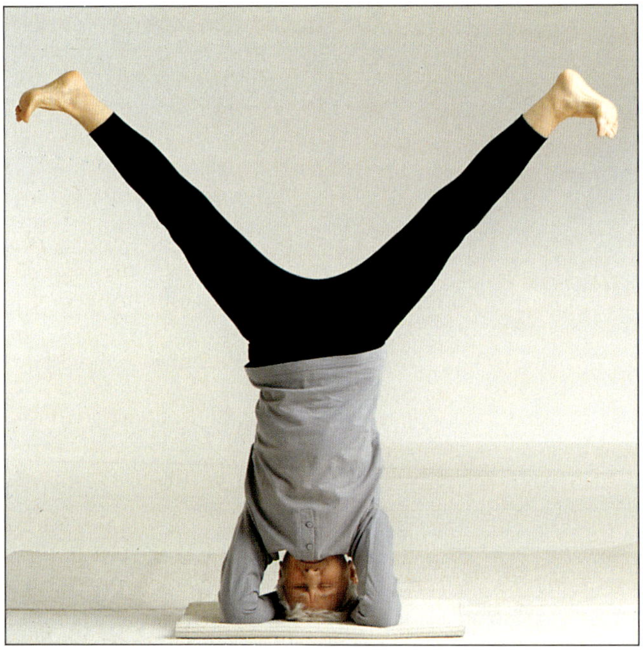

Im Kopfstand strecken Sie sich beim Ausatmen und grätschen die Beine. Die Knie bleiben durchgestreckt. Achten Sie darauf, die Beine gleichmäßig nach unten zu geben.

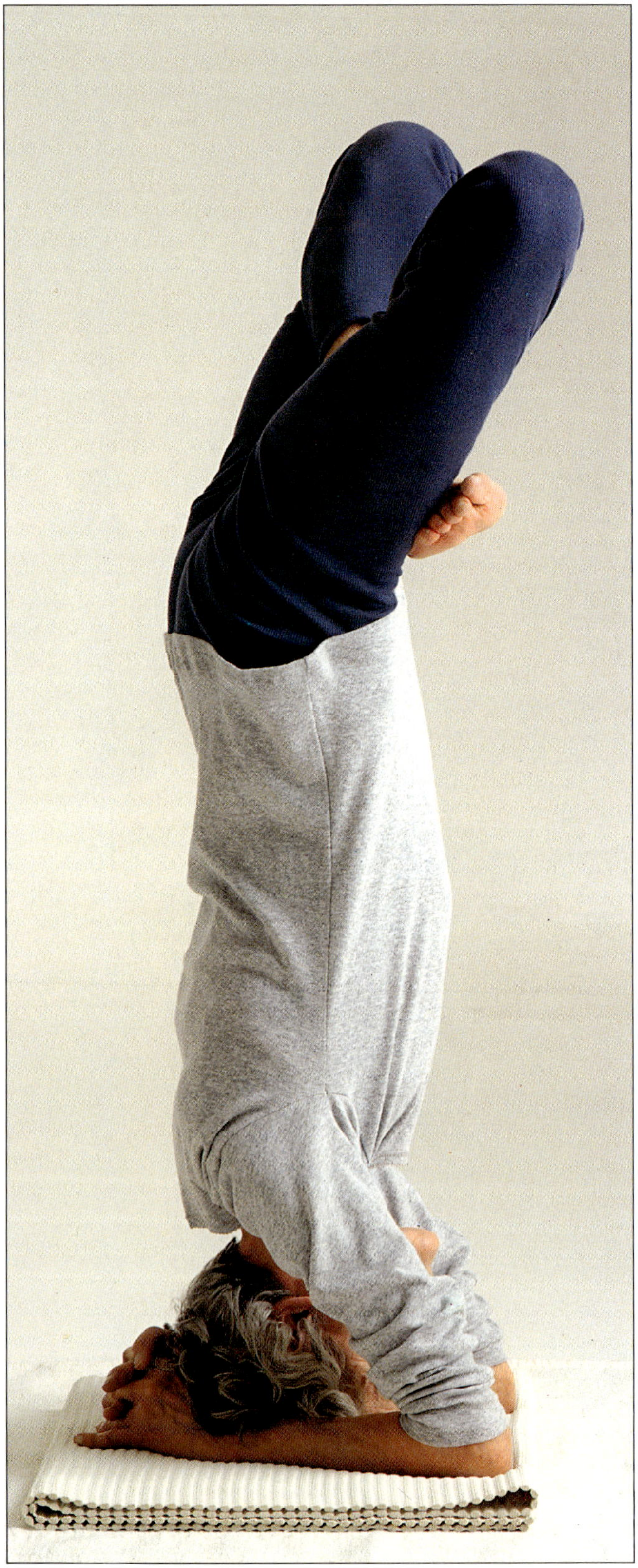

Die Lotusposition im Kopfstand streckt und dehnt die Hüften und den unteren Rücken. Dafür müssen Sie aber ohne die Hilfe der Hände in den Lotus kommen können.

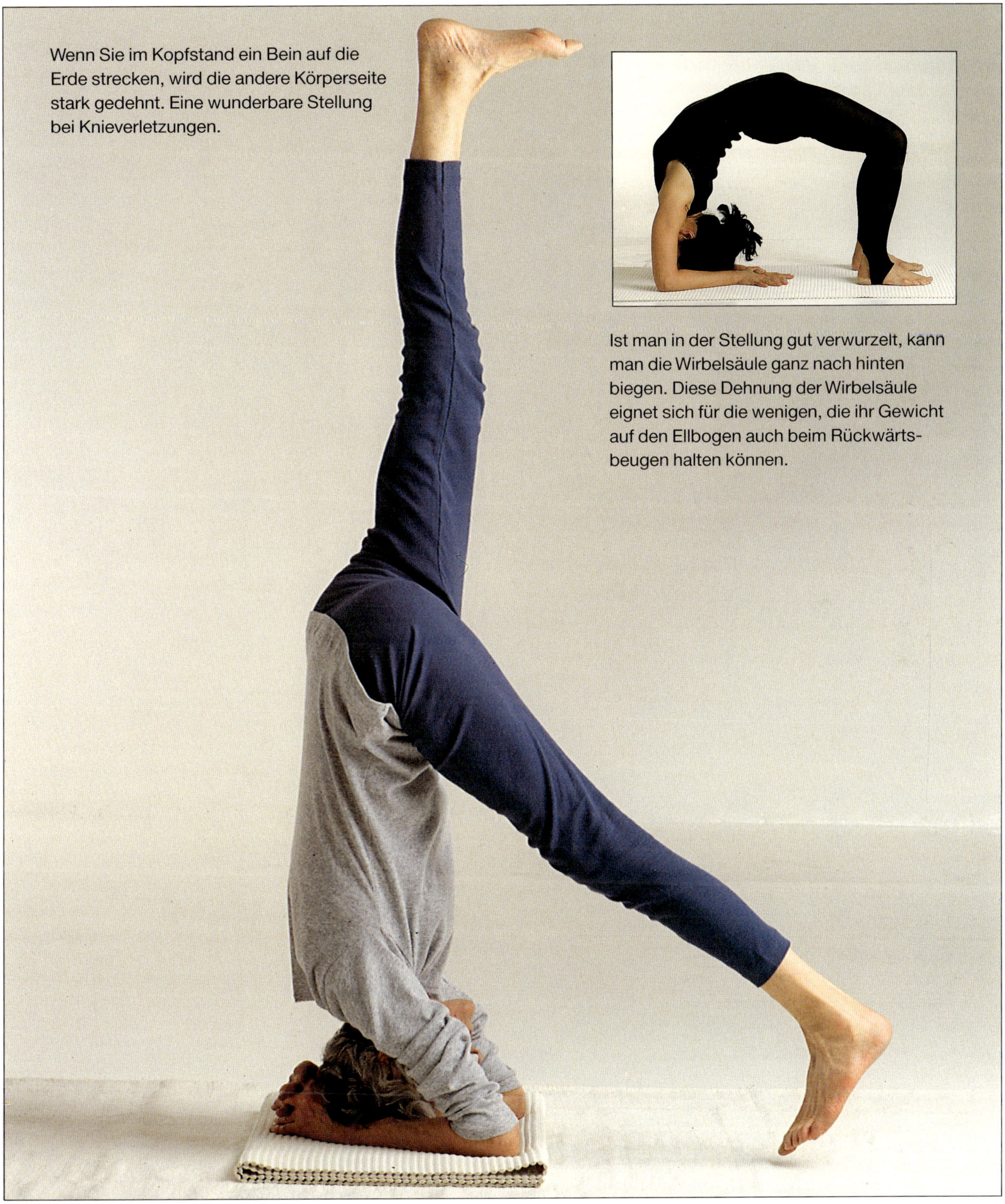

Wenn Sie im Kopfstand ein Bein auf die Erde strecken, wird die andere Körperseite stark gedehnt. Eine wunderbare Stellung bei Knieverletzungen.

Ist man in der Stellung gut verwurzelt, kann man die Wirbelsäule ganz nach hinten biegen. Diese Dehnung der Wirbelsäule eignet sich für die wenigen, die ihr Gewicht auf den Ellbogen auch beim Rückwärtsbeugen halten können.

Beine strecken

Supta Padangusthasana

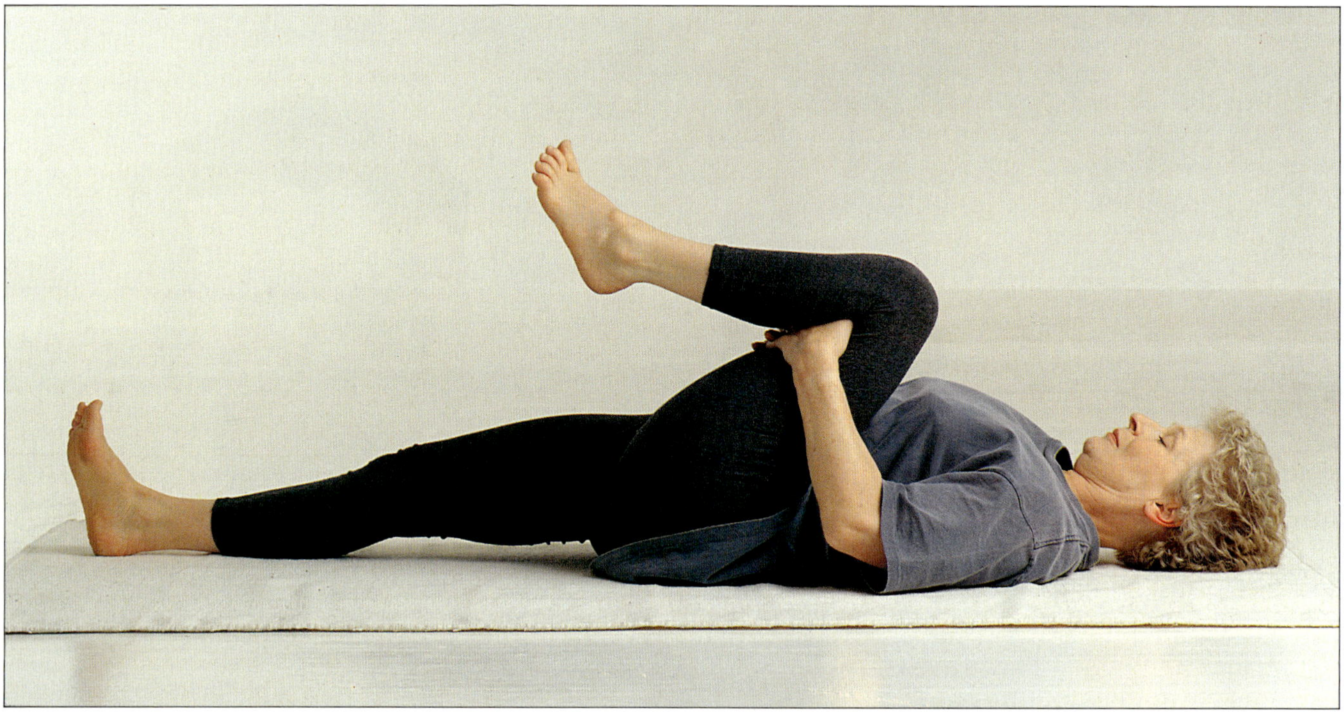

1 Fassen Sie ein Bein hinten am Oberschenkel, atmen Sie aus, und strecken Sie das andere Bein weit weg von sich.

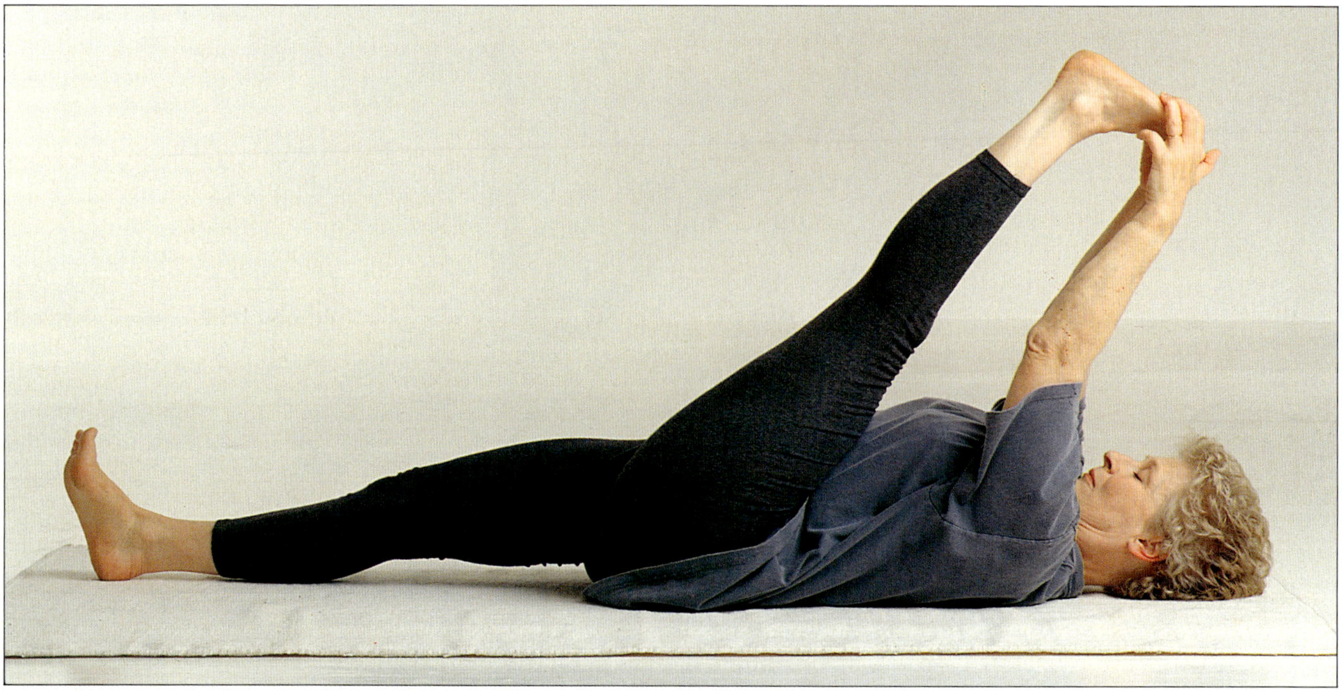

2 Strecken Sie das Bein, fassen Sie den Fuß, und dehnen Sie das Bein mit der Ausatmung.

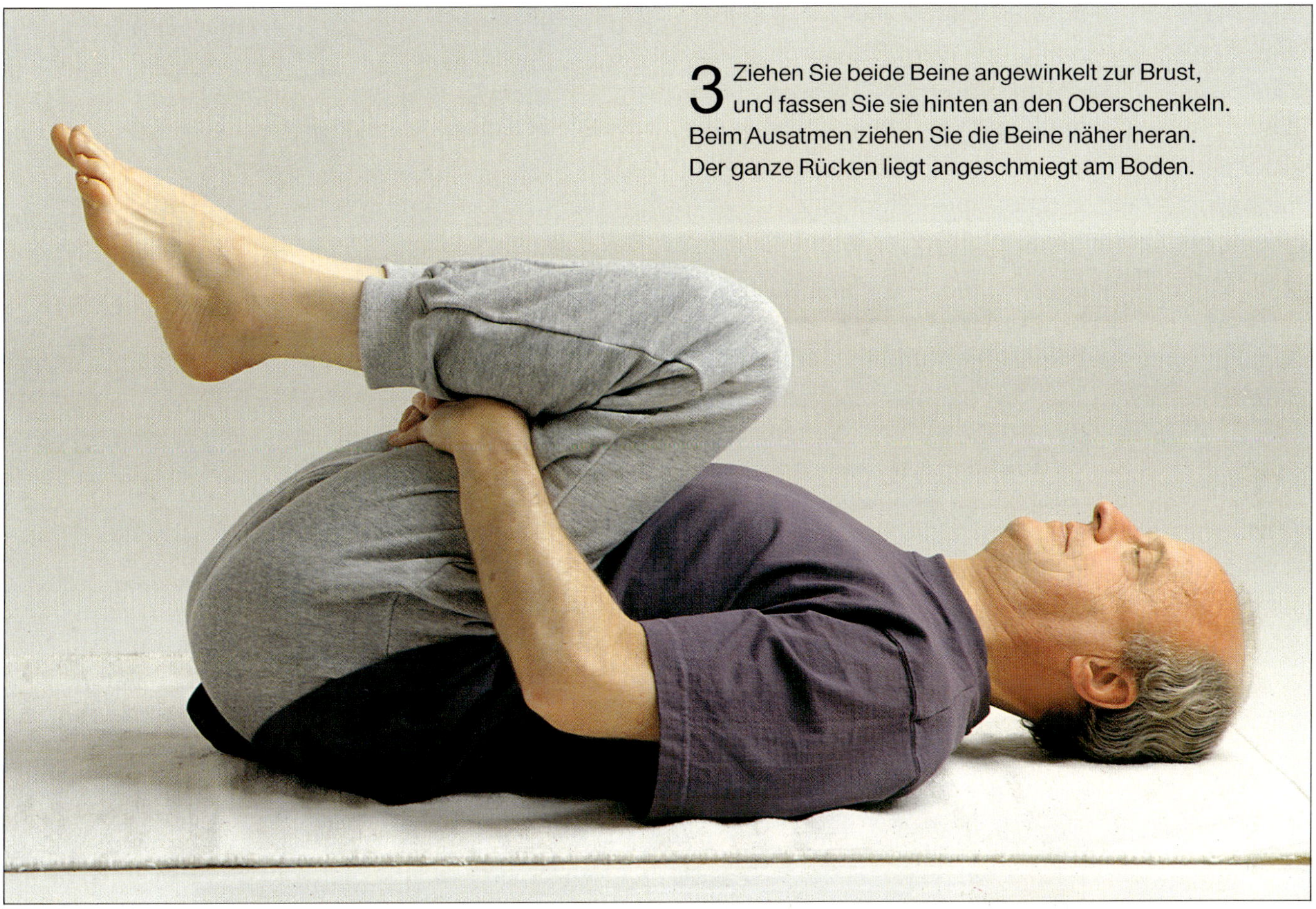

3 Ziehen Sie beide Beine angewinkelt zur Brust, und fassen Sie sie hinten an den Oberschenkeln. Beim Ausatmen ziehen Sie die Beine näher heran. Der ganze Rücken liegt angeschmiegt am Boden.

Da in der Rückenlage die Beine kein Gewicht tragen, können so auch steife Hüftgelenke trainiert werden. Diese Beinstreckungen empfehlen sich besonders nach dem Kopfstand (Seite 50) oder nach dem Schulterstand (Seite 44). Sie eignen sich auch als Aufwärmübungen. Legen Sie ein kleines Kissen unter den Kopf, wenn Ihr Kinn nach oben zeigt und sich dadurch Ihr Nacken verkürzt. Ein Gurt kann dieses *Asana* erleichtern.

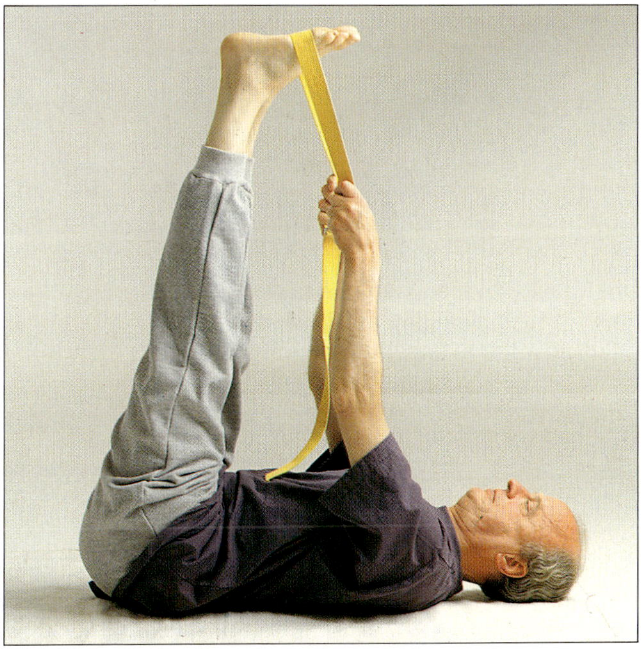

4 Strecken Sie die Beine mit der Ausatmung. Dehnen Sie die Füße Richtung Kopf.

Drehung

Jathara Parivartanasana

Beschwerden im unteren Rücken lassen sich mit dieser einfachen Drehung lindern. Da die Erde uns trägt, läßt sich die Wirbelsäule leicht drehen. Legen Sie ein kleines Kissen zur Nackenstreckung unter den Kopf, wenn Ihr Kopf im Liegen zu weit nach hinten fällt, weil der obere Rücken zu sehr gerundet ist oder die Schultern verspannt sind. Die Übung ist nützlich bei Schlafstörungen, sie löst Spannungen in Schultern und Nacken, die oft vom Herumwälzen im Bett herrühren. Halten Sie die Wirbelsäule möglichst flach am Boden.

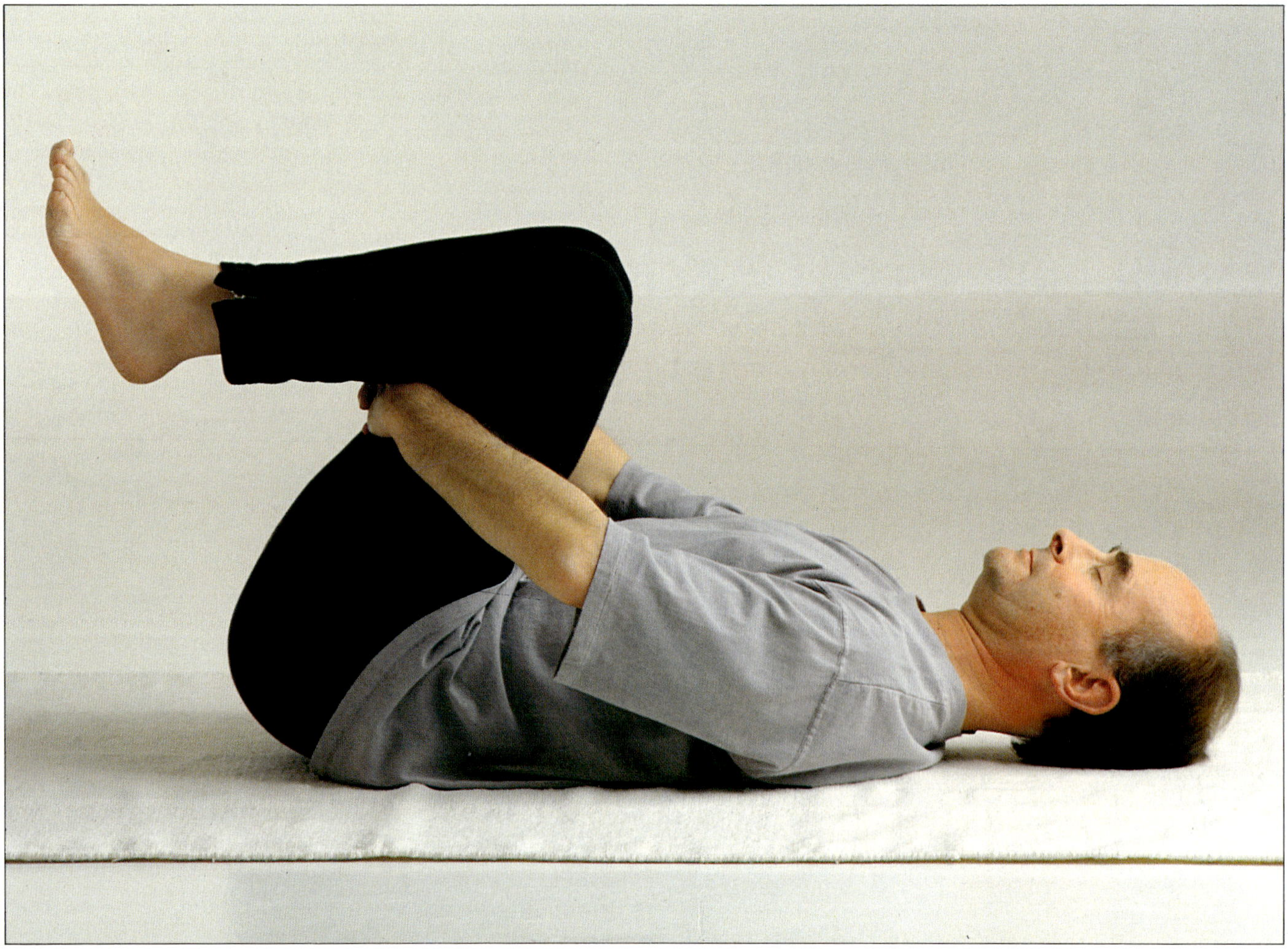

1 Legen Sie sich mit dem Rücken auf den Boden, umarmen Sie Ihre Knie hinter den Oberschenkeln.

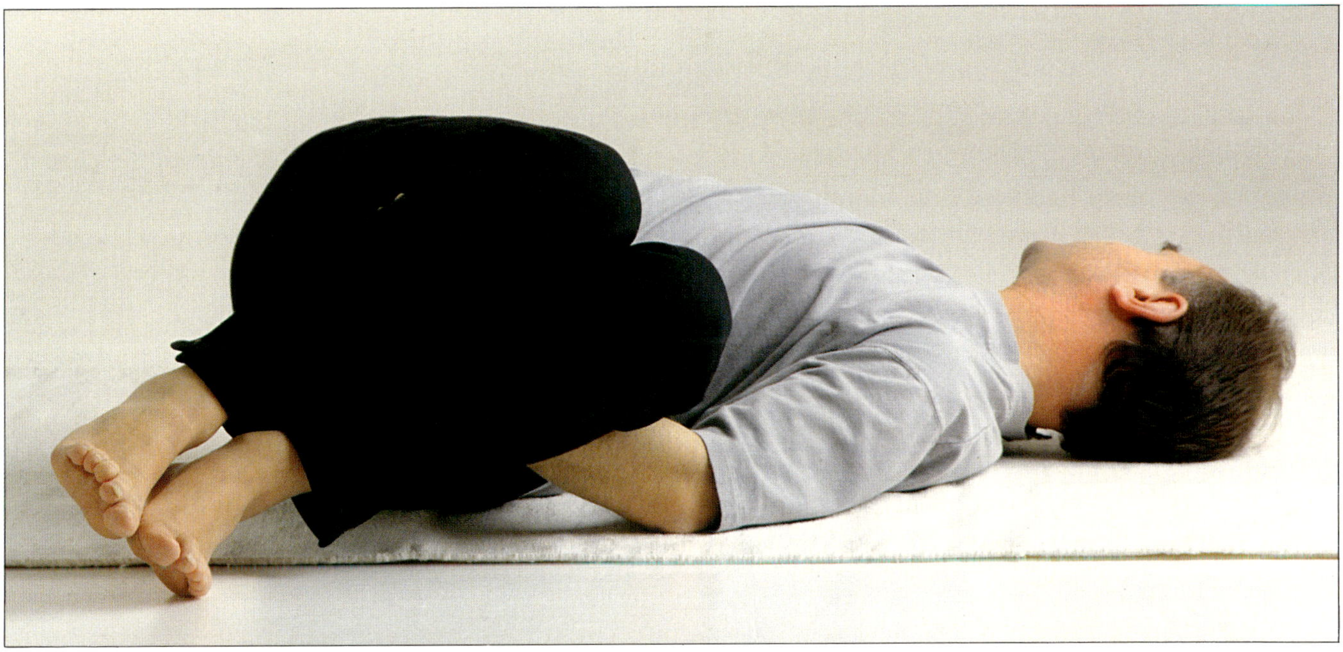

2 Atmen Sie aus, drehen Sie den Kopf nach rechts. Beim nächsten Atemzug drehen Sie die Hüften nach links.

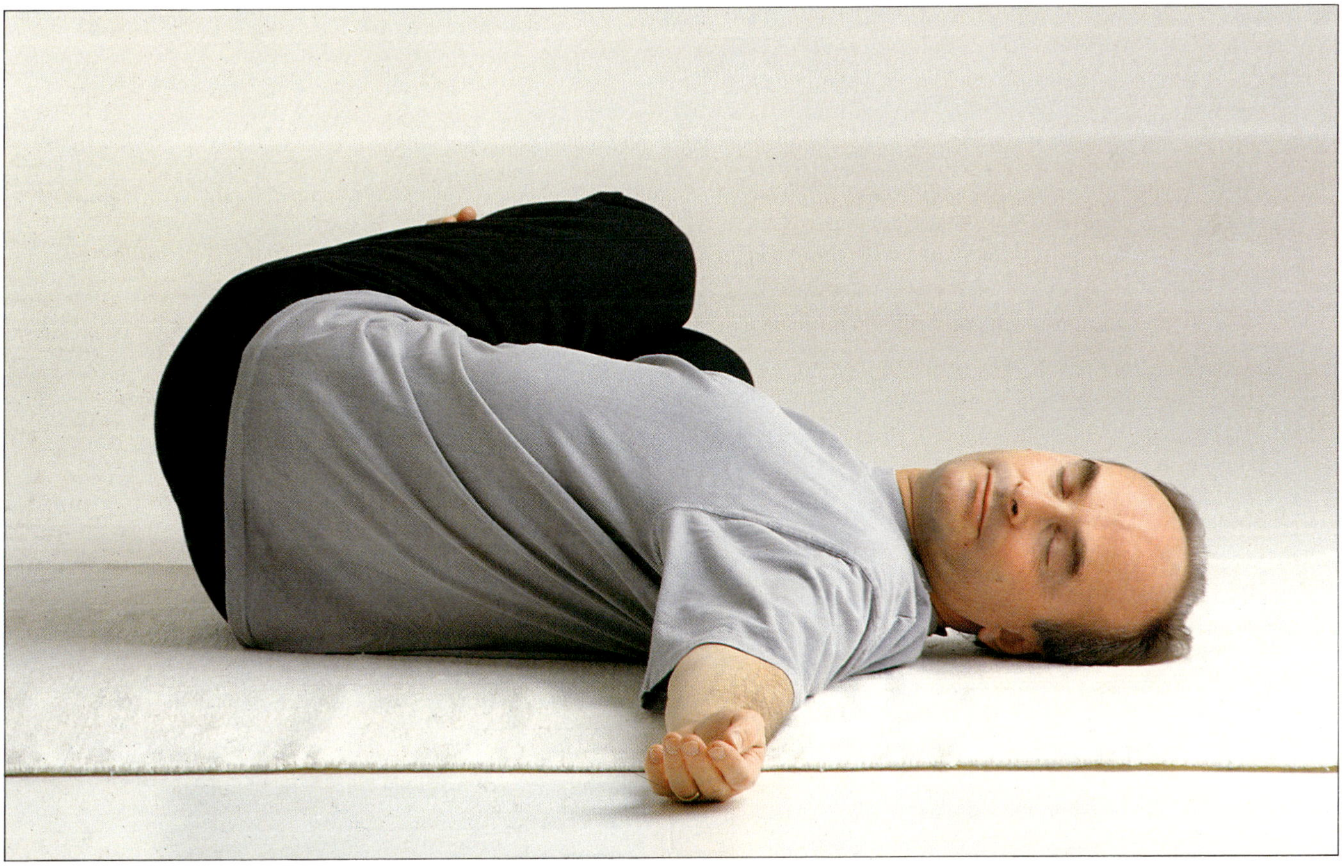

3 Bleiben Sie einige Atemzüge in der Haltung, ziehen Sie den Bauch beim Ausatmen ein, der untere Rücken wird gestreckt. Gehen Sie in die Mitte, wiederholen Sie nach der anderen Seite.

Bodenübungen

Diese einfachen Dehnungen können als Aufwärmübungen vor dem Yoga praktiziert werden. Die weniger Beweglichen üben sie als Standardprogramm. Und nach harter Tagesarbeit, wenn Sie viel gestanden haben, dienen sie zur Entspannung. Bei Krampfadern oder angeschwollenen Fußgelenken wirken sie ausgezeichnet. Achten Sie darauf, gerade zu liegen, mit dem Gesäß nah an der Wand. Bei steifen Schultern oder Rundrücken, vor allem wenn der Kopf nach hintern kippt, sollten Sie ein kleines Kissen unter den Kopf legen, damit der Hals entspannt bleibt. Am besten praktiziert man diese Übungen auf dem Boden, denn die Unterlage sollte hart sein. Sie können auch auf einem harten Bett mit den Beinen an der Wand durchgeführt werden, aber passen Sie auf, daß Sie nicht herausfallen. Die Übungen sollten in der hier vorgestellten Reihenfolge geübt werden. Danach kann man sich die Vorbereitung auf den Schulterstand (Seite 44) und die Drehung (Seite 56) vornehmen. Bleiben Sie in der Haltung, solange es angenehm ist, etwa bis zu fünf Minuten. Nach diesen Übungen sollten Sie sich auf den Rücken legen, wie auf den Seiten 110/111 gezeigt. So können Sie entspannen und einige sanfte, tiefe Atemzüge tun.

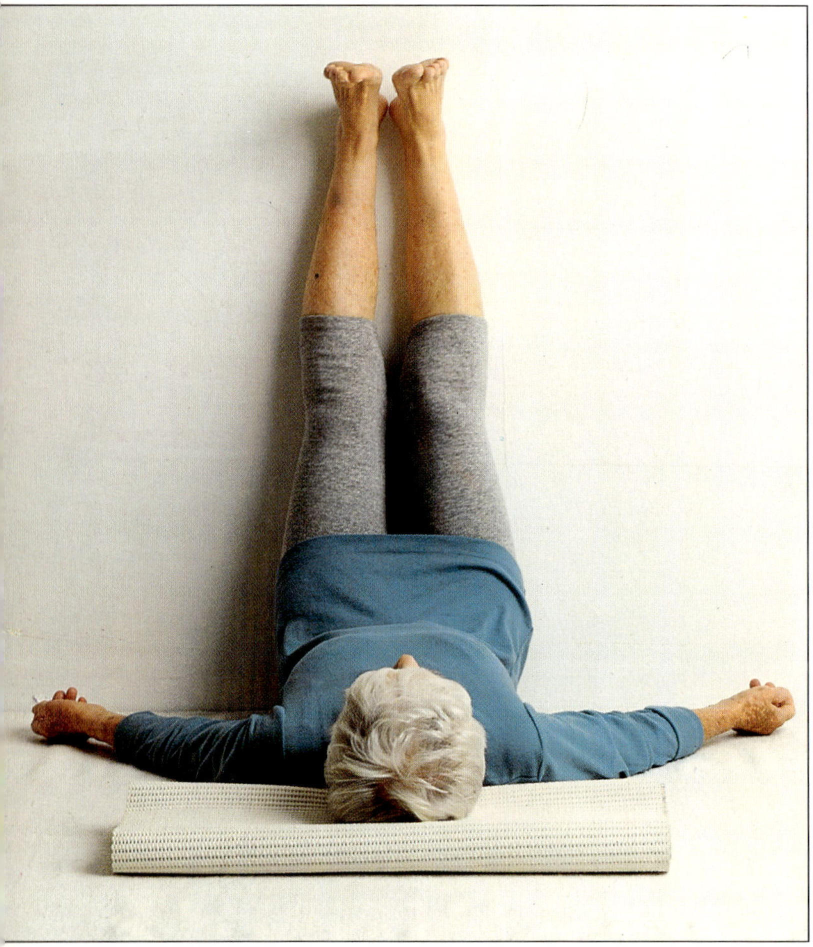

1 Legen Sie sich im rechten Winkel an die Wand. Beide Beine werden mit geraden Knien an der Wand hochgelegt.

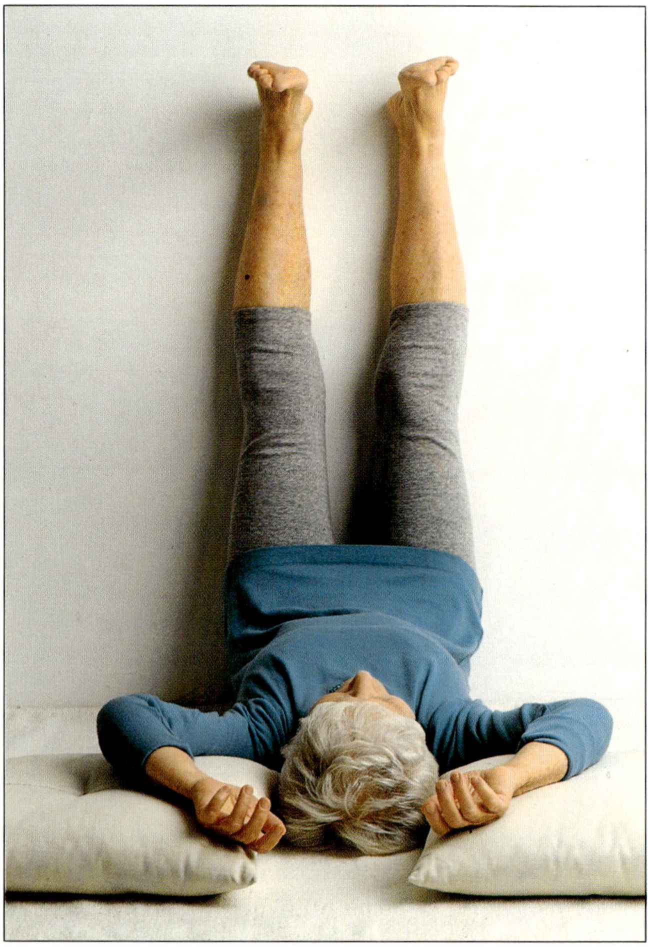

2 Legen Sie beim Ausatmen die Hände hinter den Kopf. Legen Sie ein Kissen unter jeden Arm, um die Spannung in Armen und Schultern zu lösen.

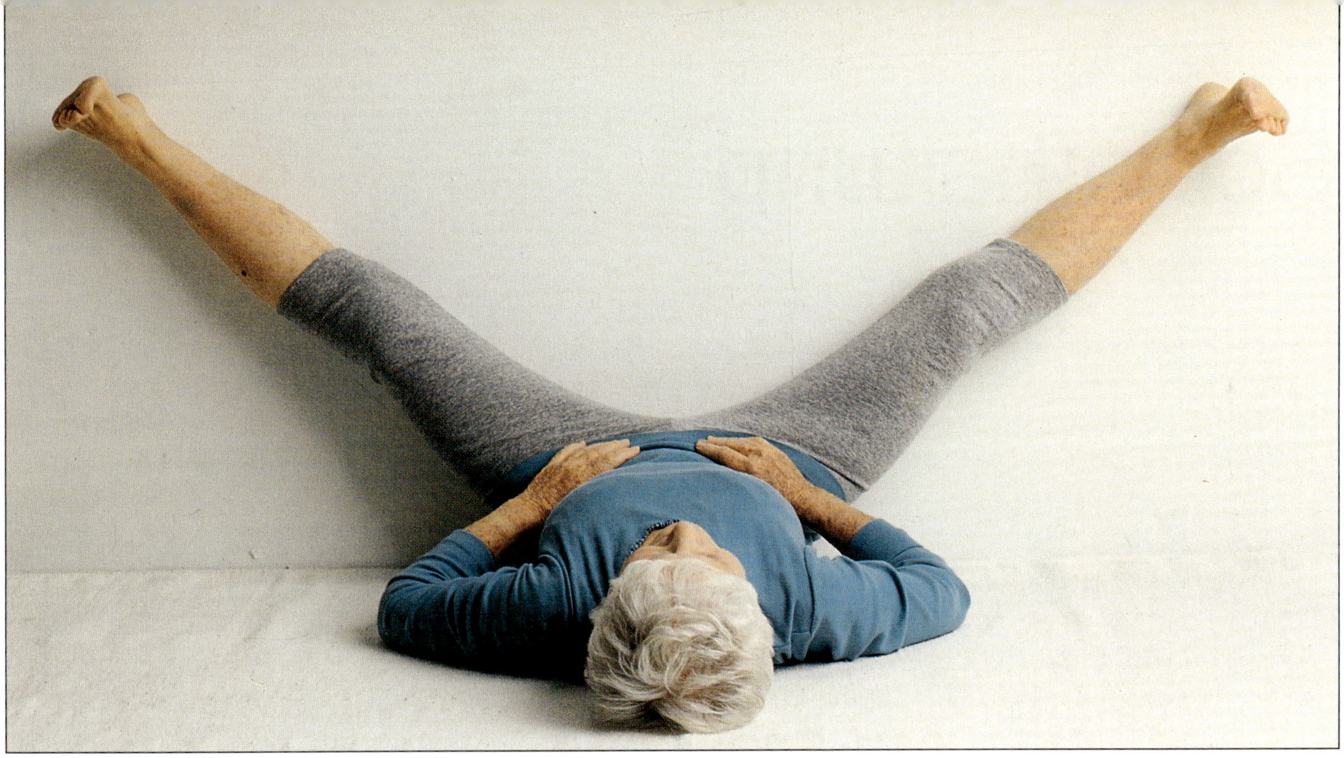

3 Spreizen Sie die Beine. Die Knie bleiben durchgestreckt, und die Füße haben beide den gleichen Abstand zum Boden.

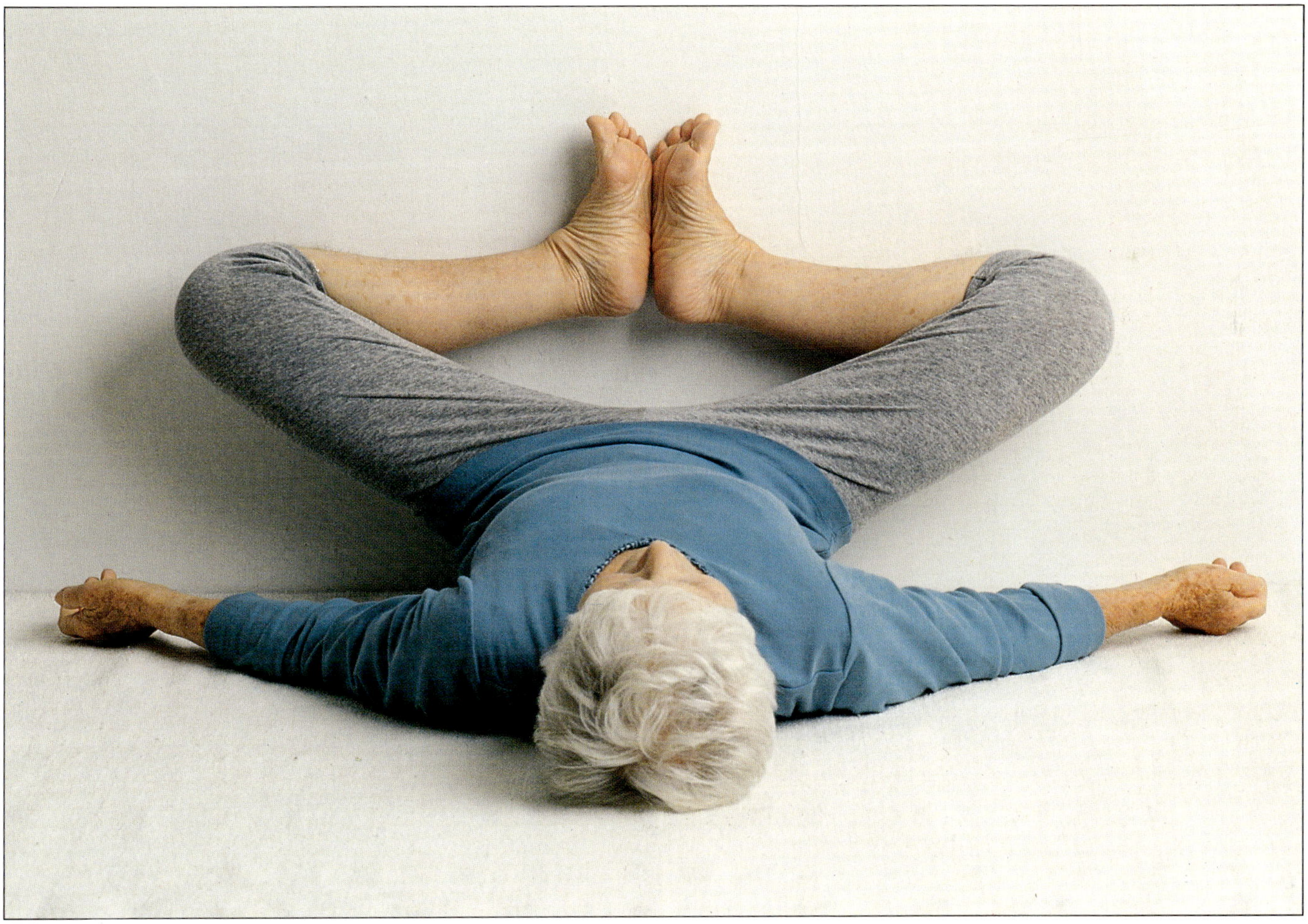

4 Winkeln Sie die Beine bei weit geöffneten Beinen an, und legen Sie die Fußsohlen aneinander. Beine wieder strecken wie in Schritt drei.

Schlafhaltung

Yoganidrasana

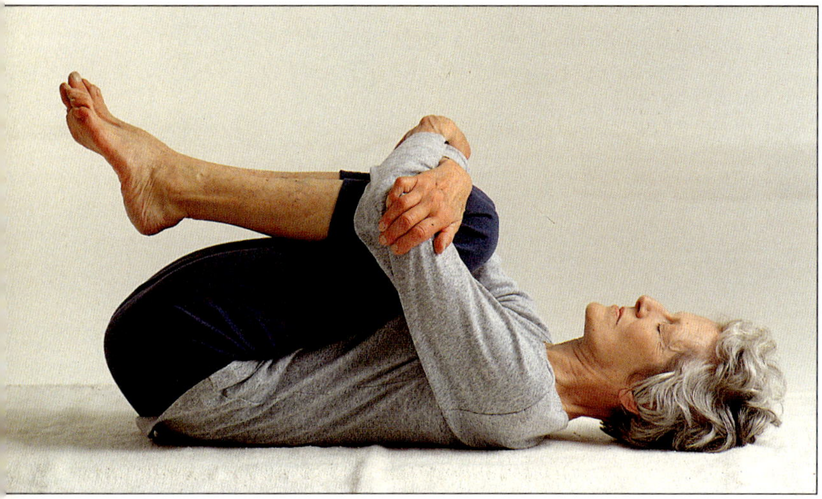

1 Legen Sie sich mit dem Rücken auf eine Decke. Umarmen Sie die Knie, die Sie zur Brust ziehen, der untere Rücken streckt sich. Einige Atemzüge verweilen.

Bei langen Beinen und einem biegsamen Rücken ist dies eine erholsame und entspannende Haltung. Obgleich die Schlafhaltung aus dem Liegen heraus gemacht wird, gehört sie zu den Vorwärtsbeugen und wird erst nach der Schildkröte (Seite 86) gelernt. Für manche ist es eine leichte Haltung, andere werden lange brauchen, sie zu bewältigen. Also zwingen Sie sich nicht zu früh hinein. Wiederholen Sie die Übung, indem Sie die Füße andersherum kreuzen und die Hände andersherum falten. Bereitet Ihnen das Falten der Hände Schwierigkeiten, können Sie einen Gurt dazwischen legen. Nach der Tradition schlafen Yogis in dieser Haltung, so daß ihre Füße das Kissen bilden und die umgelegten Beine wie eine Decke wärmen.

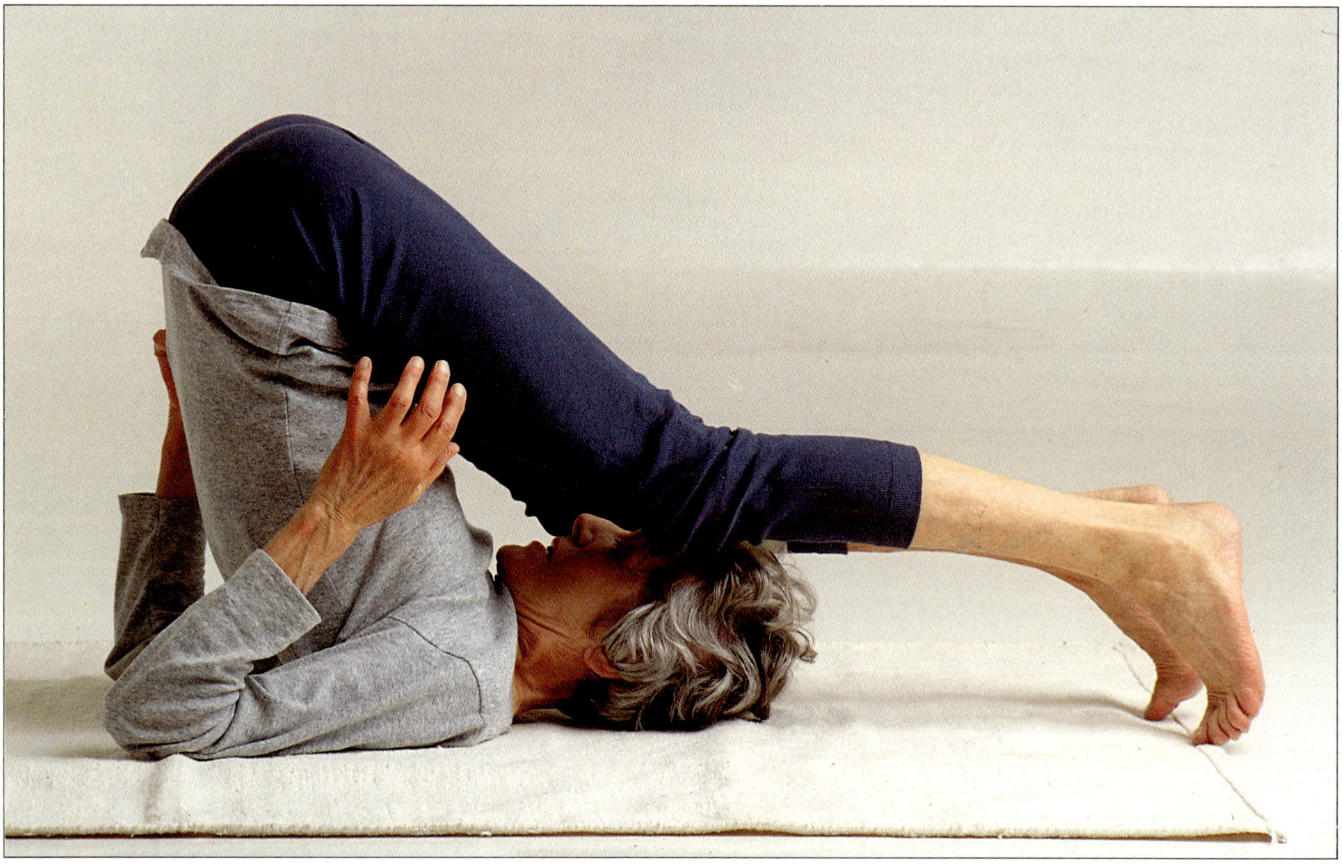

2 Beim Ausatmen rollen Sie die Hüften über den Kopf, die Knie bleiben gebeugt.

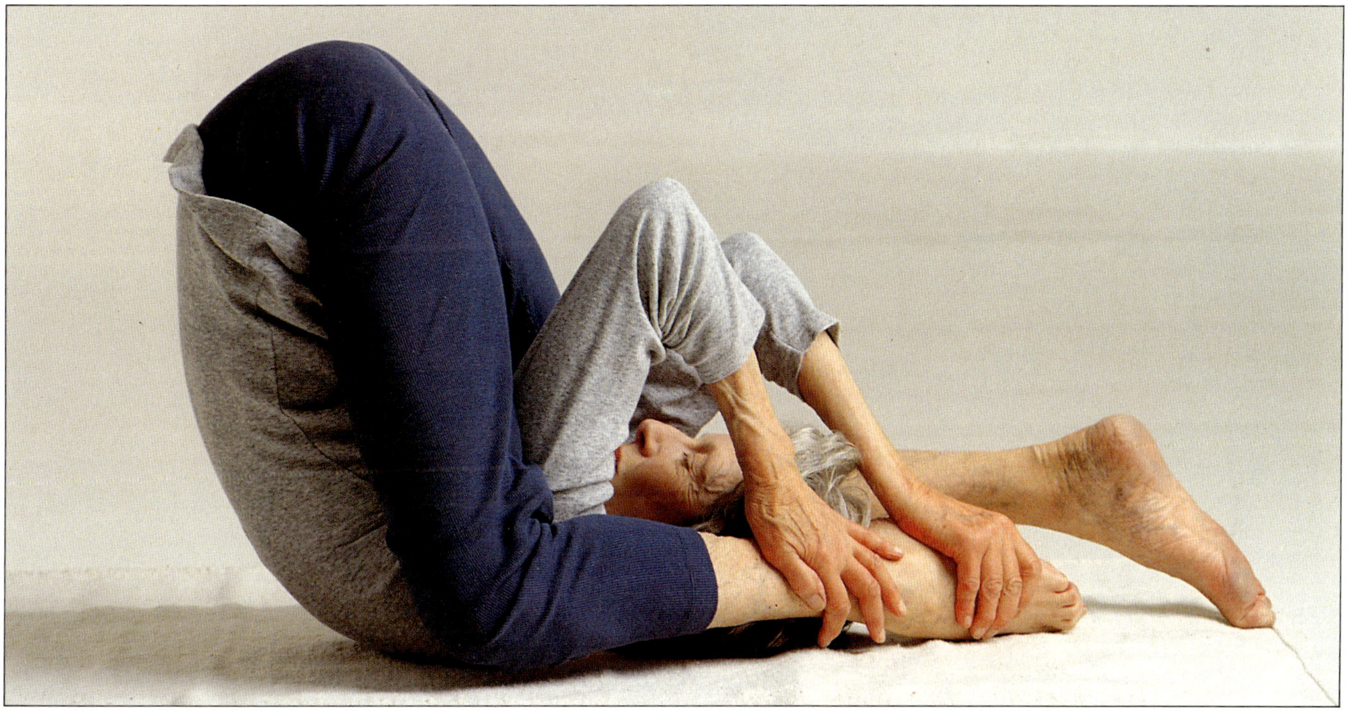

3 Biegen Sie Ihre Knie zum Boden. Legen Sie die Füße gekreuzt hinter den Kopf.

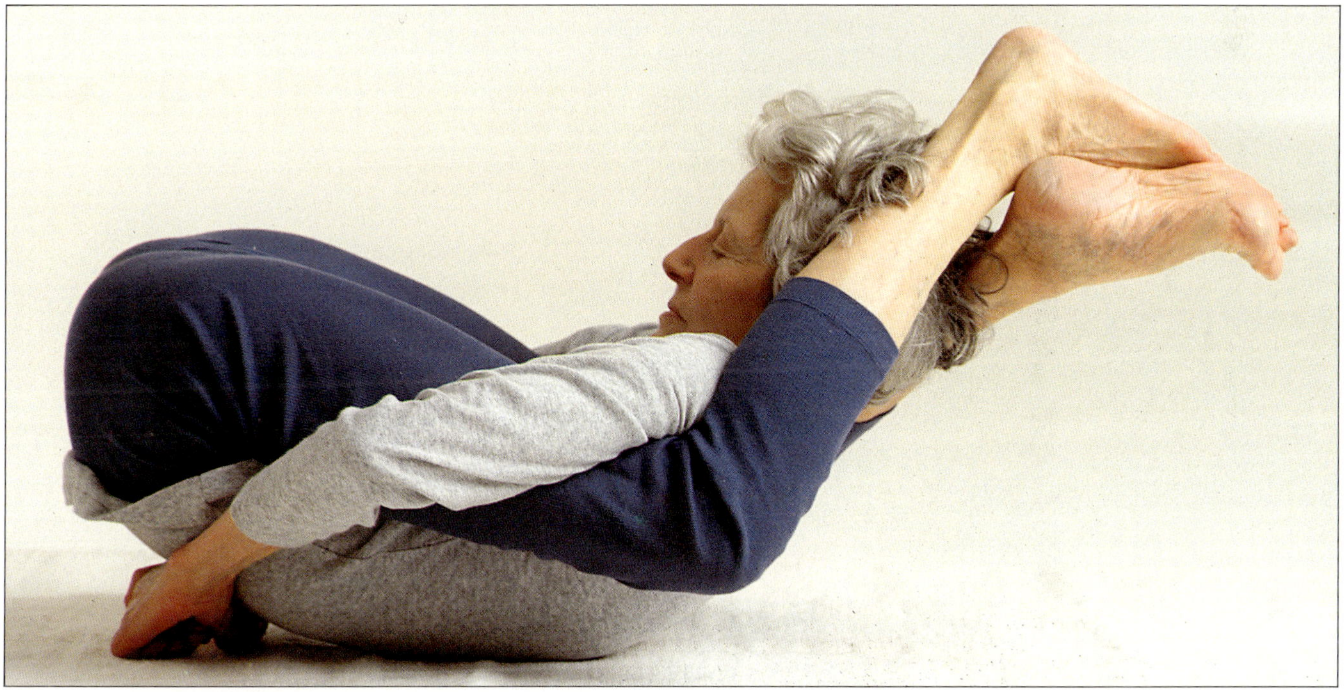

4 Fassen Sie unter den Rücken, um die Hände zu falten.

Diamant

Vajrasana

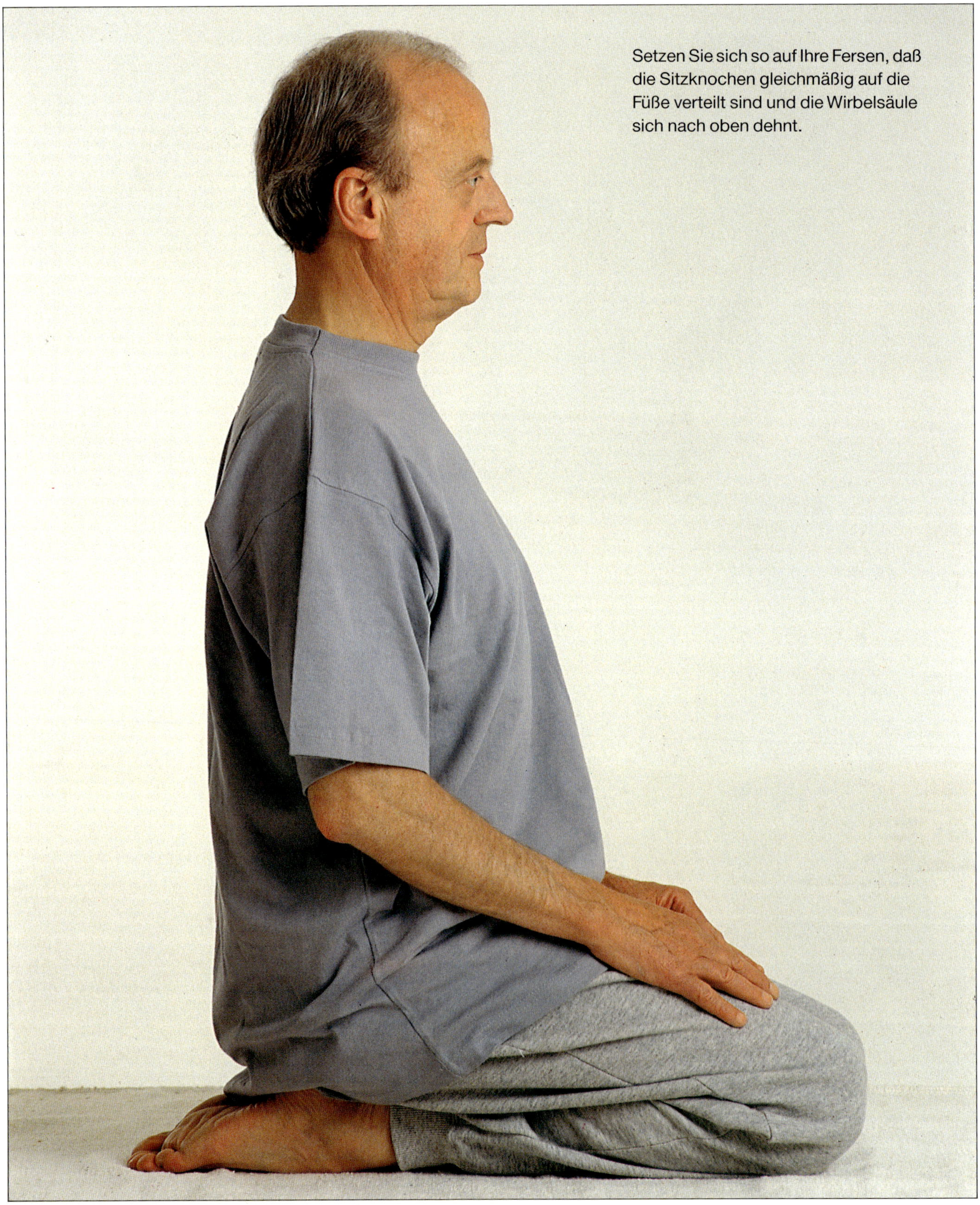

Setzen Sie sich so auf Ihre Fersen, daß die Sitzknochen gleichmäßig auf die Füße verteilt sind und die Wirbelsäule sich nach oben dehnt.

Diese Kniestellung gehört zu den besten Atem- und Meditationshaltungen. Das Becken ist aufrecht, die Sitzknochen befinden sich über den Fersen. So findet die Wirbelsäule ihr Gleichgewicht beim Atmen. Wenn am Anfang Hüften, Knie oder Füße noch steif sind, können Sie eine der unten gezeigten Abwandlungen ausprobieren. Sie können auch die Zehen aufstellen.

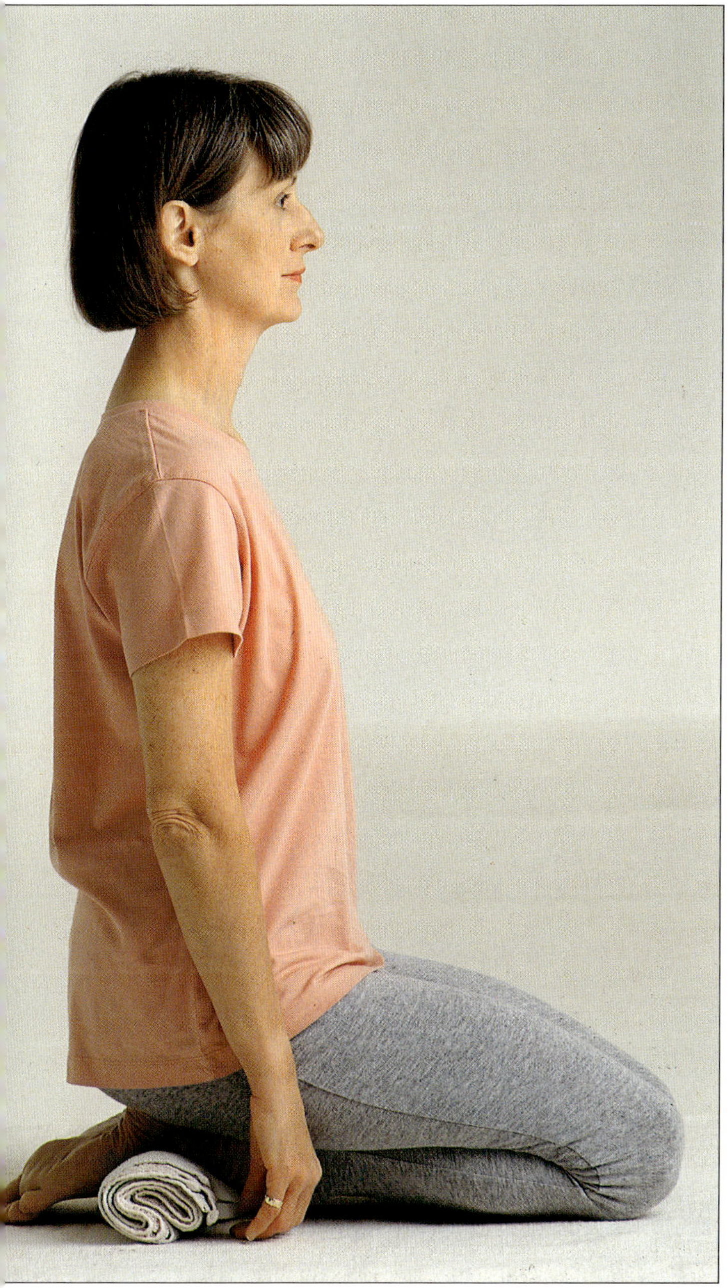

Sind die Füße steif, legen Sie eine zusammengerollte Decke unter die Füße.

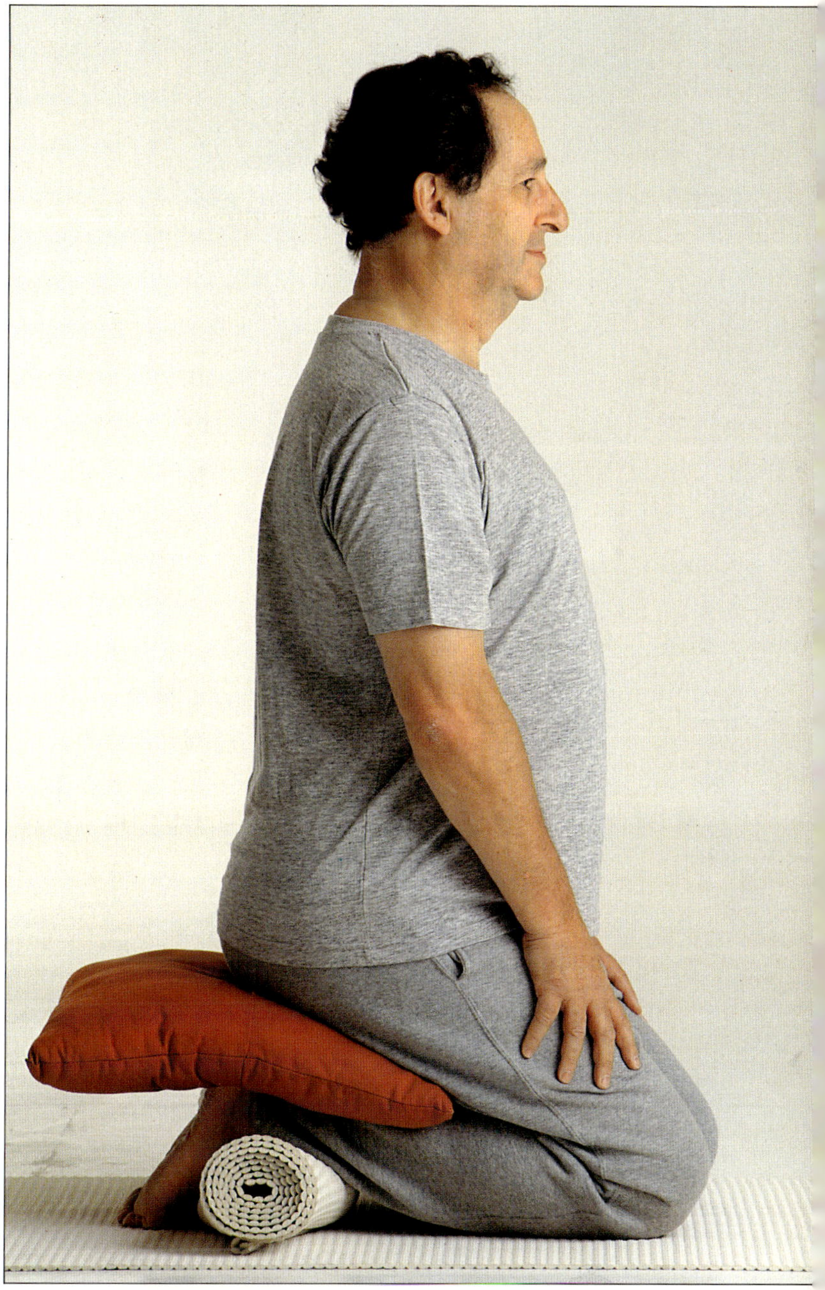

Sind die Knie steif, legen Sie ein Kissen zwischen Po und Fersen.

Held

Virasana

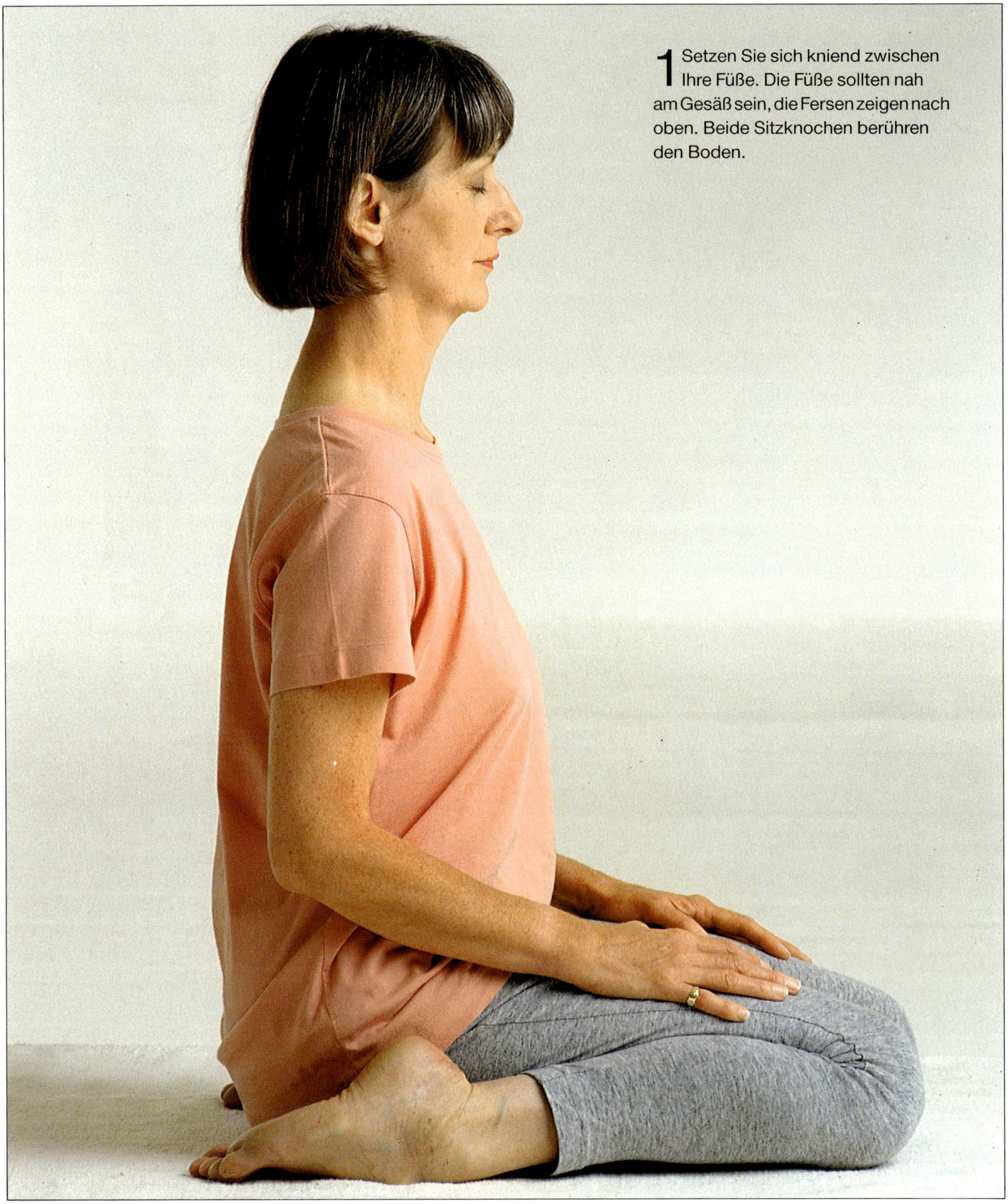

1 Setzen Sie sich kniend zwischen Ihre Füße. Die Füße sollten nah am Gesäß sein, die Fersen zeigen nach oben. Beide Sitzknochen berühren den Boden.

Beim Heldensitz sitzt man zwischen den Füßen, die Oberschenkel sind nach innen gedreht. Dazu bedarf es beweglicher Hüften und Knie, deshalb sollten Sie den Diamantsitz (Seite 62) vorher praktizieren. Erscheint Ihnen die Sitzhaltung zu schwierig, können Sie eine zusammengerollte Decke unter Ihre Füße oder ein Kissen unter den Po schieben (Seite 63). In der Heldenhaltung ist das Becken nach hinten gezogen, daher ist diese Haltung für Atmung und Meditation nicht so geeignet, es sei denn, Sie sind sehr flexibel.

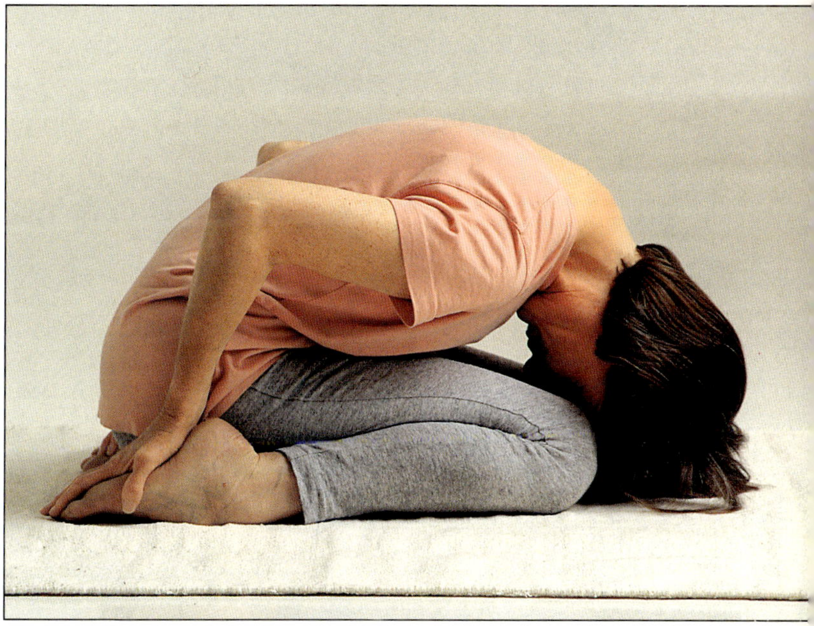

Lassen Sie das Gesäß unten und die Hände an den Füßen, wenn Sie sich beim Ausatmen nach vorn beugen.

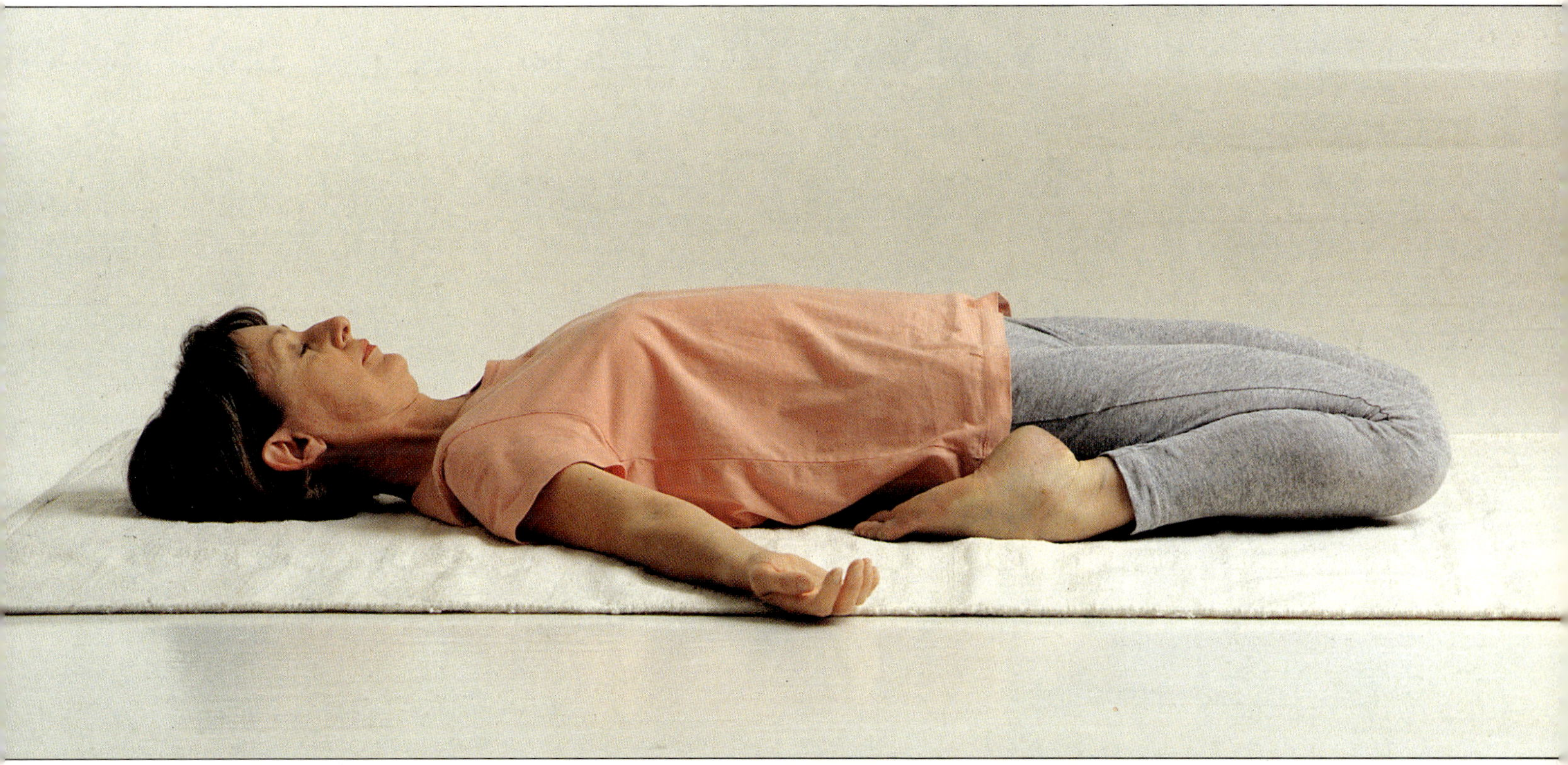

Wenn Sie sich aus der Heldenhaltung nach hinten legen wollen, stützen Sie sich zunächst mit den Händen ab, dann legen Sie sich ganz hin. Dehnen Sie das Becken zu den Knien hin, damit Taille und unterer Rücken sich weiten.

Kind

Pindasana

Die Kindstellung ist entspannend, erholsam und eine gute Vorbereitung für den Hund auf der nächsten Seite. Wer die flache Totenstellung (Seite 110) schwierig findet, schätzt diese Stellung als weniger herausfordernd.

Bei kurzem Rücken oder steifen Hüften kann es schwer sein, den Kopf auf den Boden zu legen. Dann legen Sie ihn auf ein Kissen oder auf den Sitz eines niedrigen Sessels. Knien Sie sich wie beim Diamant (Seite 62) anfangs auf eine Matte.

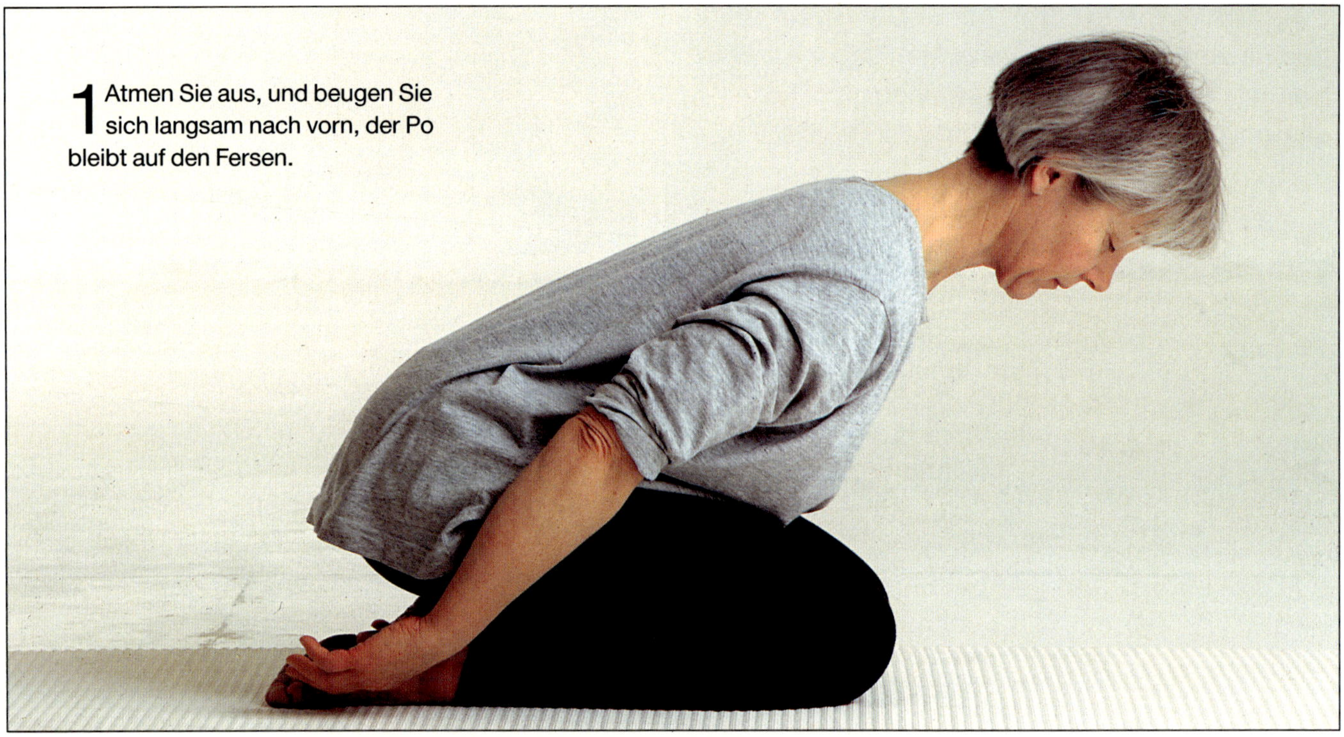

1 Atmen Sie aus, und beugen Sie sich langsam nach vorn, der Po bleibt auf den Fersen.

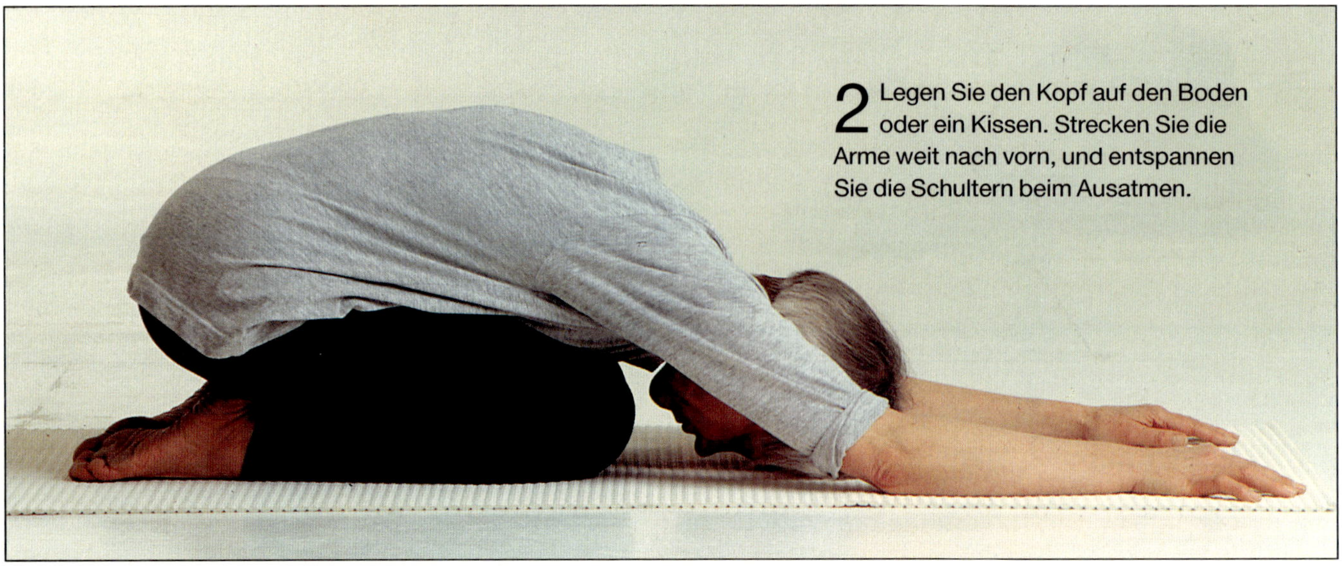

2 Legen Sie den Kopf auf den Boden oder ein Kissen. Strecken Sie die Arme weit nach vorn, und entspannen Sie die Schultern beim Ausatmen.

Hund

Svanasana

Die Hundehaltung gilt als eine der belebendsten Übungen, da sie Rücken und Schultern kräftig dehnt. Sie erinnert an einen Hund, der sich nach dem Liegen streckend aufrichtet. Hände und Füße sind die Wurzeln der Haltung, und eine lange Dehnung erstreckt sich von den Fingern zu den Fersen. Drücken Sie nicht die Schultern nach unten, um den Kopf auf den Boden zu bekommen, sondern lassen Sie die Wirbelsäule in der Ausatmung lang werden. Der Hund ist eine gute Aufwärmung für die Umkehrhaltungen.

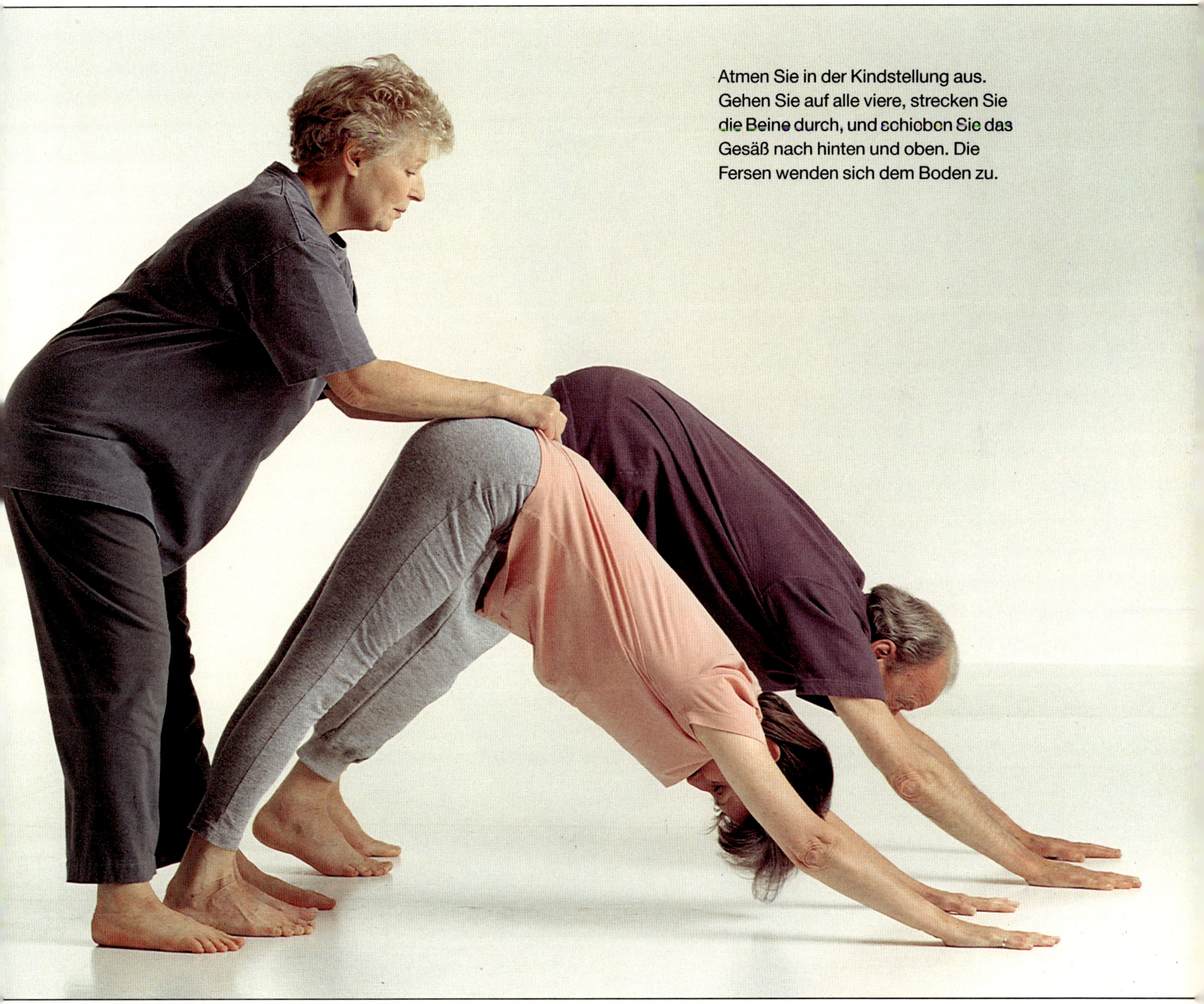

Atmen Sie in der Kindstellung aus. Gehen Sie auf alle viere, strecken Sie die Beine durch, und schieben Sie das Gesäß nach hinten und oben. Die Fersen wenden sich dem Boden zu.

Schuster

Baddha Konasana

Dies war die traditionelle Sitzhaltung der Schuster und Schneider. Diese älteste überlieferte Haltung findet sich auf den Siegeln der alten Stätten im Industal (siehe Seite 10). Die Außendrehung der Oberschenkel in den Hüftgelenken, Schlüssel für viele Yogastellungen, offenbart die Steifheit vieler westlicher Menschen. Ist die Haltung noch schwierig, üben Sie die Dehnungen auf Seite 54 (Beine gegen die Wand).

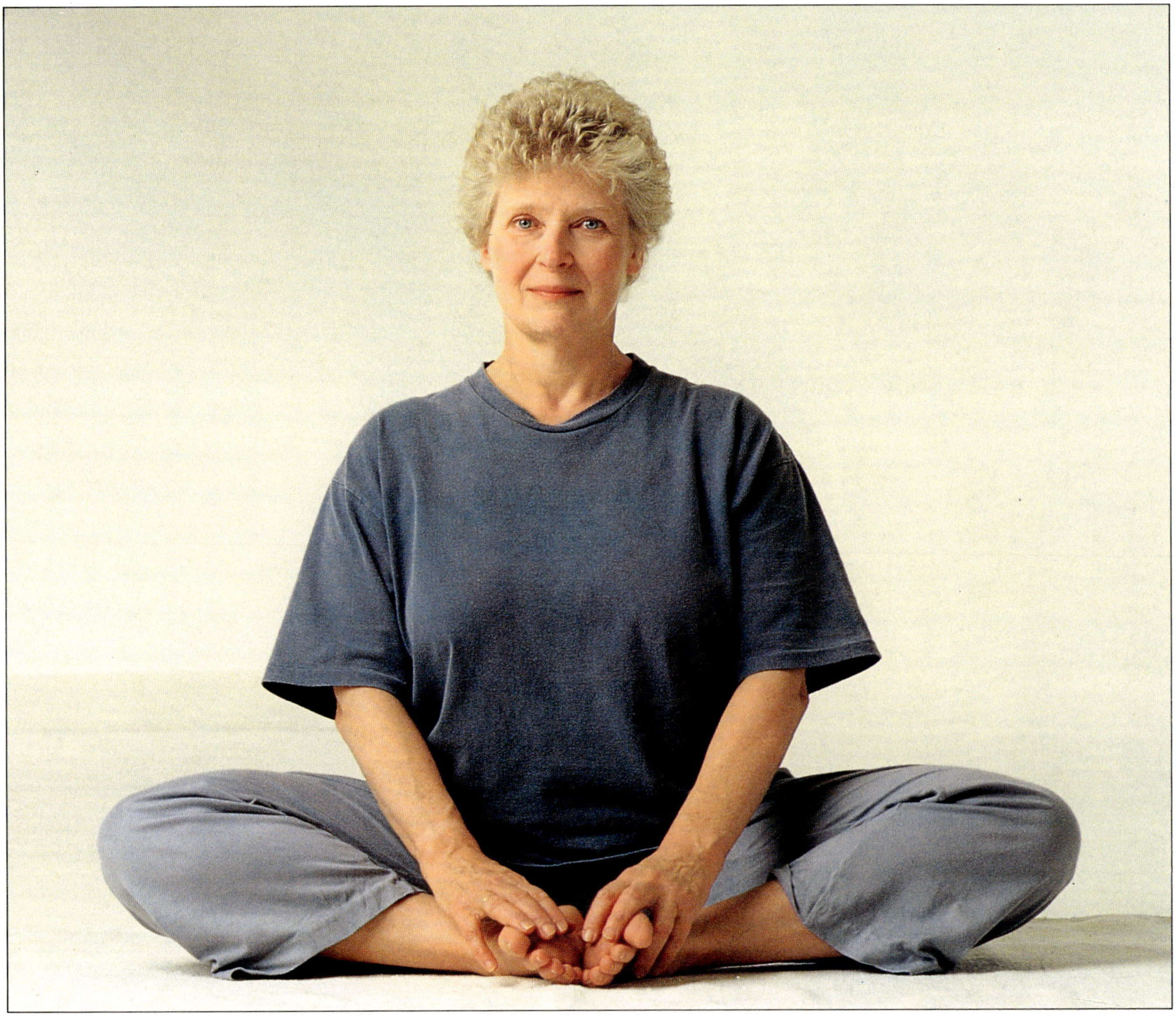

1 Sitzen Sie aufrecht mit gebeugten Knien, und bringen Sie die Füße zusammen, drehen Sie die Fußsohlen nach oben.

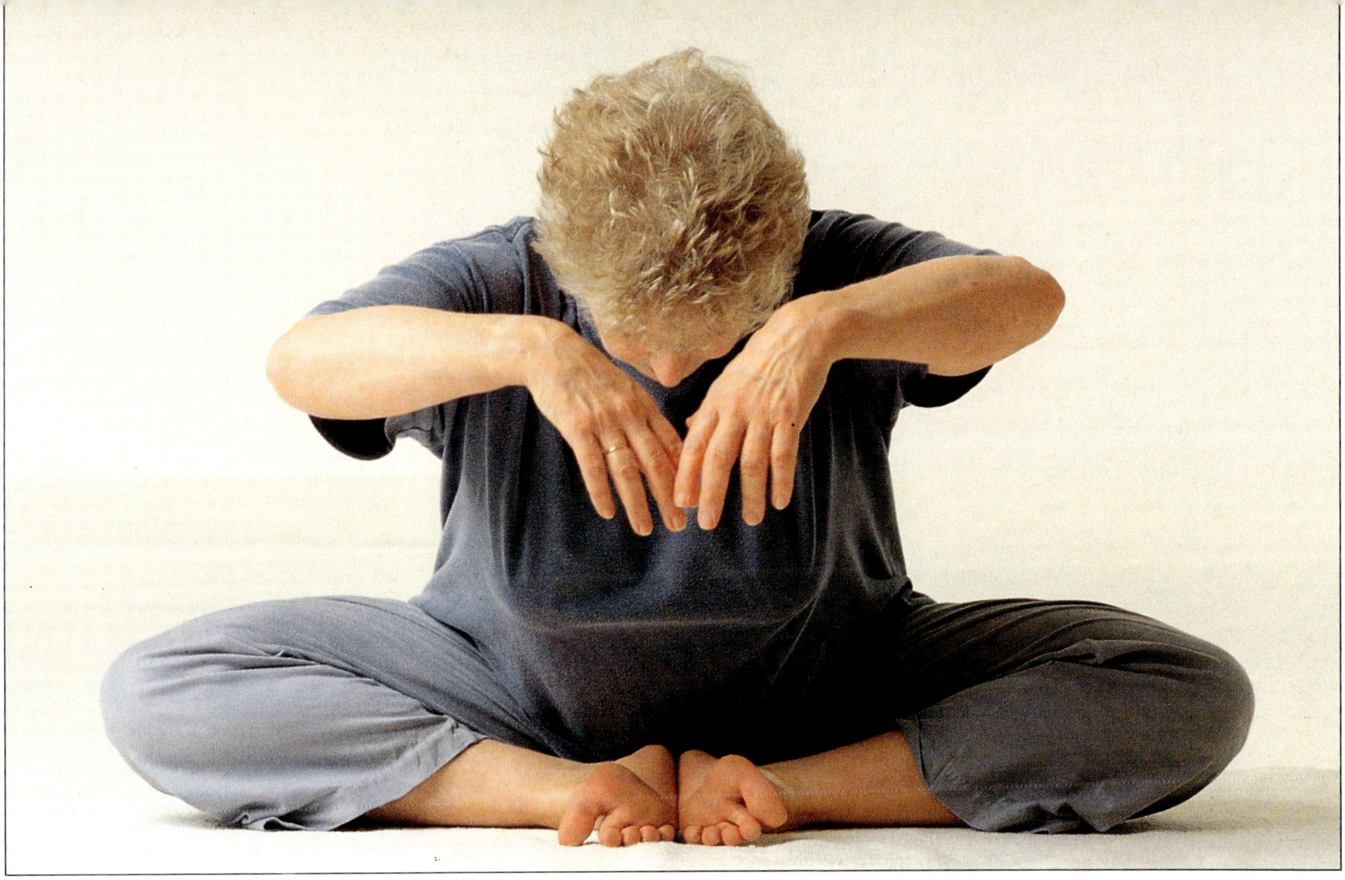

2 Atmen Sie aus und drehen Sie die Oberschenkel nach außen, während Sie sich nach oben und vorn drehen.

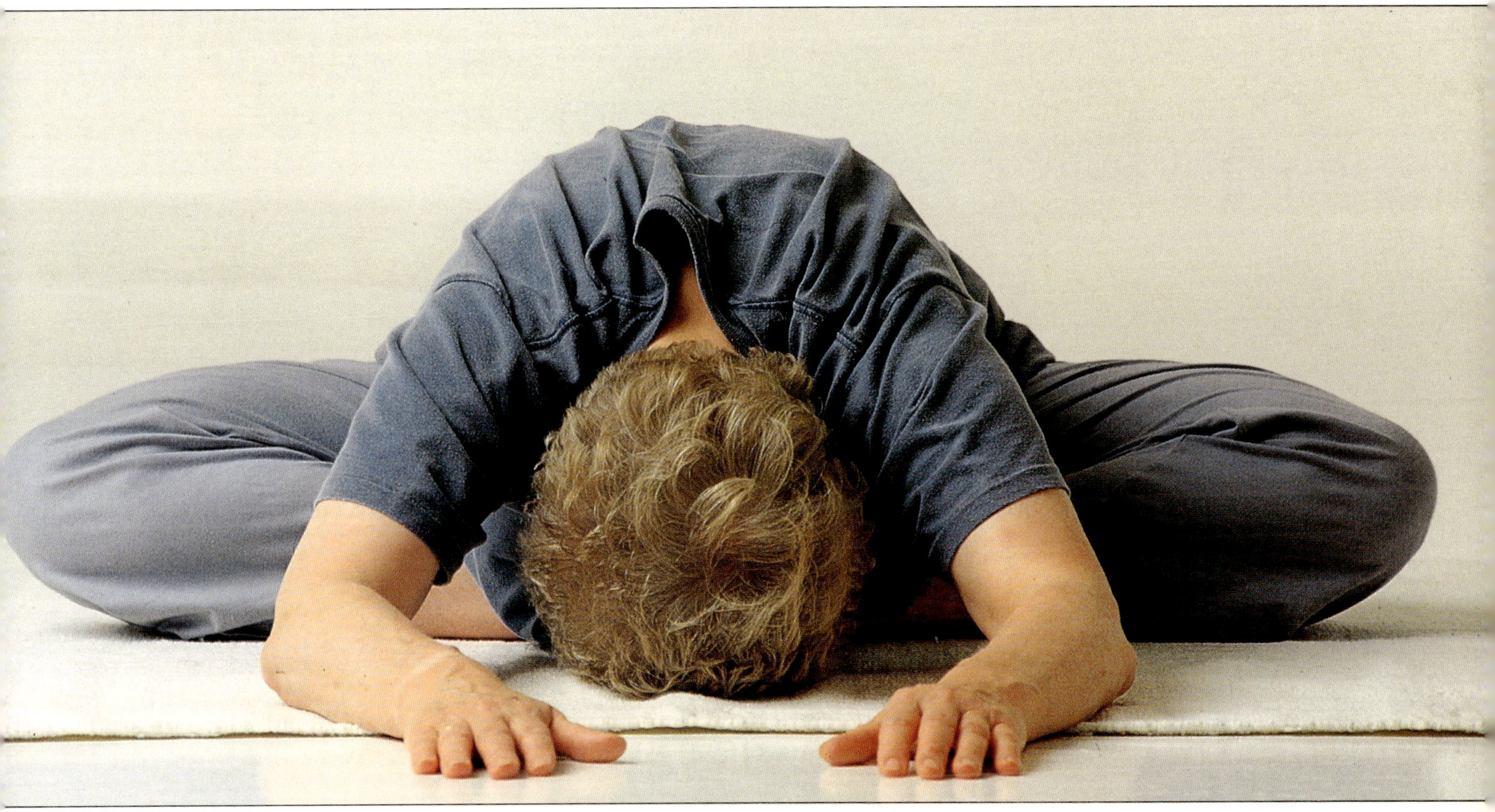

3 Ziehen Sie nicht mit den Händen. Drehen Sie die Füße nach außen, und strecken Sie sich mit jeder Ausatmung mehr.

Kuh

Gomukhasana

Diese Haltung dehnt Schultern wie Außenseite der Hüften. Für den Anfang mag es leichter sein, zunächst die Armbewegungen im Stehen zu üben. Fällt es Ihnen schwer, die Hände im Rücken zu fassen, versuchen Sie es mit einem Gurt. Das Kreuzen der Beine kann ebenfalls separat geübt werden. Bei steifen Hüften zwingen Sie sich nicht in die Haltung. Üben Sie die Drehung im Stehen (Seite 30) als Vorbereitung. Die Übung mit den gekreuzten Armen heißt Adler.

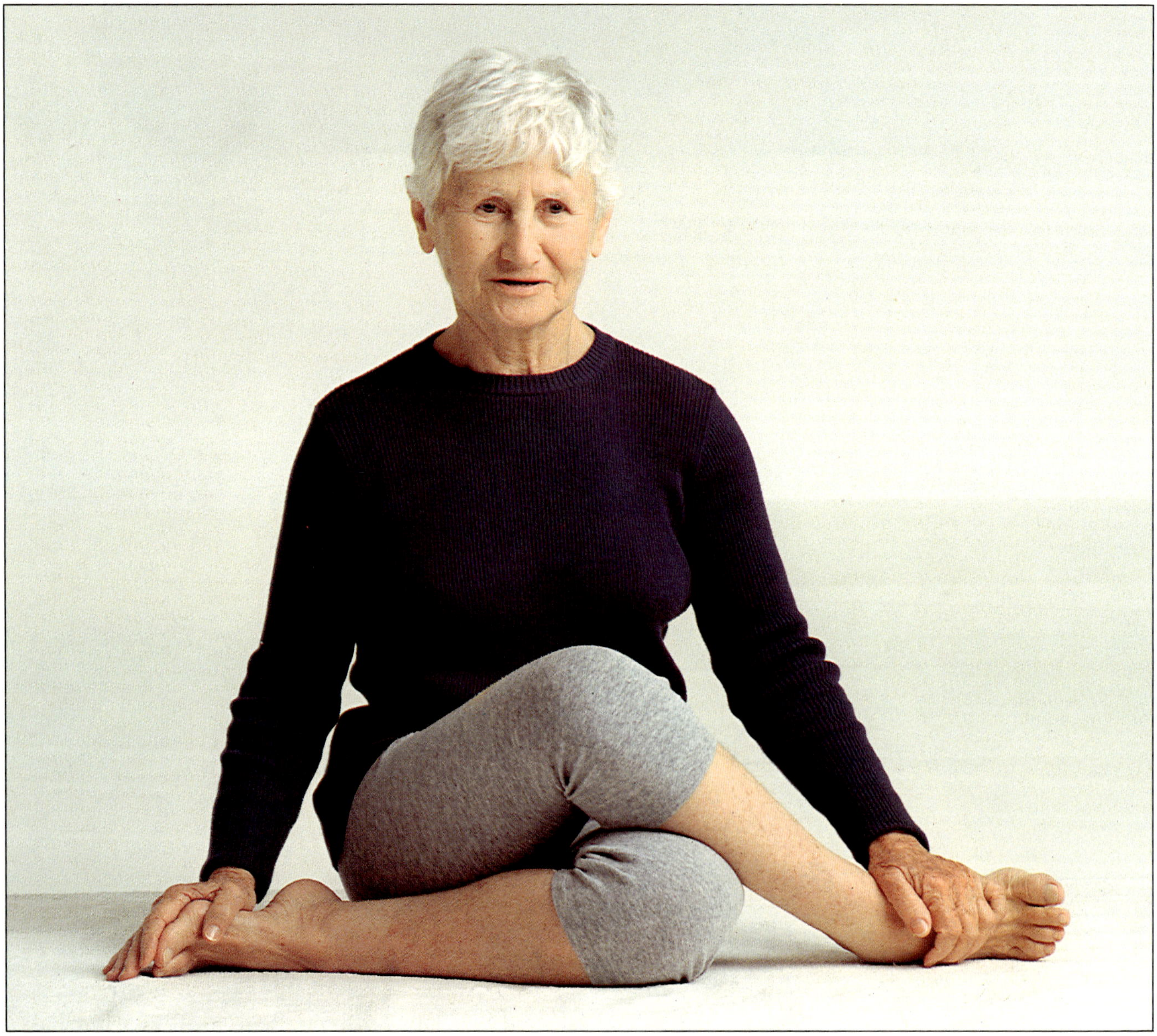

1 Kreuzen Sie im Sitzen die Beine übereinander. Beide Sitzknochen berühren den Boden.

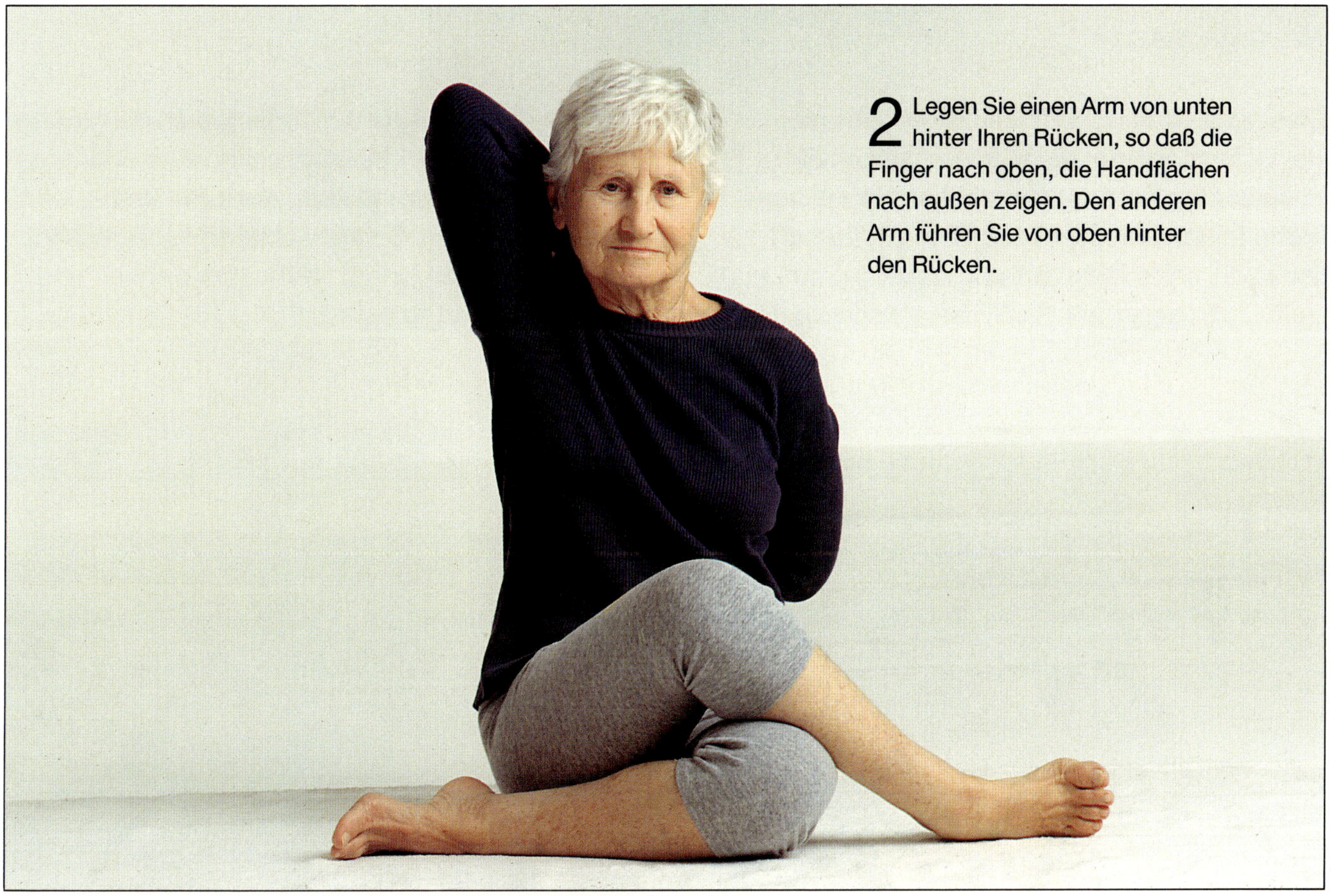

2 Legen Sie einen Arm von unten hinter Ihren Rücken, so daß die Finger nach oben, die Handflächen nach außen zeigen. Den anderen Arm führen Sie von oben hinter den Rücken.

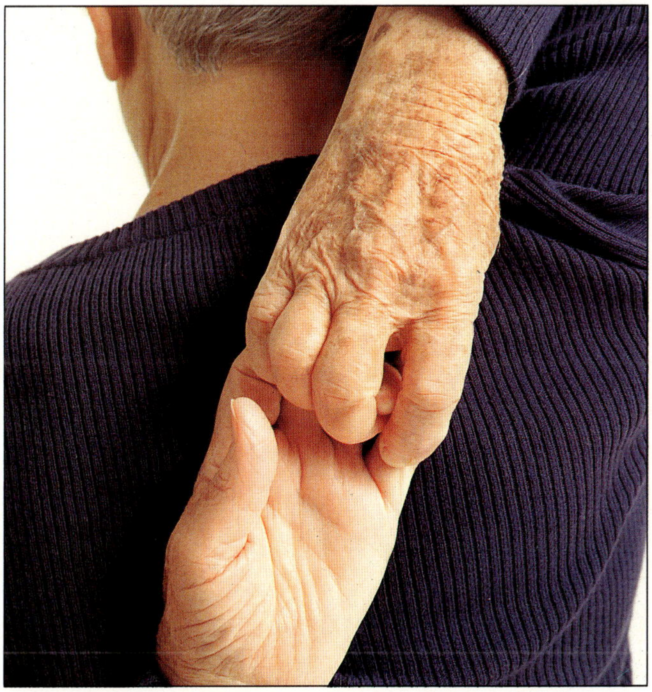

3 Im Ausatmen bringen Sie beide Hände zusammen. Entspannen Sie dabei die Schultern.

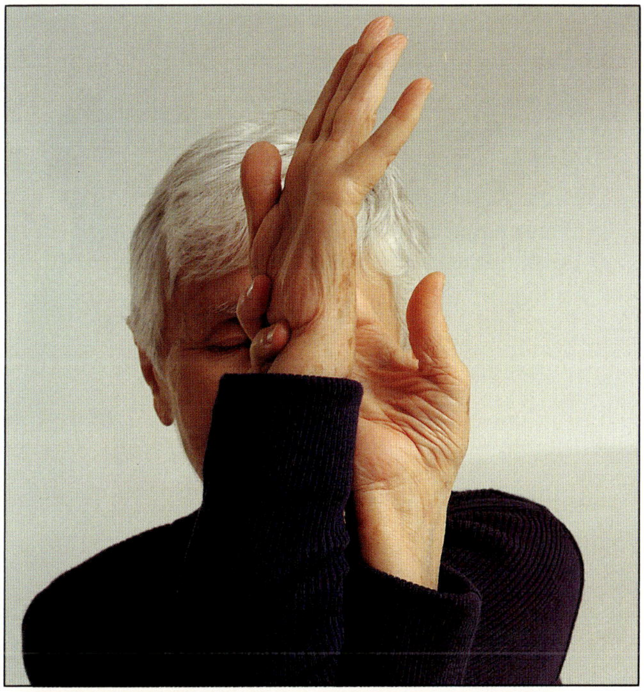

Adler Verschränken Sie beim Ausatmen vor Ihrem Gesicht die Hände ineinander.

Affe

Hanumanasana

Diese Grätsche ist nach dem Affengeneral Hanuman benannt, der in Riesensätzen ein Heilkraut zur Rettung eines verletzten Helden herbeiholte, wie es im Epos *Ramayana* heißt. Um in die endgültige Stellung dieser anmutigen Haltung zu gelangen, muß man sehr beweglich sein, doch lockern die Anfangsstadien der Übung steife Hüften. Schritt eins streckt die verspannte Muskulatur am Po und kann auch Rückenschmerzen heilen. Schritt vier ist eine fortgeschrittene Haltung, die sich für dehnbare Sehnen und bewegliche Hüften eignet.

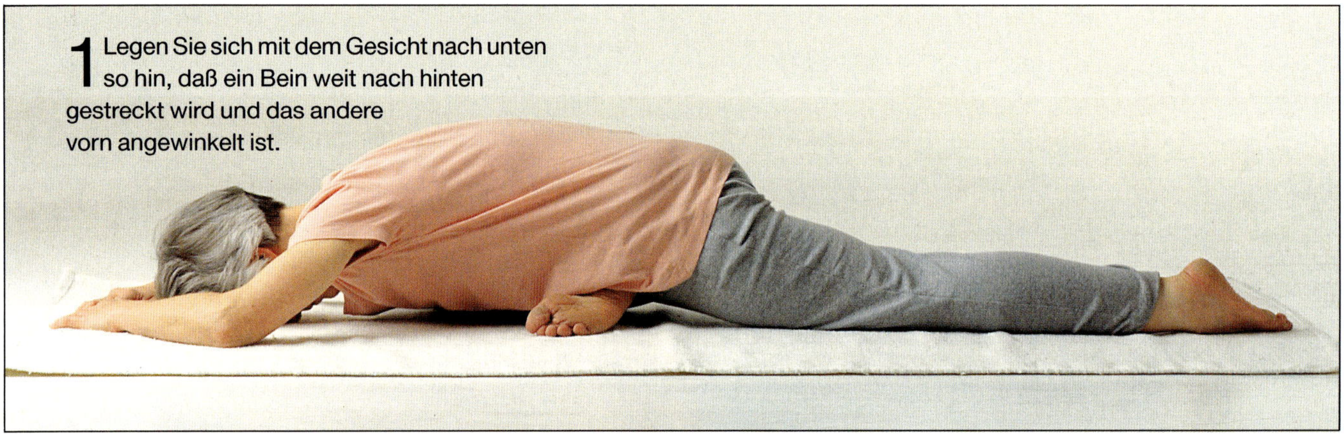

1 Legen Sie sich mit dem Gesicht nach unten so hin, daß ein Bein weit nach hinten gestreckt wird und das andere vorn angewinkelt ist.

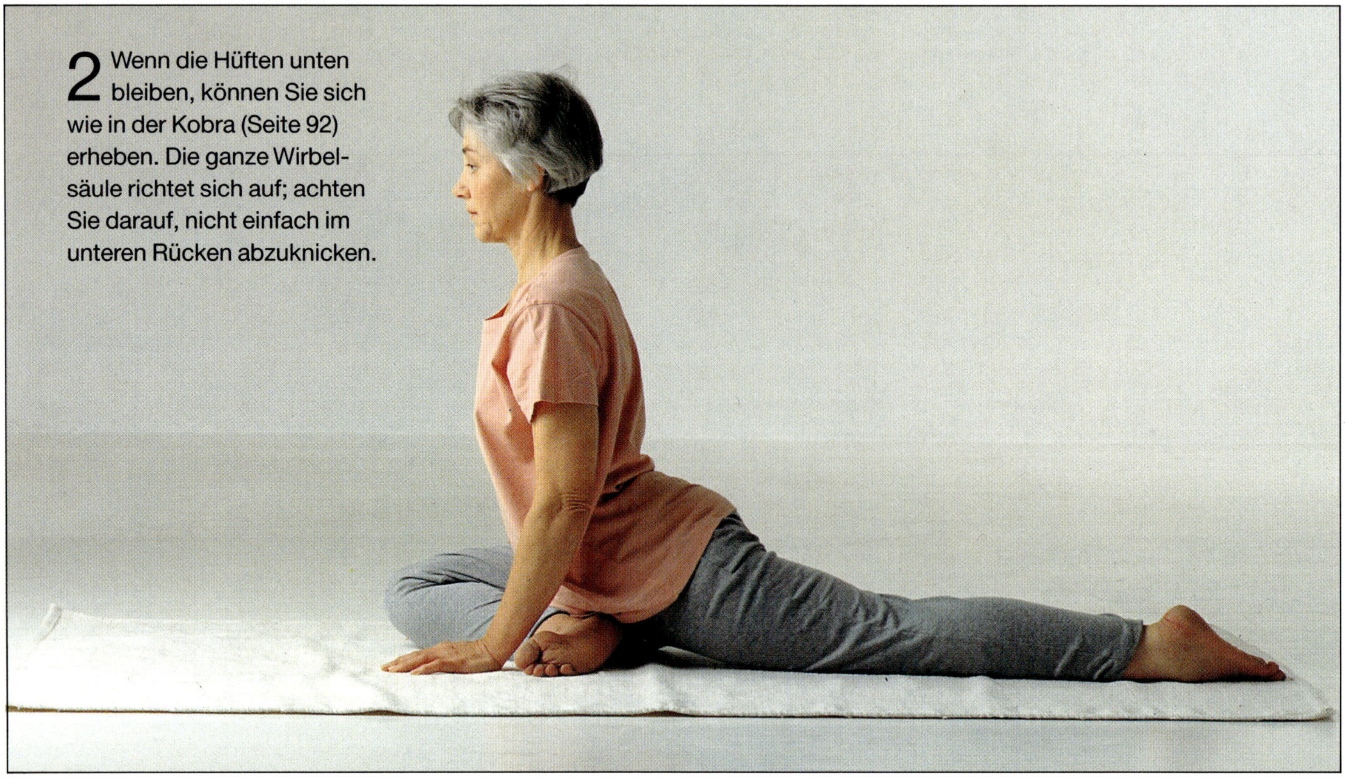

2 Wenn die Hüften unten bleiben, können Sie sich wie in der Kobra (Seite 92) erheben. Die ganze Wirbelsäule richtet sich auf; achten Sie darauf, nicht einfach im unteren Rücken abzuknicken.

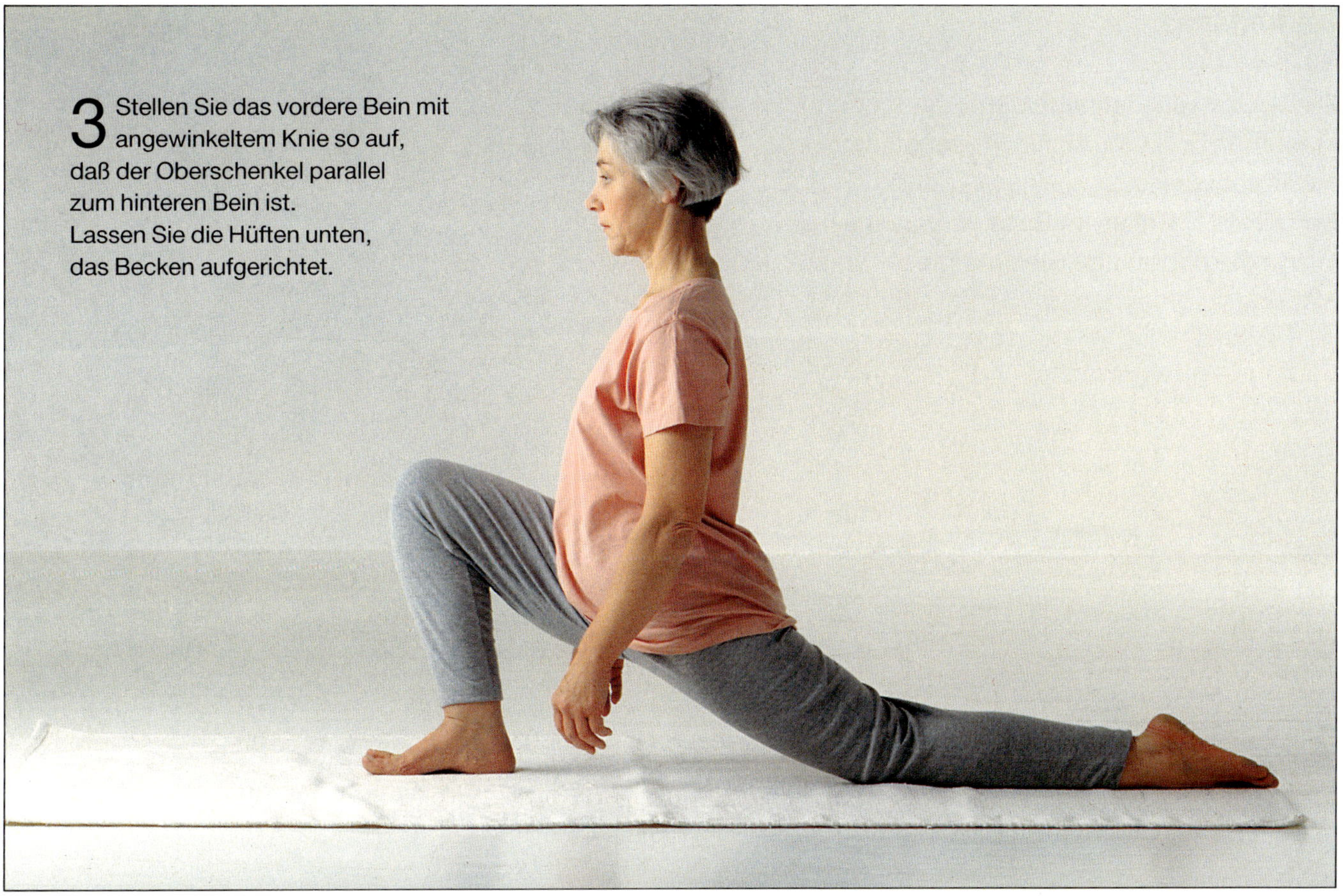

3 Stellen Sie das vordere Bein mit angewinkeltem Knie so auf, daß der Oberschenkel parallel zum hinteren Bein ist. Lassen Sie die Hüften unten, das Becken aufgerichtet.

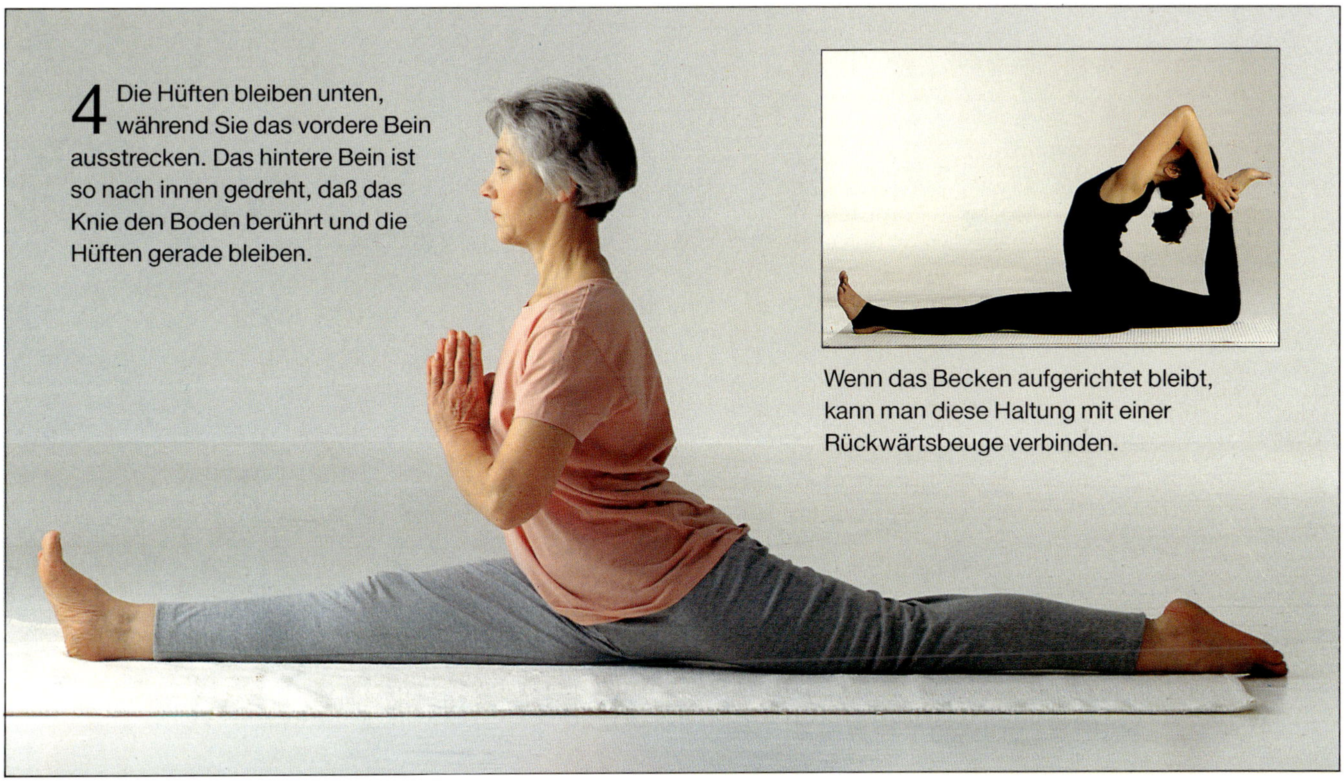

4 Die Hüften bleiben unten, während Sie das vordere Bein ausstrecken. Das hintere Bein ist so nach innen gedreht, daß das Knie den Boden berührt und die Hüften gerade bleiben.

Wenn das Becken aufgerichtet bleibt, kann man diese Haltung mit einer Rückwärtsbeuge verbinden.

Lotus

Padmasana

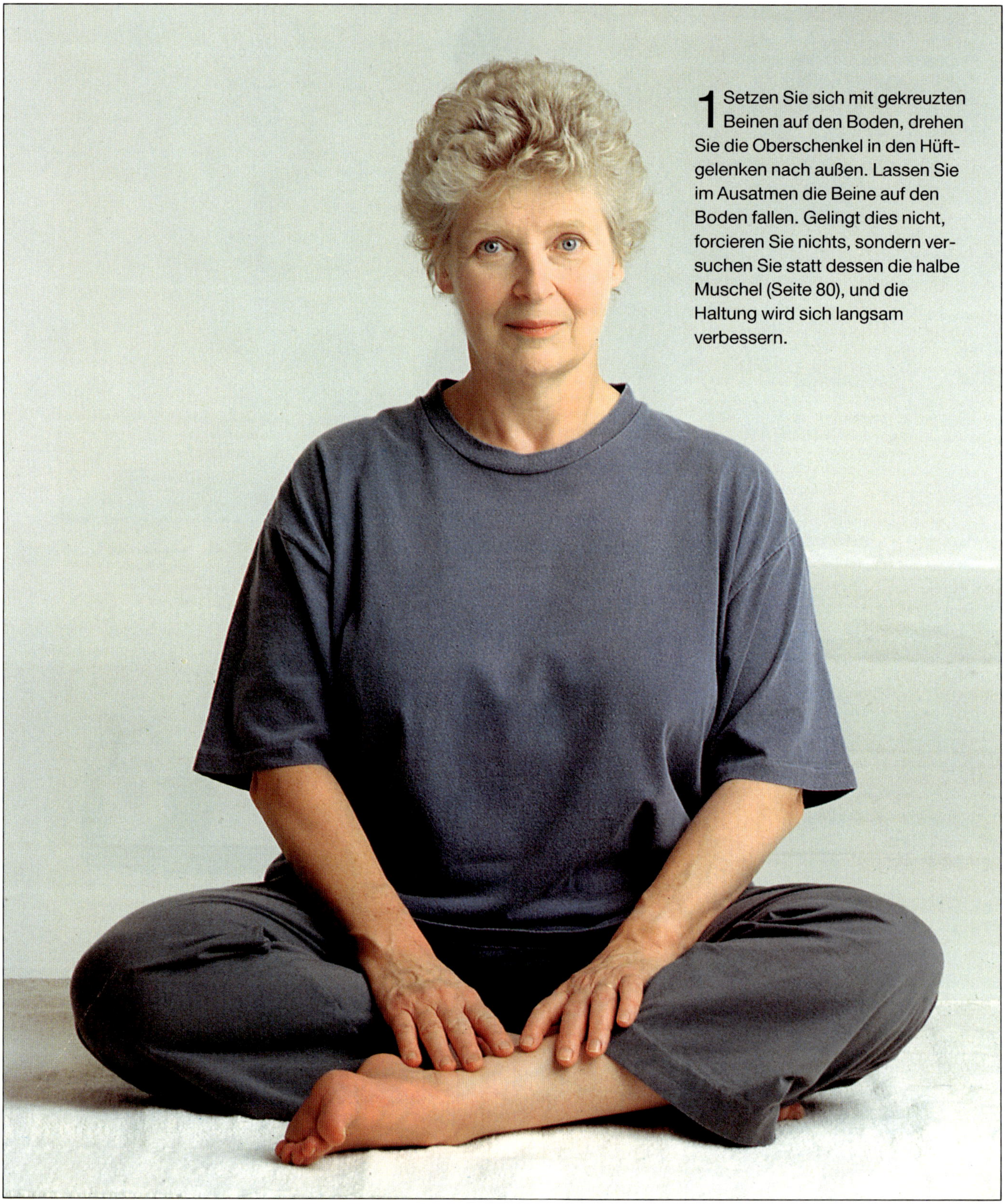

1 Setzen Sie sich mit gekreuzten Beinen auf den Boden, drehen Sie die Oberschenkel in den Hüftgelenken nach außen. Lassen Sie im Ausatmen die Beine auf den Boden fallen. Gelingt dies nicht, forcieren Sie nichts, sondern versuchen Sie statt dessen die halbe Muschel (Seite 80), und die Haltung wird sich langsam verbessern.

Der Lotus symbolisiert spirituelle Suche und Erleuchtung. In dieser Haltung wird das Becken durch die Fußhaltung begradigt. So kann die Wirbelsäule in ihren vier Krümmungen balancieren. Für viele Menschen, die Zeit ihres Lebens auf Stühlen saßen, ist dies am Anfang keine leichte Position, doch sobald man sie einmal meistert, ist es die beste Stellung, um lange zu sitzen. Die Basis dieses *Asana* ist vollkommen stabil und ermöglicht dem Oberkörper sowohl gerade wie auch entspannt zu sitzen. In dieser Haltung kommt die Drehung aus den Hüftgelenken und nicht aus den Knien. Kreuzen Sie die Beine auch immer in der anderen Weise, damit im Hüftgelenk kein Ungleichgewicht entsteht.

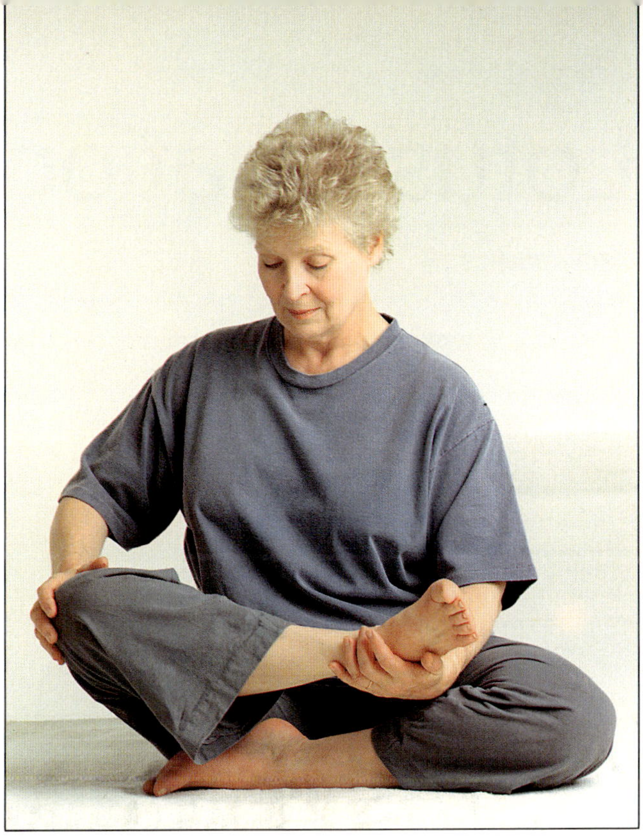

2 Drehen Sie in der Hüfte, nehmen Sie ein Bein hoch, legen Sie den Fuß auf den gegenüberliegenden Oberschenkel. Das ist der halbe Lotus *(Ardha padmasana).*

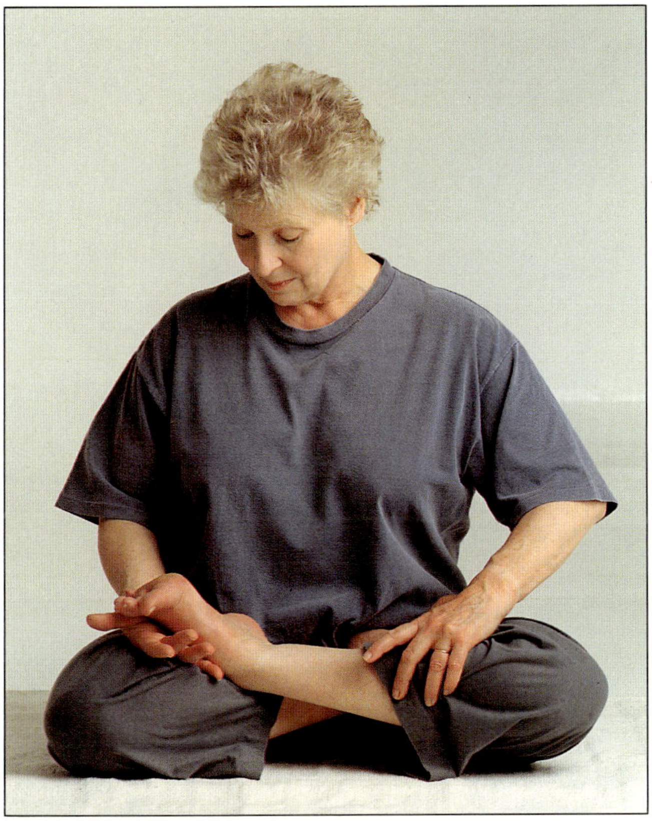

3 Atmen Sie aus, lassen Sie beim Aufrichten die Hüften nach unten fallen, legen Sie den anderen Fuß auf den Oberschenkel. Die Knie lassen Sie unten.

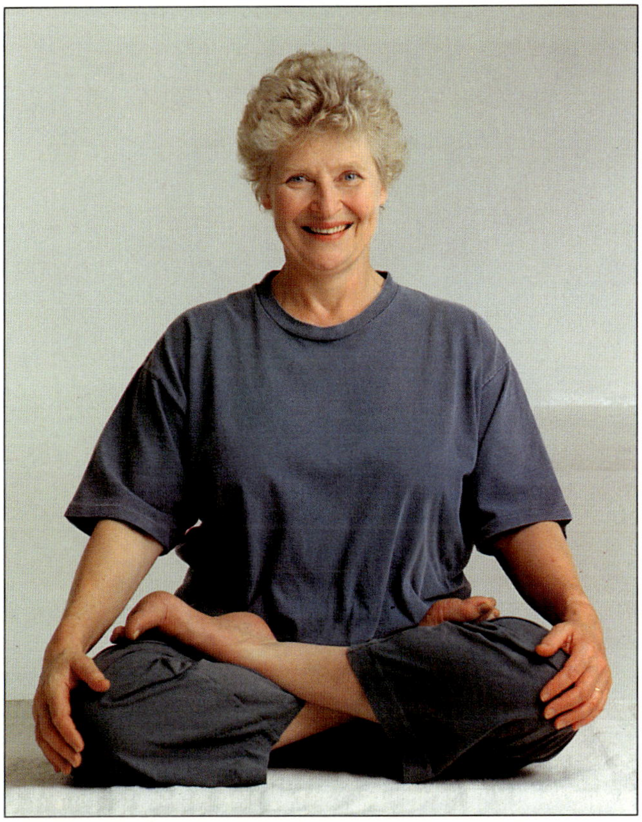

4 Setzen Sie sich aufrecht mit geradem Rücken hin, und entspannen Sie die Schultern; die Hände liegen auf den Knien.

Lotusvariationen

Padmasana

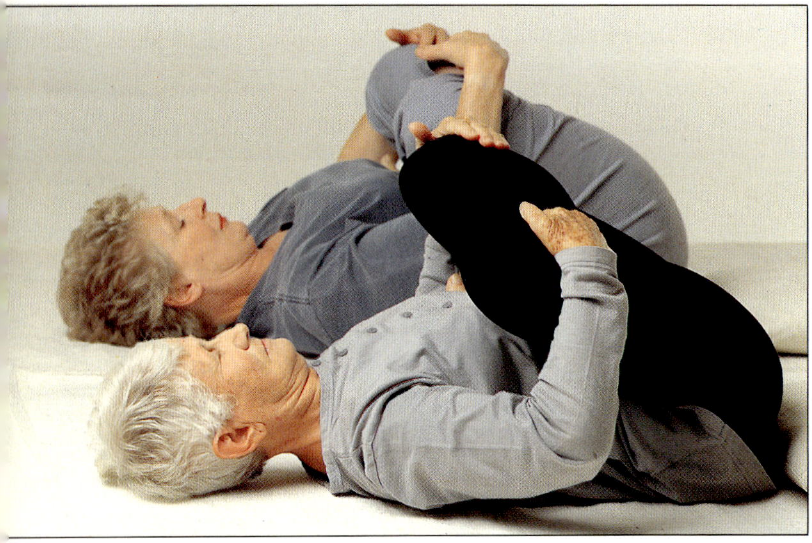

Legen Sie sich mit den Beinen in der Lotushaltung hin. Atmen Sie aus, und pressen Sie Ihre Knie an die Brust, so daß die Rückseite der Taille sich dehnt.

Im Lotus können Sie sich nach hinten, vorn oder seitwärts bewegen. All diese Bewegungen dehnen die Wirbelsäule aus der Basis heraus und vom Becken weg. Üben Sie die Bewegung beim Ausatmen. Die Stellung hilft Ihnen, aufrecht zu sitzen und den Körper in Harmonie mit der Erdanziehungskraft zu bringen. Legen Sie sich in der Fischhaltung (*Matsyasana*) am Anfang ein Kissen unter die Oberschenkel (siehe unten). Dadurch wird der untere Rücken gedehnt, wenn sich die Beine zum Boden strecken. Die rückwärtige Taille sollte sich in dieser Haltung nur wenig krümmen. Denken Sie daran, die Übung auch mit andersherum gekreuzten Beinen zu machen. Diese Haltungen sind gute Aufwärmübungen für Atem- oder Meditationspraktiken im Lotus.

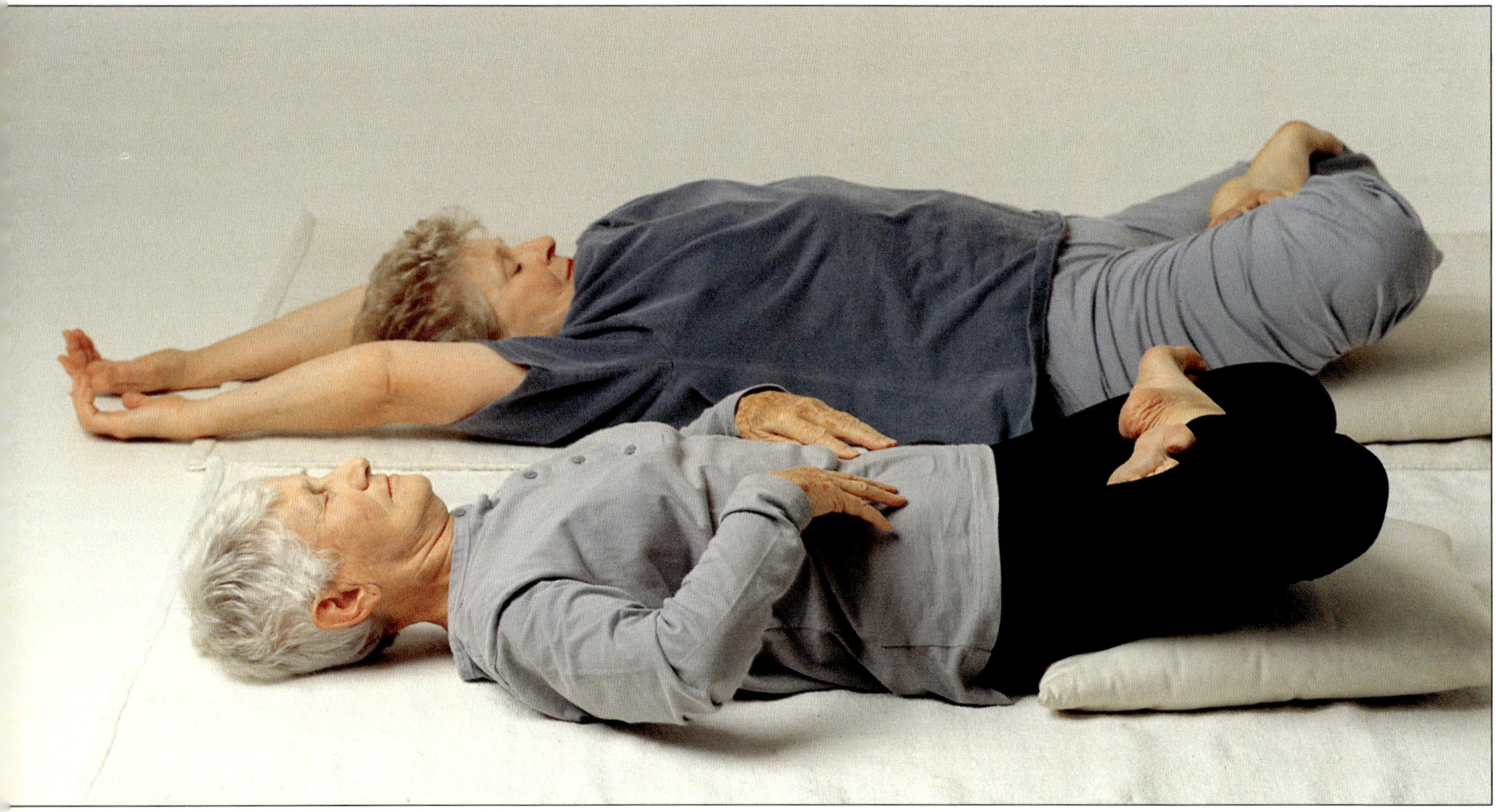

Fisch (*Matsyasana*) Legen Sie beim Ausatmen die Knie Richtung Boden.

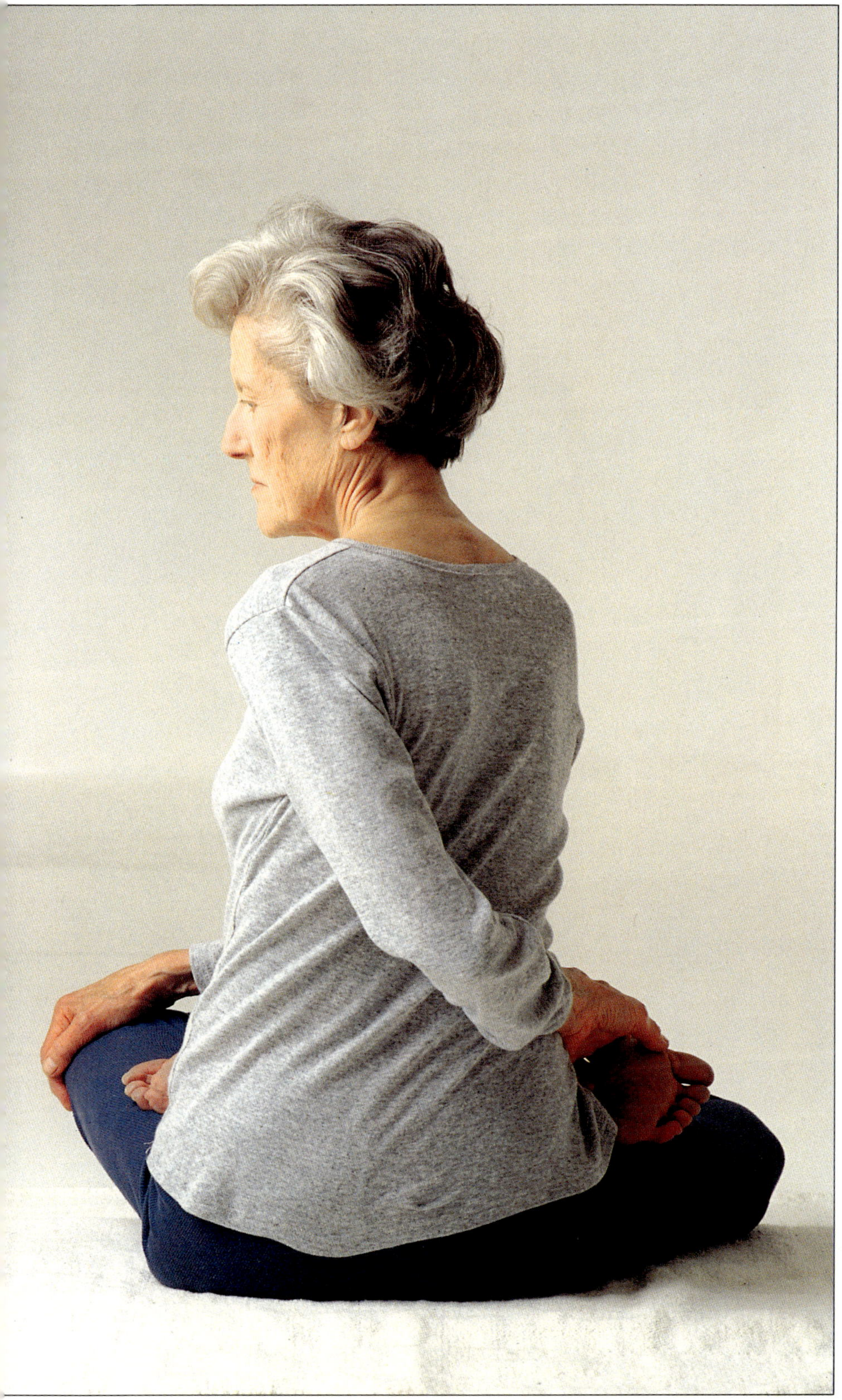

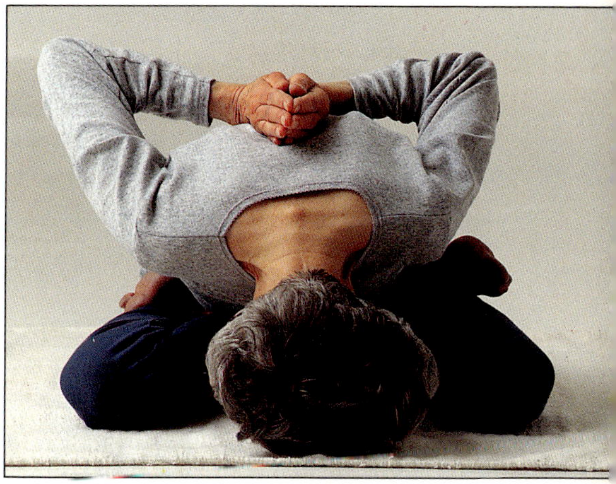

Falten Sie im Lotussitz die Hände hinter dem Rücken, und beugen Sie sich im Ausatmen nach vorn. Das Gesäß bleibt auf dem Boden, damit die Wirbelsäule sich dehnt.

Drehen Sie sich im Lotussitz ausatmend zu der Hüfte des oberen Beins, und legen Sie den Arm hinter den Rücken, um den Fuß auf dem Oberschenkel zu fassen.

Muschel

Paschimottanasana

Dies ist die klassische Vorwärtsbeuge. Bevor Sie mit der Bewegung beginnen, achten Sie darauf, daß Ihr Gewicht gleichmäßig auf beide Sitzknochen verteilt ist und die Beine gleich lang gestreckt sind. Ihr Rücken sollte wie bei der stehenden Zange (Seite 20) keinesfalls gerundet oder verkürzt werden, sondern sich im Vorwärtsbeugen dehnen. Zwingen Sie sich nicht, die Füße zu erreichen, sondern lassen Sie das Gesäß auf dem Boden, dehnen Sie sich beim Ausatmen nach oben. Anfangs müssen Sie vielleicht die Oberschenkelmuskeln anspannen, um die Knie gerade zu halten, aber schließlich werden Sie müheloser nach vorn gehen können. Erreichen Sie Ihre Zehen nicht, schlingen Sie einen Gurt um die Füße und ziehen daran. In der Dehnung bleibt der Nacken gestreckt. Bei Steifheit sollten Sie erst die stehende Zange üben.

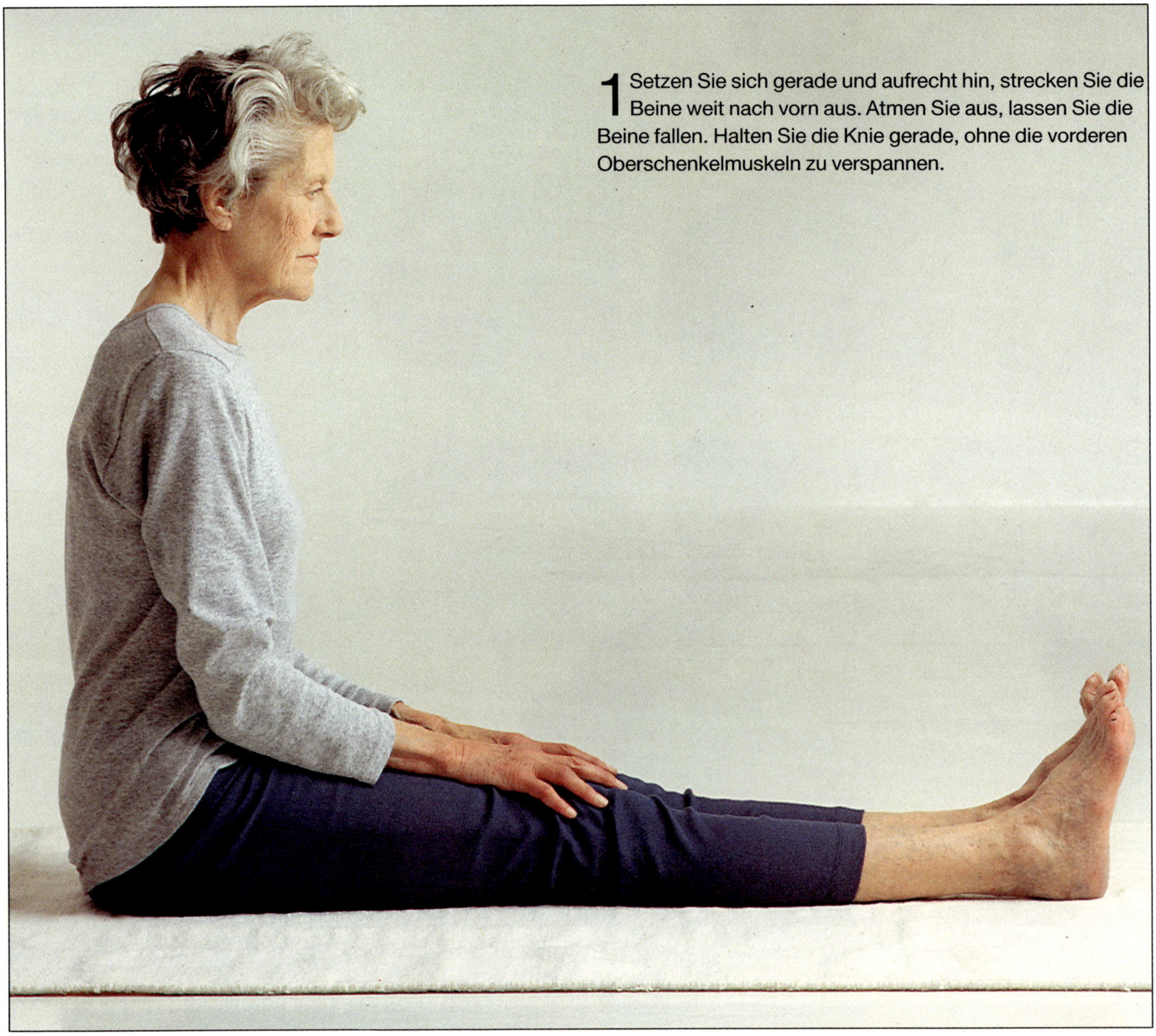

1 Setzen Sie sich gerade und aufrecht hin, strecken Sie die Beine weit nach vorn aus. Atmen Sie aus, lassen Sie die Beine fallen. Halten Sie die Knie gerade, ohne die vorderen Oberschenkelmuskeln zu verspannen.

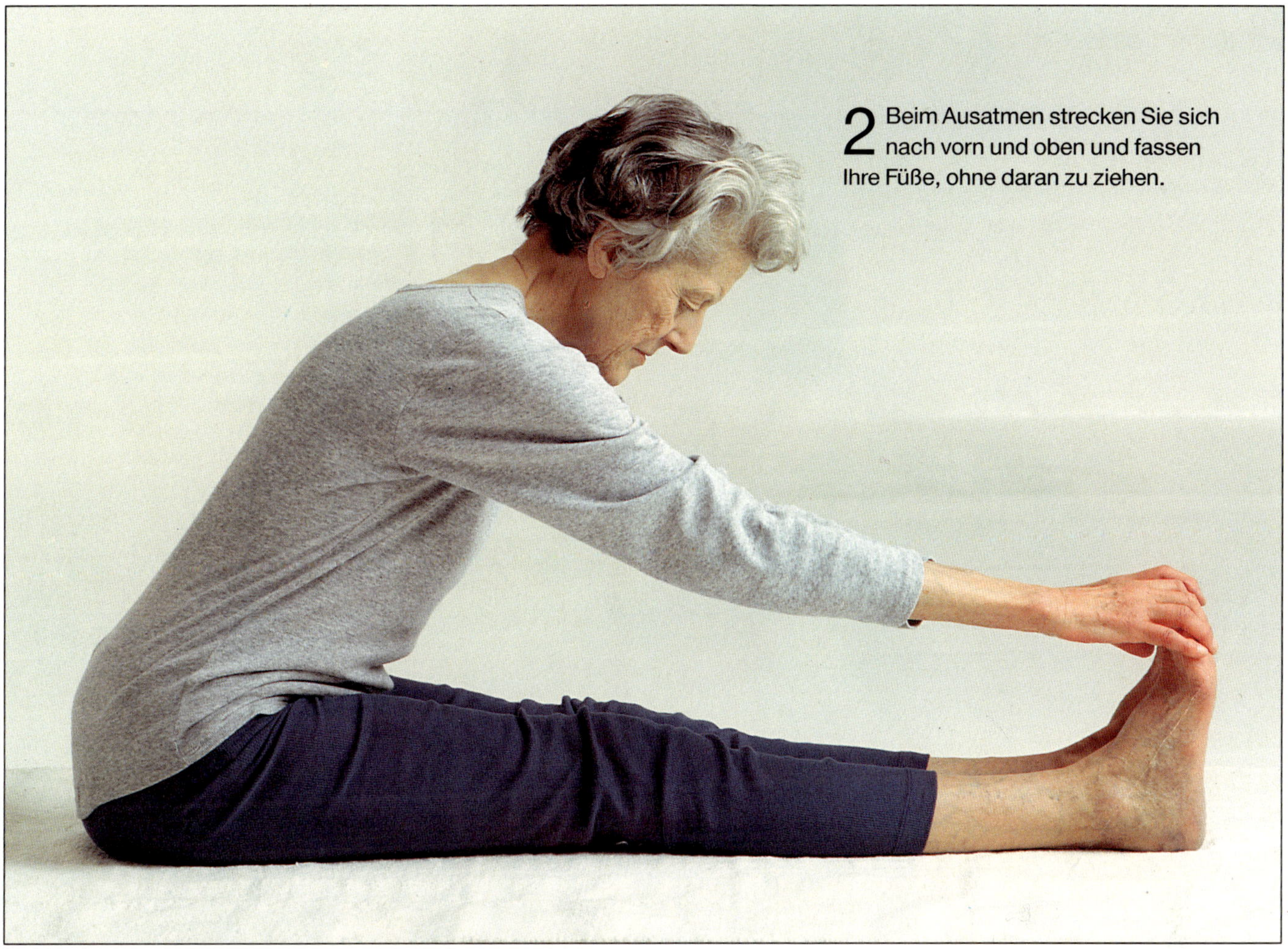

2 Beim Ausatmen strecken Sie sich nach vorn und oben und fassen Ihre Füße, ohne daran zu ziehen.

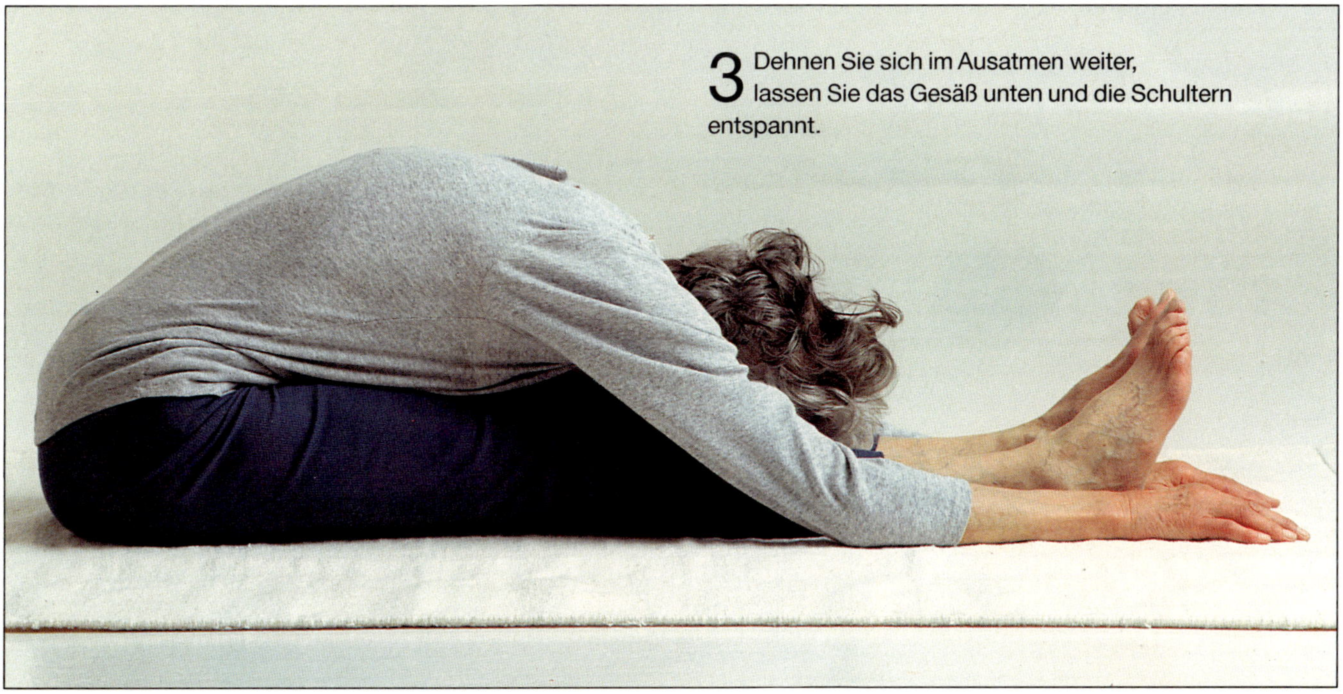

3 Dehnen Sie sich im Ausatmen weiter, lassen Sie das Gesäß unten und die Schultern entspannt.

Halbe Muschel

Janu Sirsasana

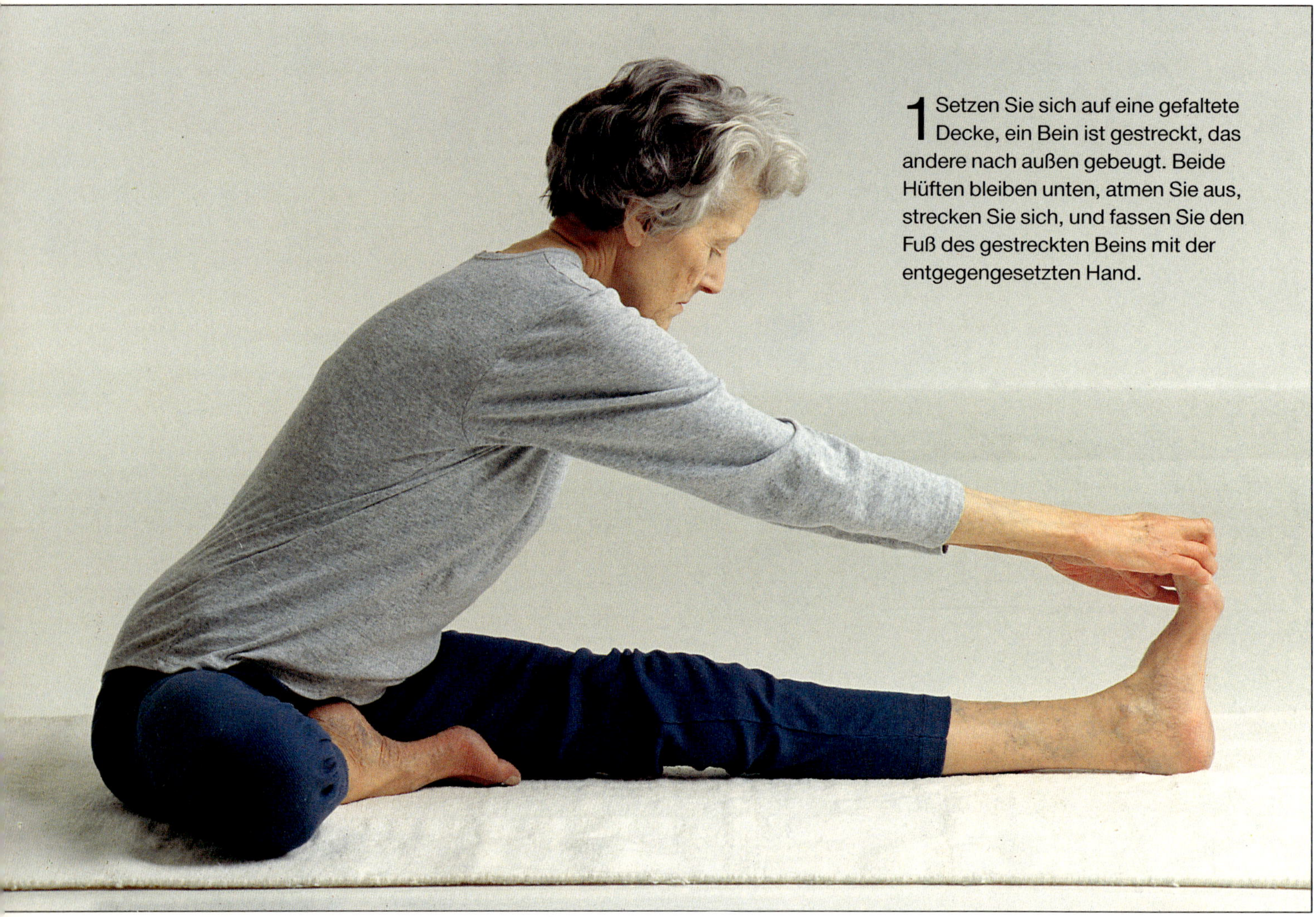

1 Setzen Sie sich auf eine gefaltete Decke, ein Bein ist gestreckt, das andere nach außen gebeugt. Beide Hüften bleiben unten, atmen Sie aus, strecken Sie sich, und fassen Sie den Fuß des gestreckten Beins mit der entgegengesetzten Hand.

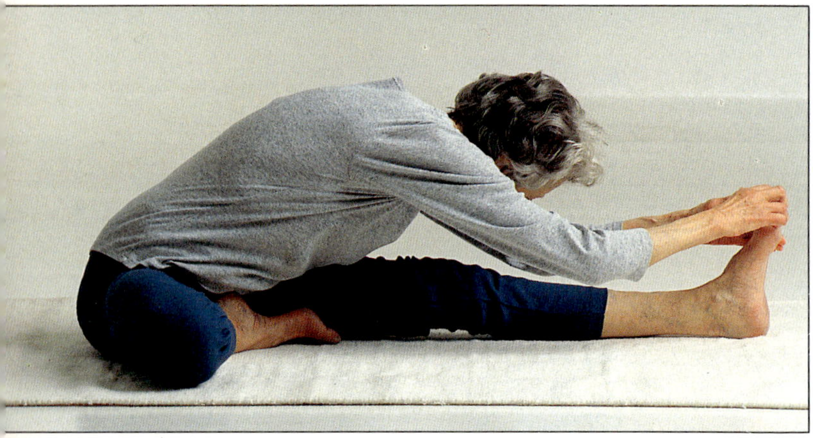

2 Ausatmend beugen Sie sich nach vorn, die Hüften bleiben unten, Arme und Schultern sind passiv.

Bei dieser Vorwärtsbeuge im Sitzen bleiben Beine und Hüften in der Streckung am Boden. Dazu bedarf es einer guten Rotation im Hüftgelenk. Bleiben Sie bei Schritt eins, bis Ihr angewinkeltes Bein auch den Boden berührt. Dehnen Sie sich nach oben, und lassen Sie den Oberschenkel ausatmend zu Boden fallen. Versuchen Sie mit einem daruntergelegten Kissen den Oberschenkel zu entspannen. Legen Sie einen Gurt um den Fuß, wenn Sie ihn nicht mit der Hand fassen können.

Variation der Heldenhaltung

Triangmukhaikapada Paschimottanasana

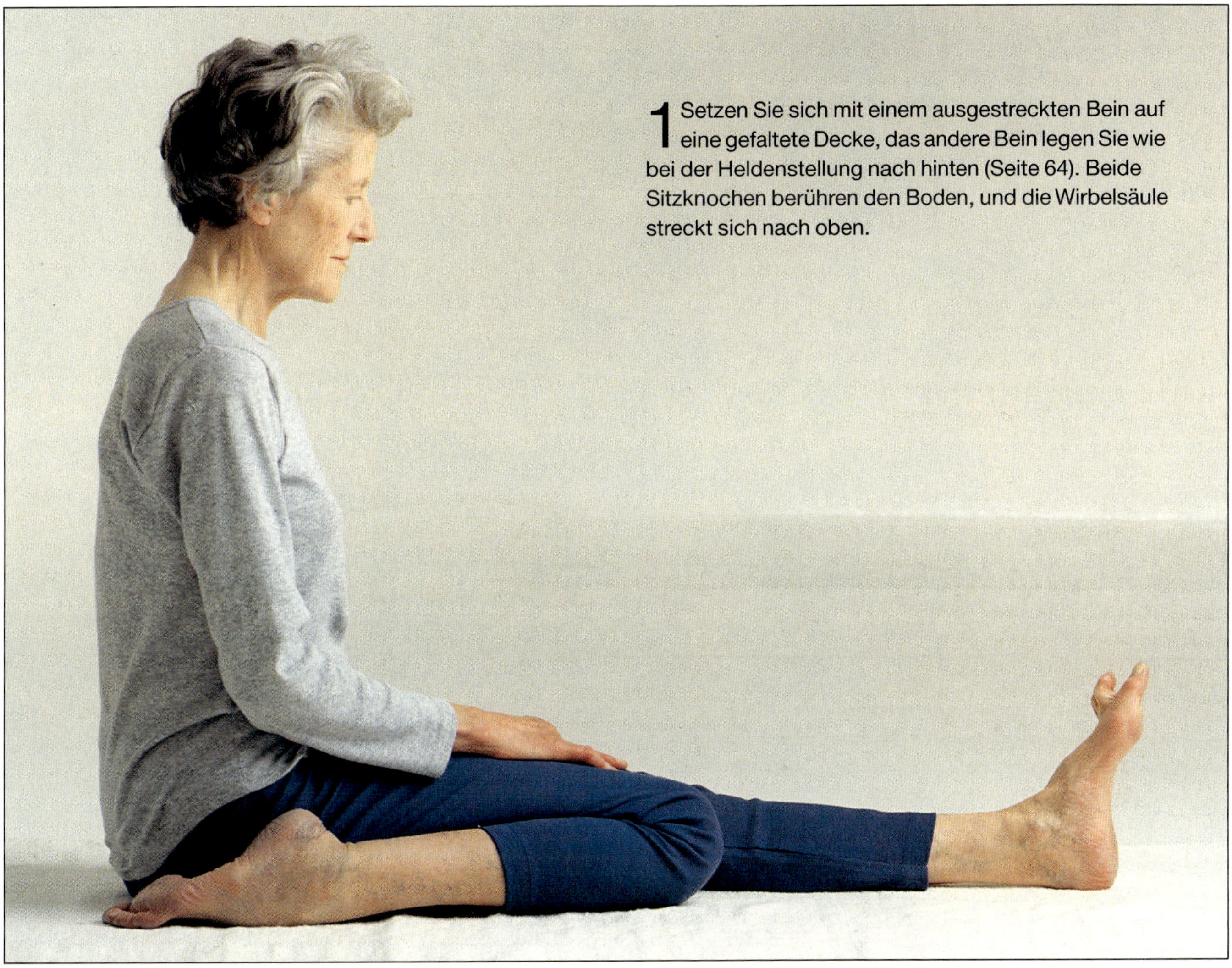

1 Setzen Sie sich mit einem ausgestreckten Bein auf eine gefaltete Decke, das andere Bein legen Sie wie bei der Heldenstellung nach hinten (Seite 64). Beide Sitzknochen berühren den Boden, und die Wirbelsäule streckt sich nach oben.

Bei dieser Haltung haben es die meisten Menschen schwer, ihr Gewicht auf beide Sitzknochen zu verteilen, weil die Hüfte des angewinkelten Beins dazu tendiert, oben zu bleiben. Bleiben Sie also eine Weile bei Schritt eins, und lassen Sie das Becken ausatmend nach unten fallen, wenn Sie sich nach oben strecken. Der Fuß des angewinkelten Beins sollte nahe an Ihrer Hüfte sein, die Zehen zeigen nach hinten. Sind die Füße steif, üben Sie den Diamant (Seite 62) mit der gefalteten Decke. Wiederholen Sie die Übung nach der anderen Seite.

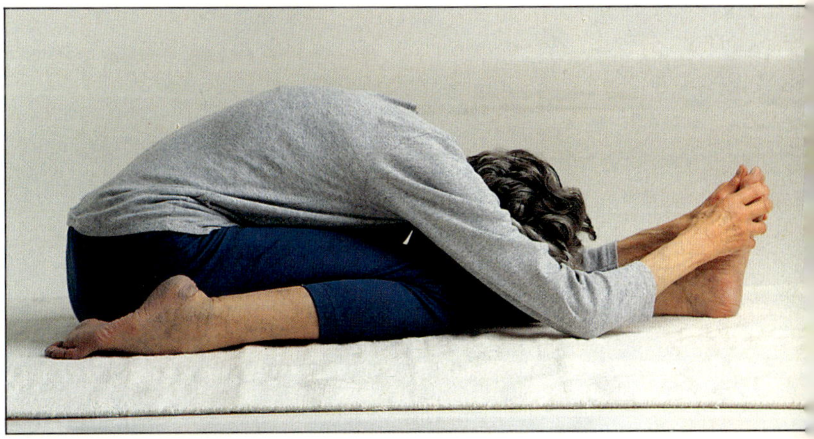

2 Strecken Sie sich ausatmend nach oben und vorn, um den Fuß des ausgestreckten Beins zu fassen.

Geöffnete Muschel

Upavistha Konasana

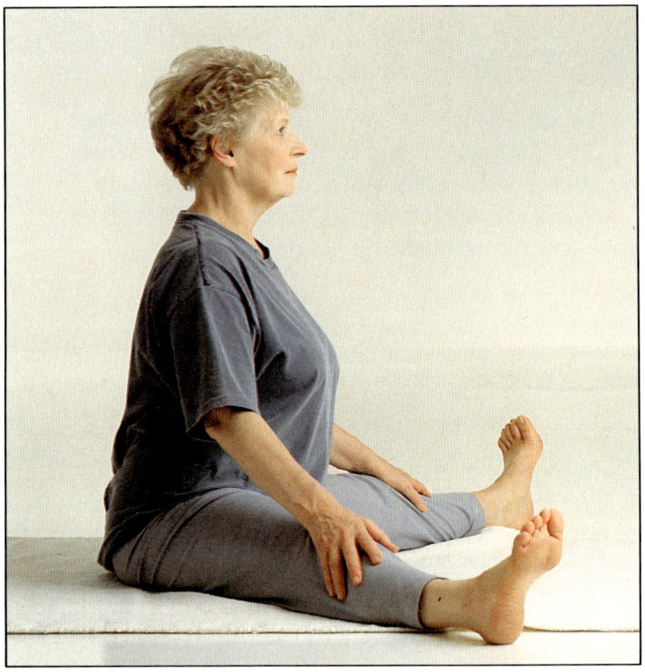

Schritt eins dieser Vorwärtsbeuge im Sitzen eignet sich für Atem- oder Meditationsübungen bei Knieverletzungen. Bei verkürzten Beinmuskeln ist sie allerdings schwierig, weil dann das Becken nach hinten gezogen wird und Sie nicht mehr gerade und aufrecht sitzen. In diesem Fall setzen Sie sich mit dem Rücken gegen eine Wand. Gehen Sie nicht nach vorn, bevor Sie nicht gerade und ohne Unterstützung sitzen können.

1 Sitzen Sie mit weit gespreizten Beinen, Knie und Rücken sind gerade.

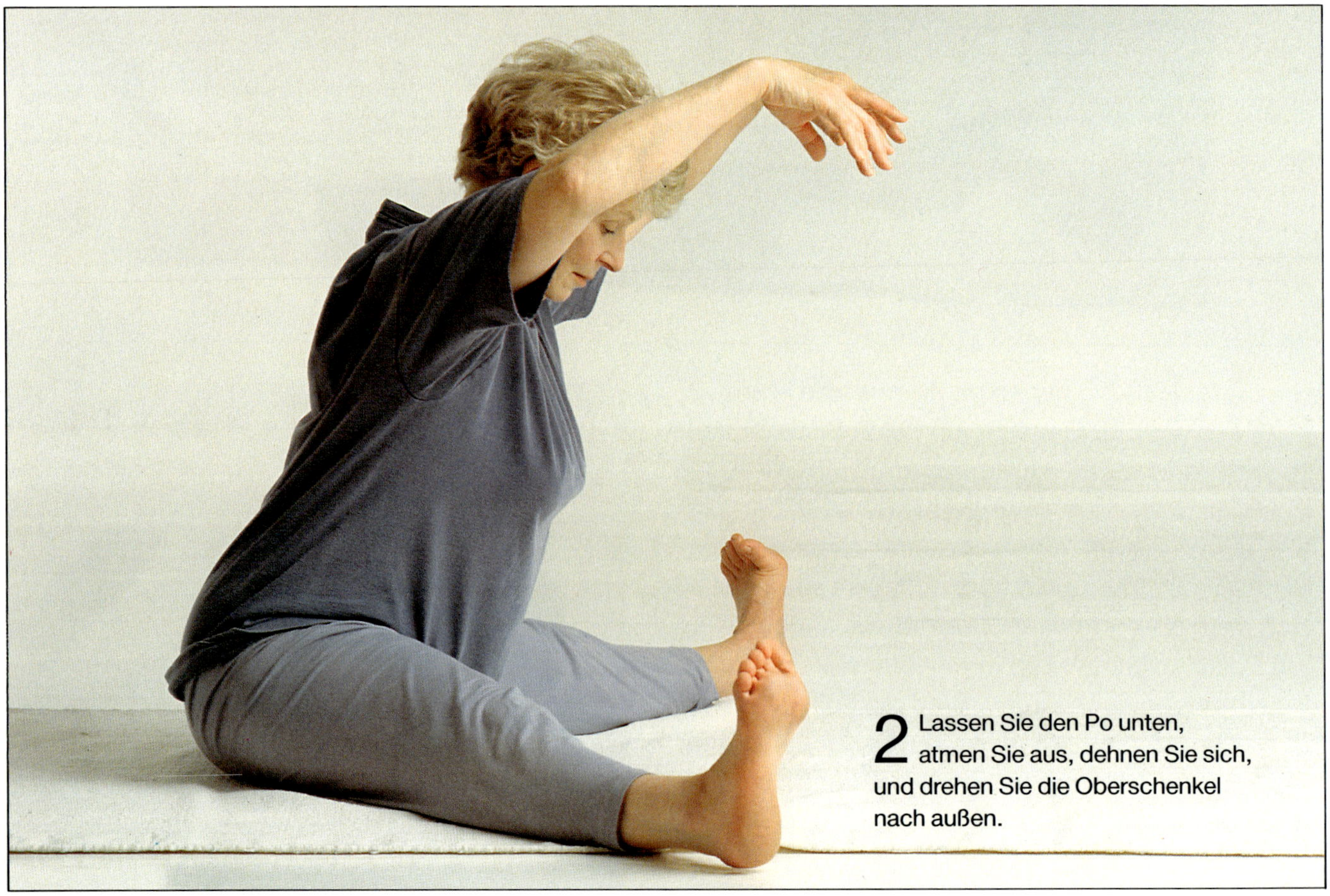

2 Lassen Sie den Po unten, atmen Sie aus, dehnen Sie sich, und drehen Sie die Oberschenkel nach außen.

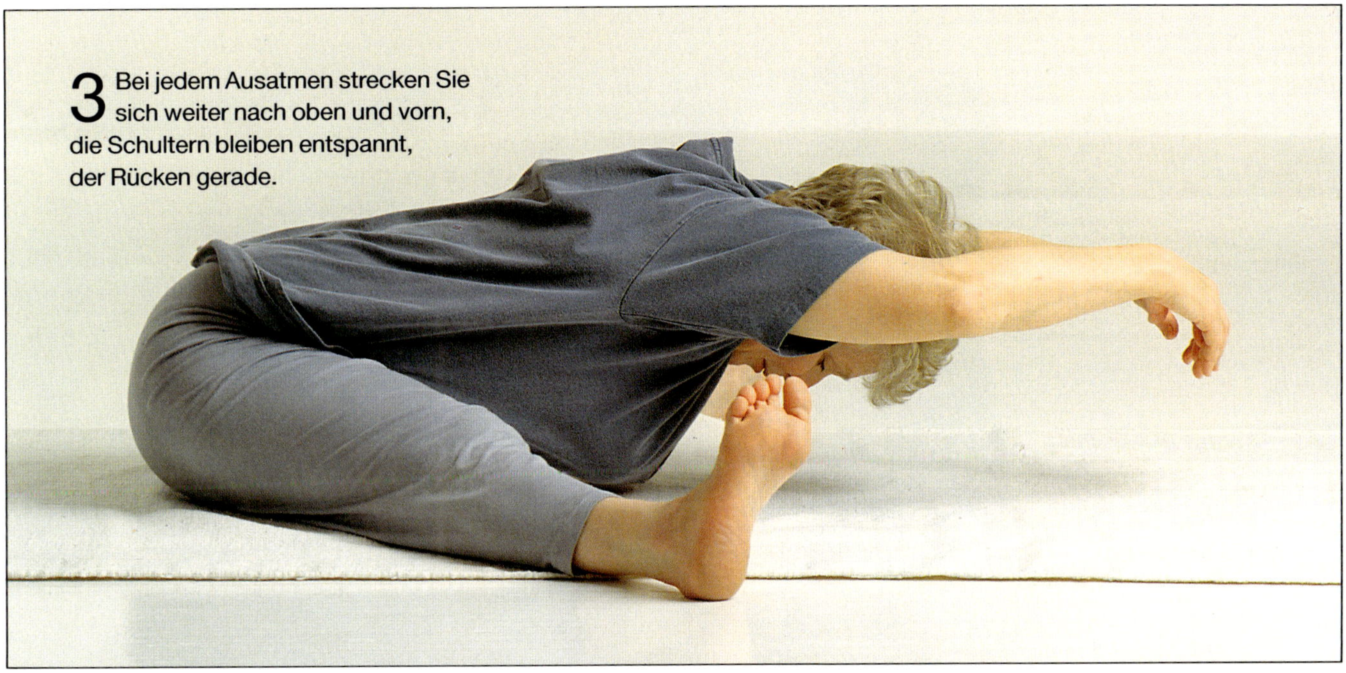

3 Bei jedem Ausatmen strecken Sie sich weiter nach oben und vorn, die Schultern bleiben entspannt, der Rücken gerade.

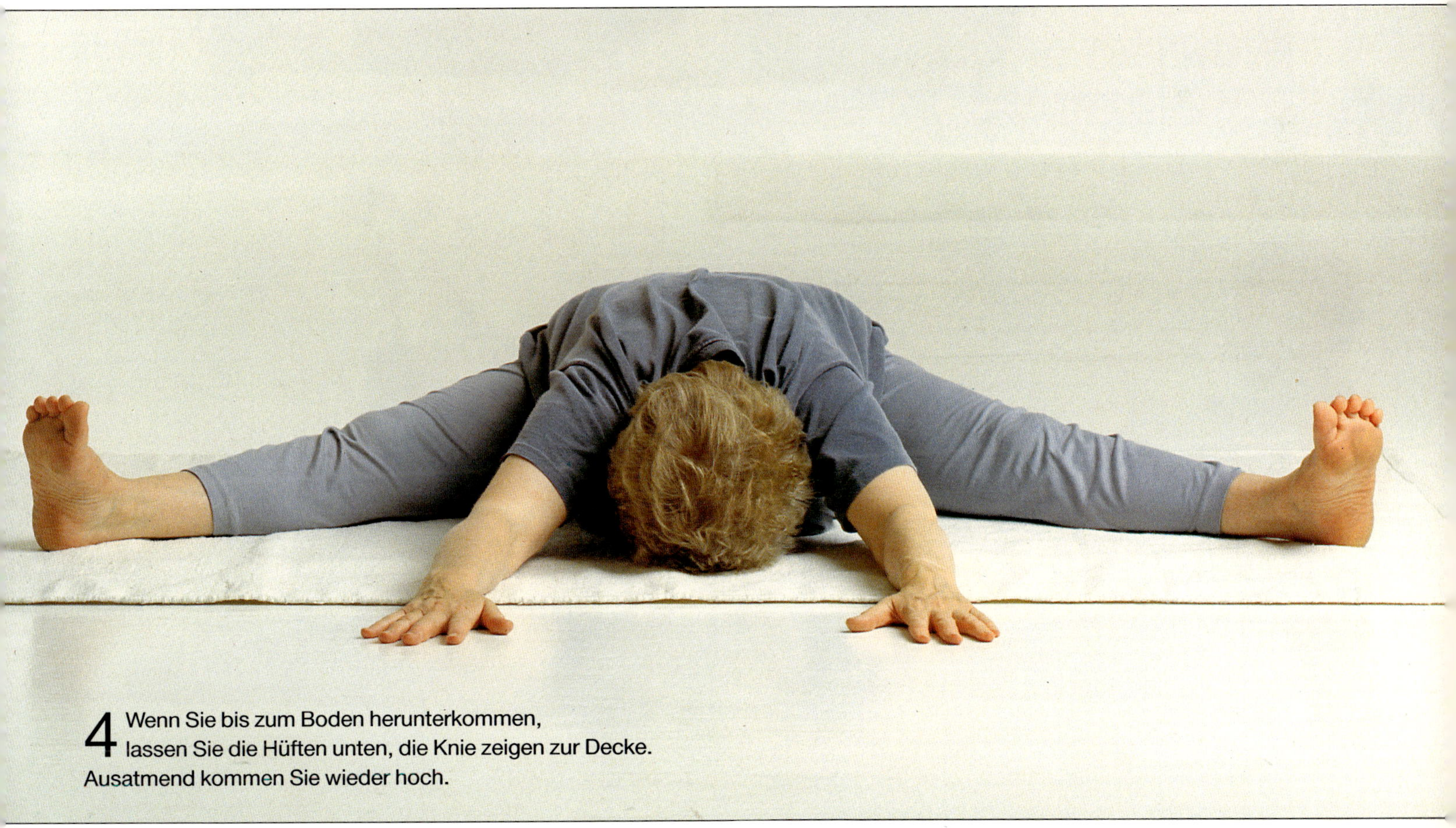

4 Wenn Sie bis zum Boden herunterkommen, lassen Sie die Hüften unten, die Knie zeigen zur Decke. Ausatmend kommen Sie wieder hoch.

Reiher

Krounchasana

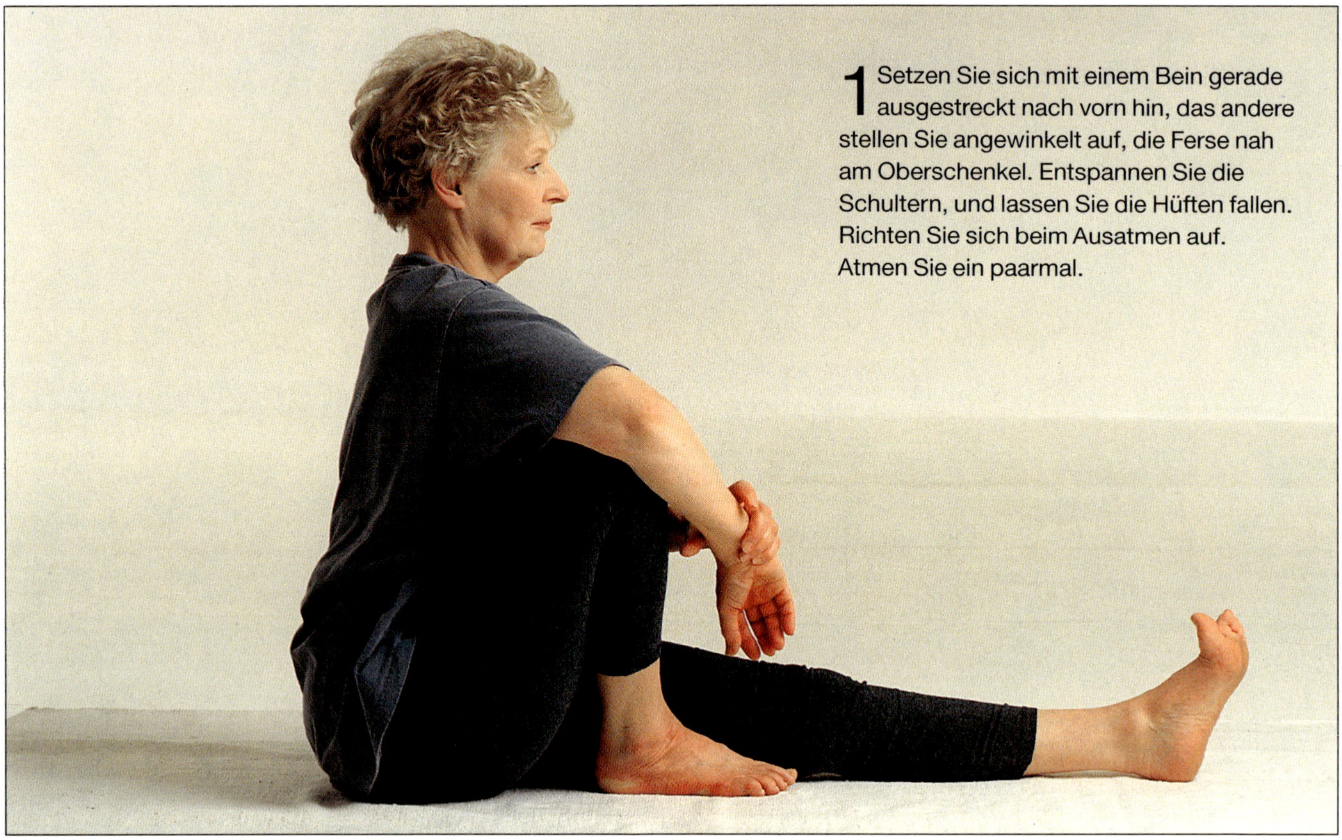

1 Setzen Sie sich mit einem Bein gerade ausgestreckt nach vorn hin, das andere stellen Sie angewinkelt auf, die Ferse nah am Oberschenkel. Entspannen Sie die Schultern, und lassen Sie die Hüften fallen. Richten Sie sich beim Ausatmen auf. Atmen Sie ein paarmal.

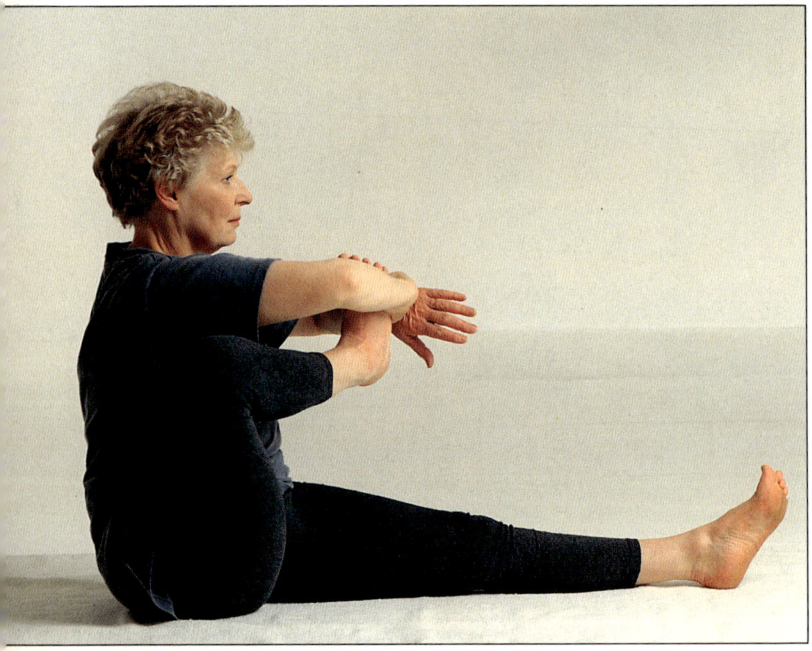

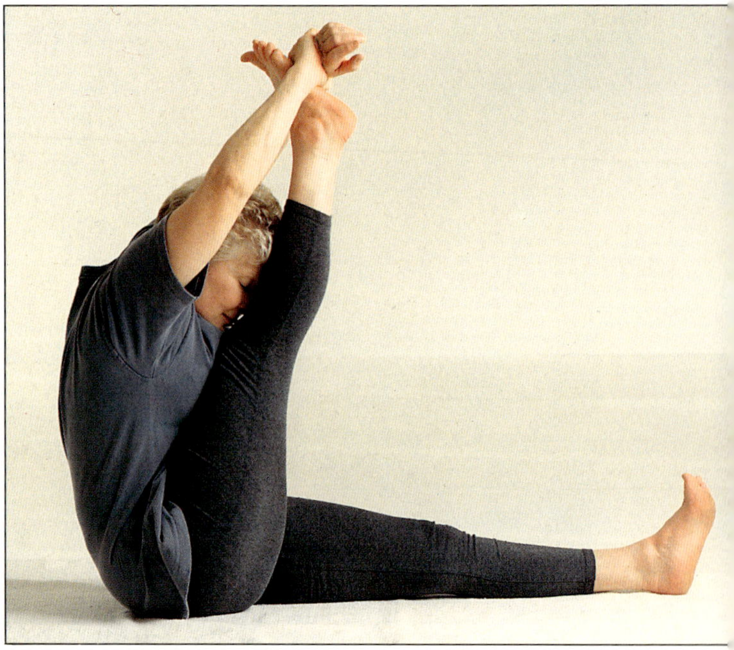

2 Atmen Sie aus. Nehmen Sie das angewinkelte Bein am Fuß hoch, ziehen Sie es zu sich heran.

3 Bringen Sie den Fuß beim Ausatmen immer höher. Rumpf und Bein bleiben in Kontakt.

Lernen Sie zunächst die Übung mit einem Bein, wie links abgebildet. Sobald Ihnen das leichtfällt, heben Sie, wie auf dieser Seite zu sehen, beide Beine hoch. Lehnen Sie sich mit dem Rücken irgendwo an, denn am Anfang fällt man noch leicht um. Die Bewegung dieses *Asana* erfolgt aus der Wurzel der Wirbelsäule. Lassen Sie die Hüften unten, winkeln Sie die Arme an, und erlauben Sie der Haltung, aus Ihrer Ausatmung heraus zu entstehen. Lassen Sie sich Zeit, und gehen Sie am Anfang nicht über Schritt zwei hinaus.

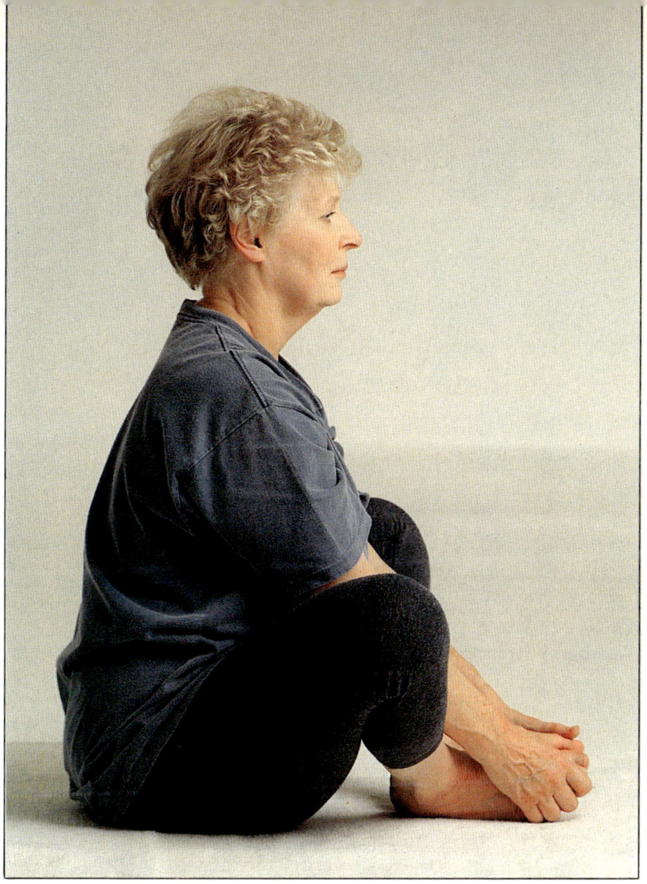

1 Setzen Sie sich mit angewinkelten Beinen hin, bringen Sie die Füße nah heran. Richten Sie den Rücken gerade.

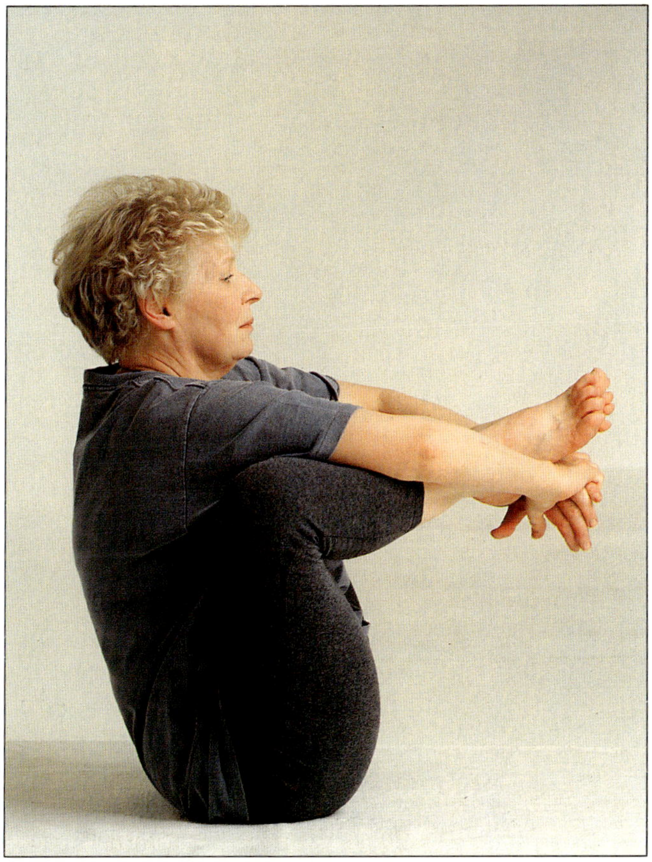

2 Atmen Sie aus und heben Sie die Füße hoch. Die Knie kommen zu den Achselhöhlen.

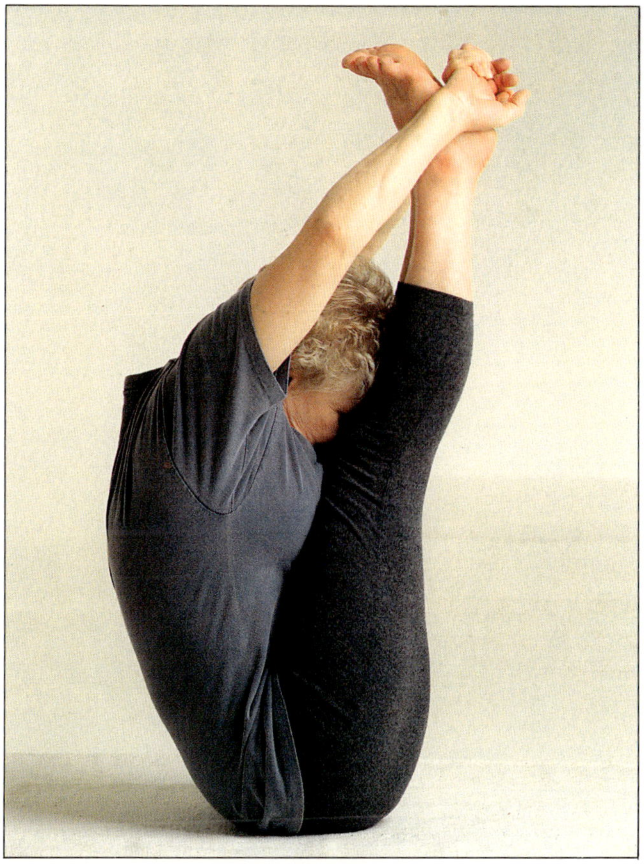

3 Bei jedem Ausatmen heben Sie die Füße höher, die Oberschenkel sind nah am Rumpf.

Schildkröte

Kurmasana

Die Schildkröte als schwierige Vorwärtsbeuge erfordert – besonders für den letzten Schritt, die schlafende Schildkröte (*Supta Kurmasana*) – Beweglichkeit in der Wirbelsäule, den Schultern und den Hüften. Befassen Sie sich mit den anderen Vorwärtsbeugen, bevor Sie mit der Schildkröte beginnen, damit Sie begreifen, wie die Hüften unten bleiben, während die Wirbelsäule sich beim Ausatmen dehnt. Vertrauen Sie darauf, daß auch Ihr oberer Rücken sich dehnt und die Brust nach unten gelangt, so daß Sie die Arme ganz leicht bewegen können. Üben Sie Schritt vier mit den Füßen in beiden Varianten gekreuzt.

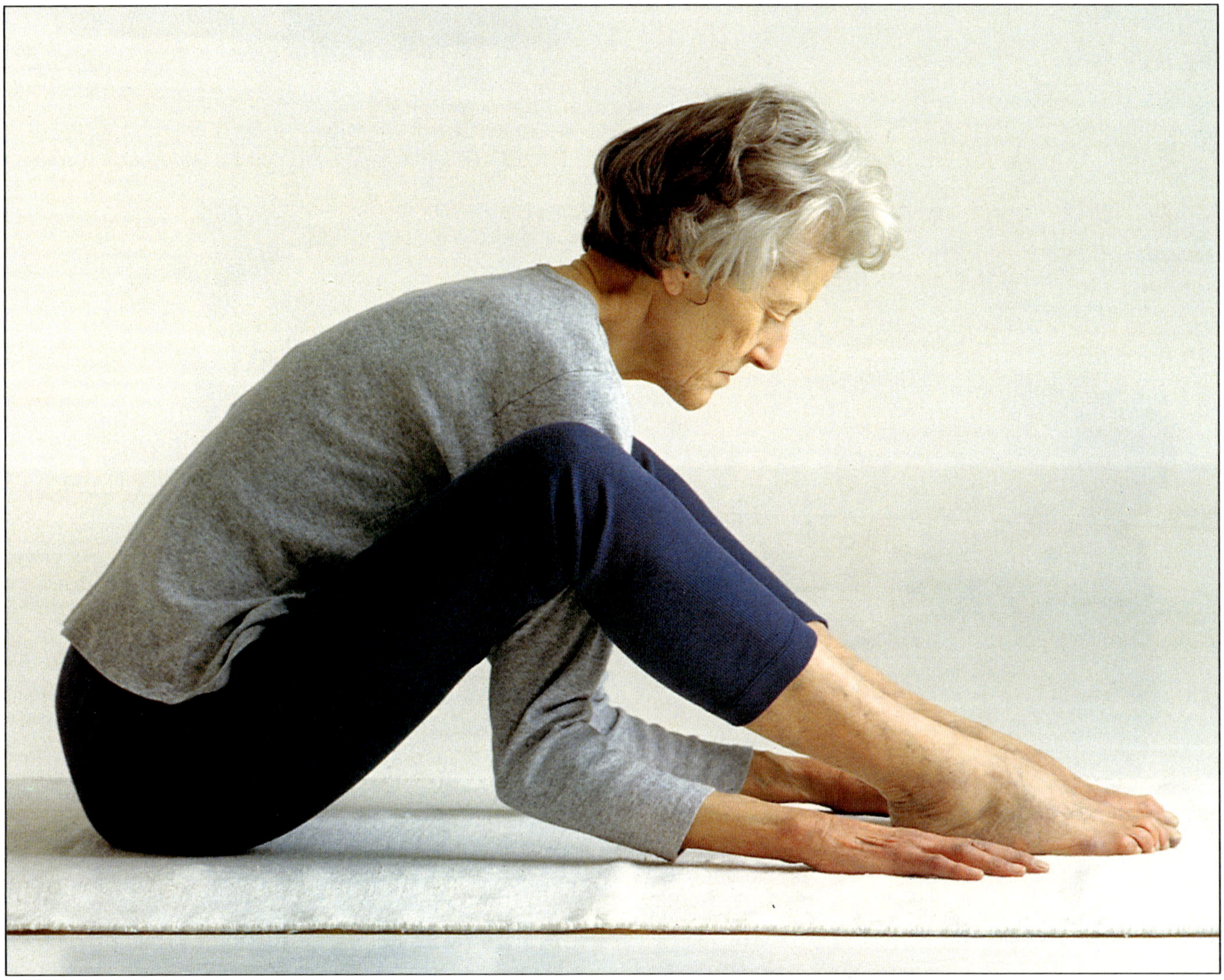

1 Sitzen Sie mit angewinkelten Beinen und den Füßen hüftweit auseinander. Die Hüften bleiben unten, strecken Sie sich beim Ausatmen, und beugen Sie sich nach vorn. Lassen Sie die Ellbogen zwischen Ihre Knie fallen.

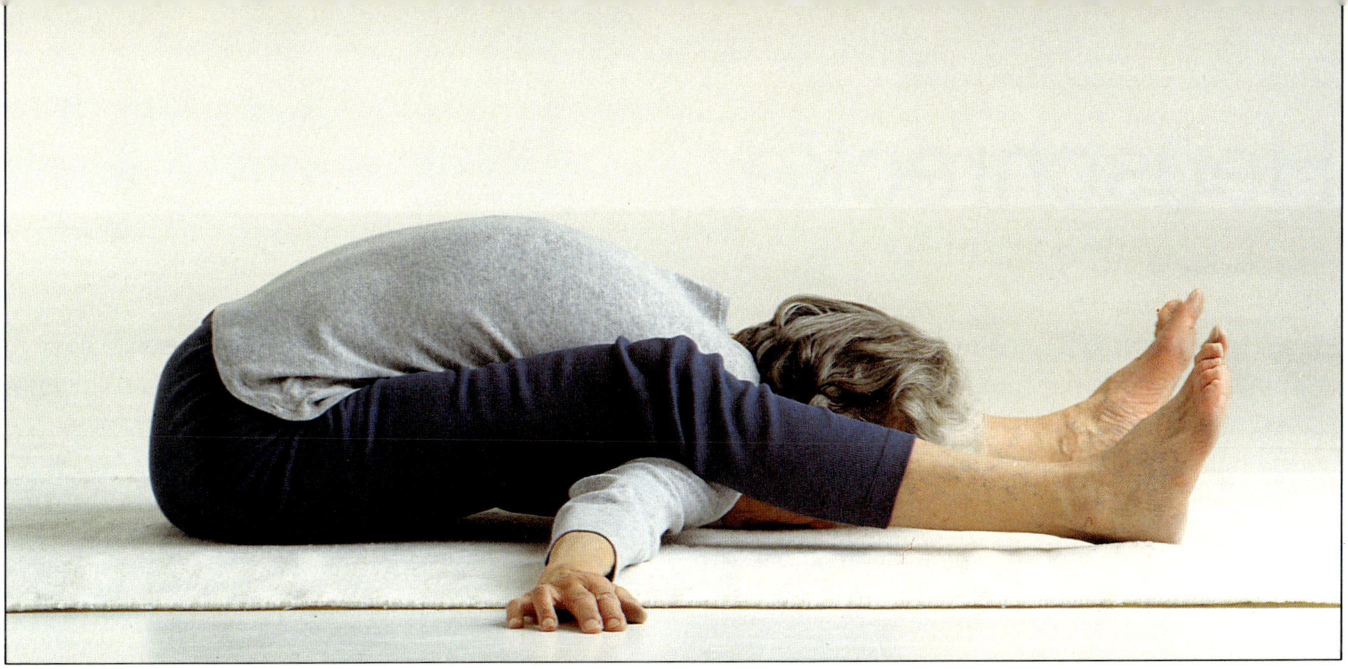

2 Dehnen Sie sich bei jedem Ausatmen weiter. Sobald die Knie über den Schultern sind, breiten Sie die Arme unter den Knien mit den Handflächen nach unten aus.

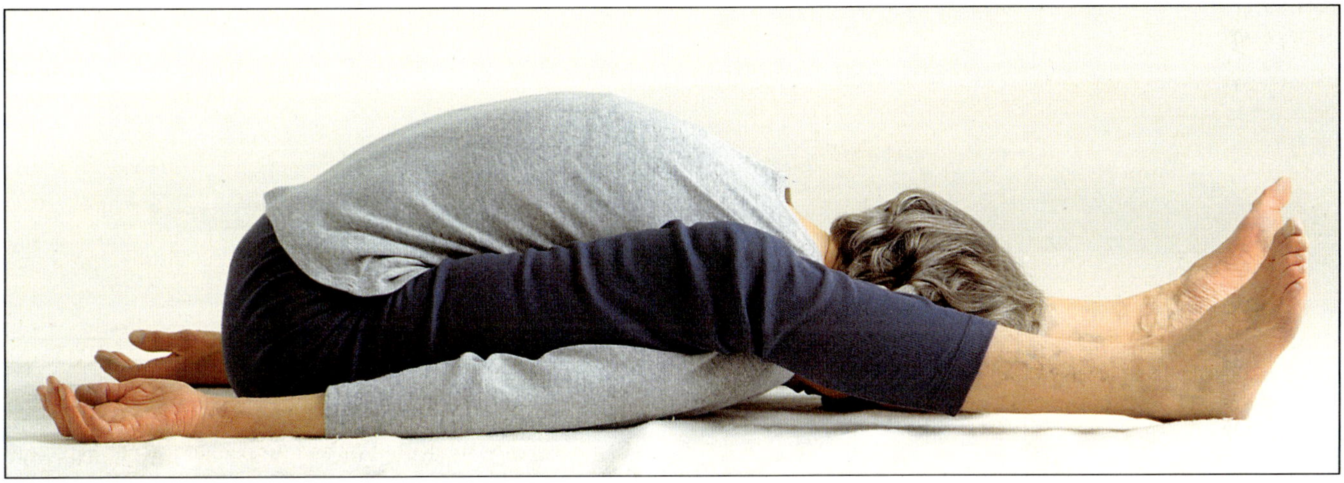

3 Lassen Sie die Knie nah am Rumpf, atmen Sie aus, drehen Sie die Arme so, daß die Handflächen nach oben zeigen, und bringen Sie die Hände hinter die Hüften.

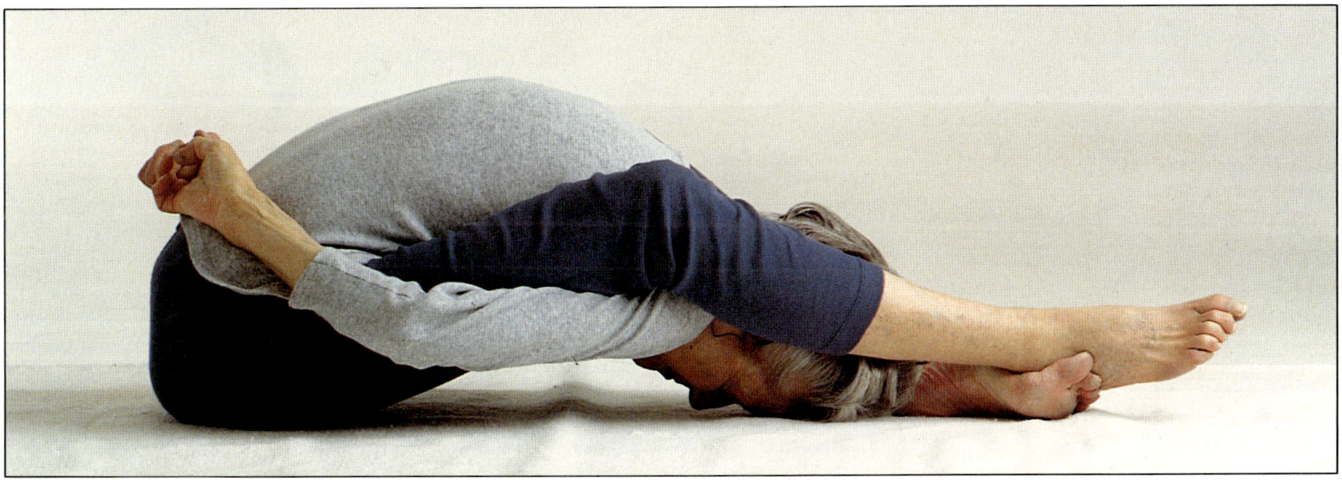

4 Winkeln Sie die Arme an, fassen Sie Ihre Hände hinter dem Rücken. Heben Sie den Kopf, ziehen Sie die Füße heran, kreuzen Sie die Füße. Lassen Sie den Kopf zwischen die Schienbeine fallen.

Heuschrecke

Salabhasana

Diese Haltung ist nicht so einfach, wie sie scheint. Wenn Sie ein Hohlkreuz machen und den Nacken zusammenpressen, ist es leicht, sich zurückzubeugen, doch sollte beim Rückwärtsbeugen die Wirbelsäule gedehnt und gebeugt werden. Dazu bedarf es starker Oberschenkelmuskeln, die die Hüften unten halten, damit die Wirbelsäule sich bis zum Kopf dehnen kann und der obere Rücken gerade wird. Die Bewegung kommt mit der Atmung aus der Wirbelsäule. Ziehen Sie Bauch und Solarplexus nach innen, entspannen Sie die Schultern.

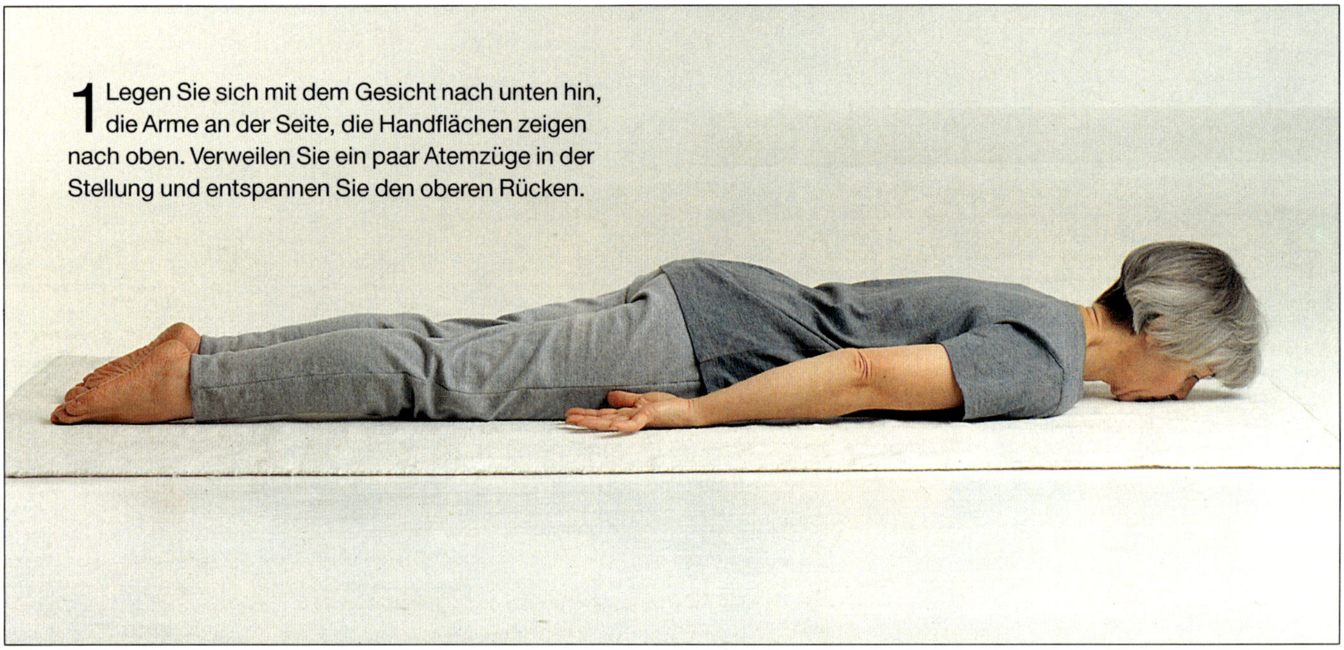

1 Legen Sie sich mit dem Gesicht nach unten hin, die Arme an der Seite, die Handflächen zeigen nach oben. Verweilen Sie ein paar Atemzüge in der Stellung und entspannen Sie den oberen Rücken.

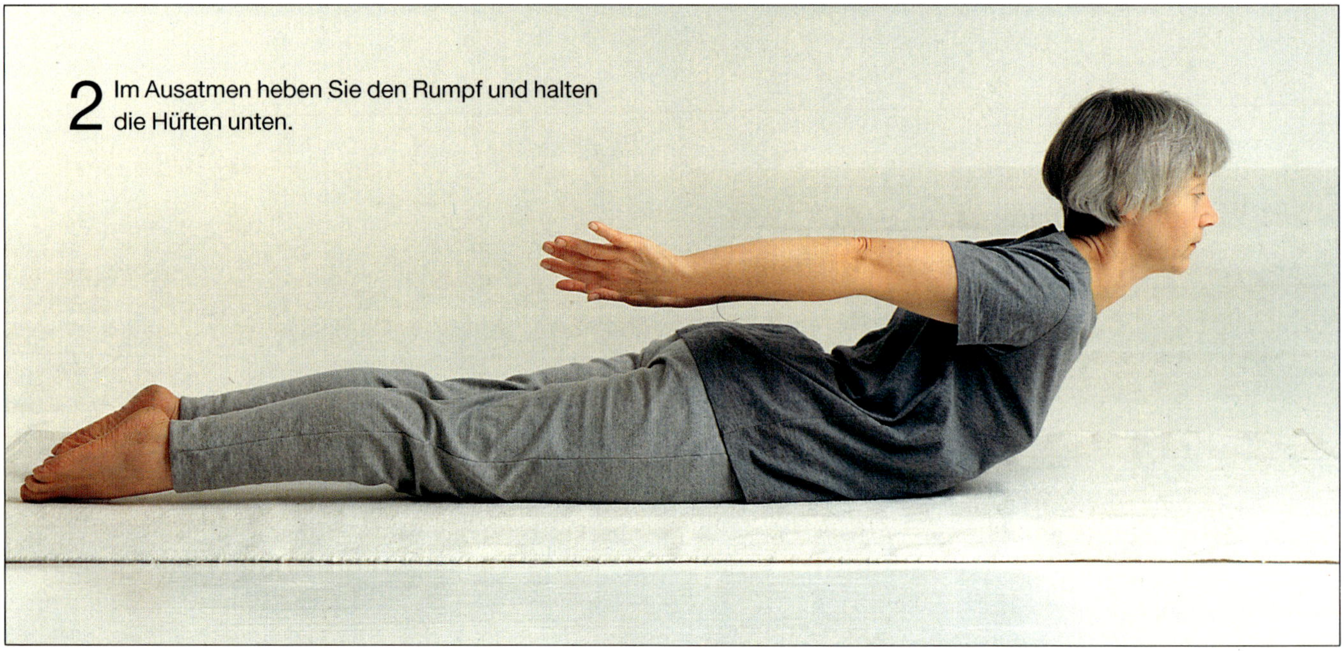

2 Im Ausatmen heben Sie den Rumpf und halten die Hüften unten.

Bogen

Dhanurasana

In dieser Haltung zieht die Bogensehne gleichmäßig an beiden Enden des Bogens. Arme und Beine ziehen vom Rumpf weg, die Wirbelsäule dehnt und biegt sich in ihrer ganzen Länge, sie sollte nicht einfach nur im Hohlkreuz geknickt werden. Die Haltung ähnelt dem Rad (manchmal auch „umgekehrter Bogen" genannt), wo Hände und Füße in der Erde verwurzelt sind, um einen Kreis mit der Erde zu schließen (Seite 91). Ziehen Sie wie bei der Heuschrecke den Bauch ein, damit die Bewegung aus der Wirbelsäule kommen kann.

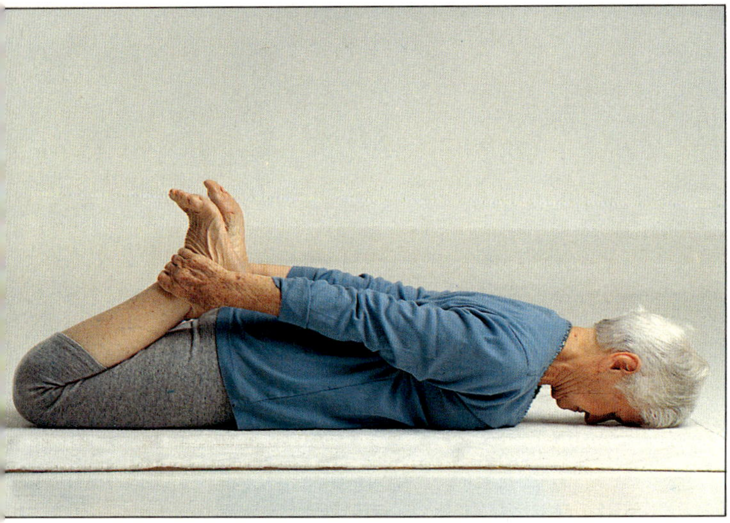

1 Legen Sie sich mit dem Gesicht nach unten auf den Boden. Atmen Sie aus, lassen Sie das Becken fallen, winkeln Sie die Beine an, fassen Sie Ihre Knöchel. Das Kinn bleibt unten.

2 Im Ausatmen heben Sie sich hoch. Die Bewegung kommt aus der Wirbelsäule, nicht von den Schultern. Hals und Gesicht sind entspannt.

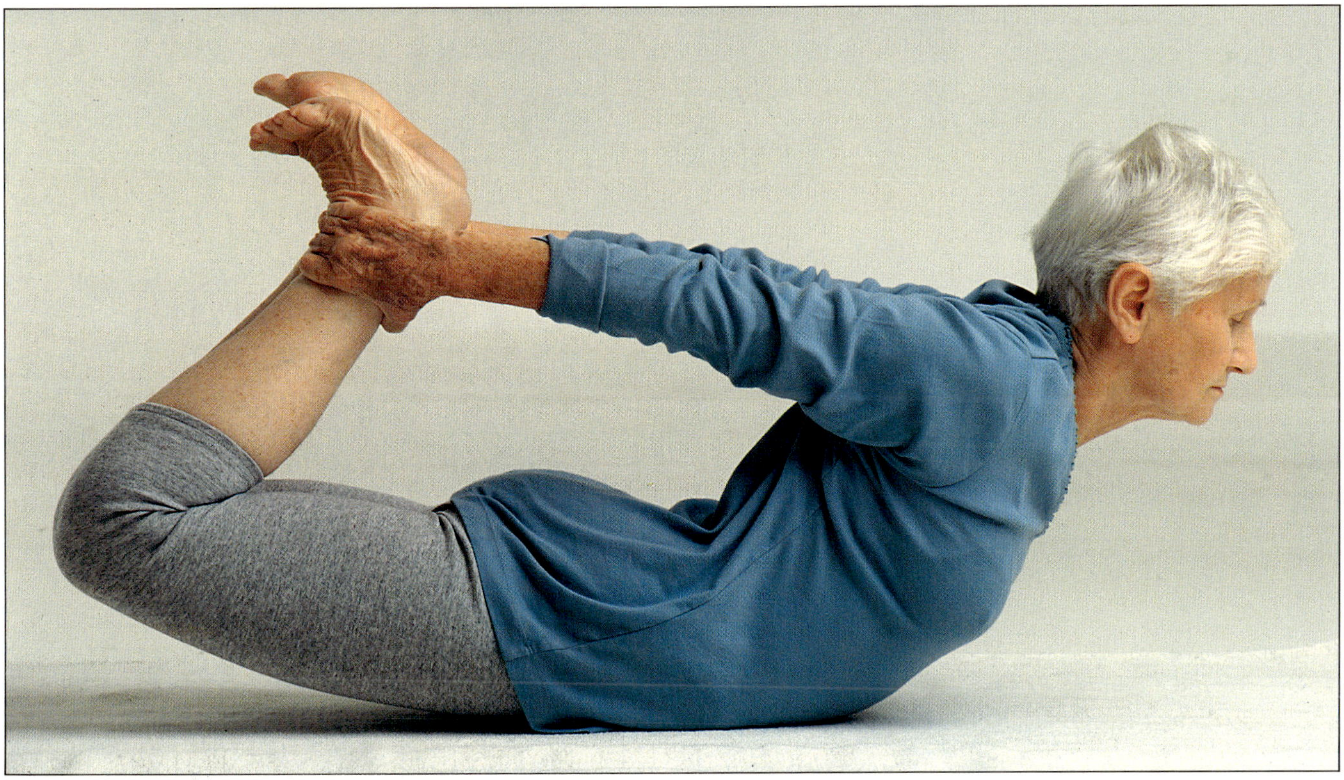

Brücke

Setu Bandha Sarvangasana

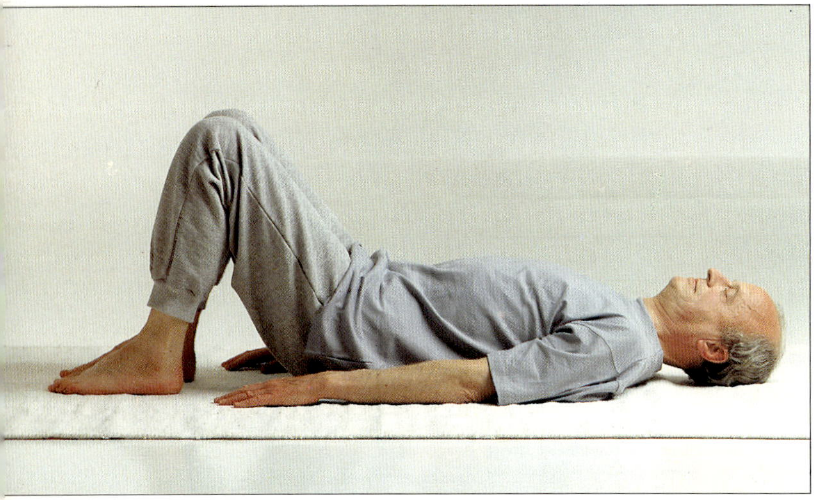

Diese Rückwärtsbeuge sollte dem Bogen einer Brücke ähneln. Die ganze Wirbelsäule dehnt sich in einer langen, geschmeidigen Krümmung und knickt nicht einfach in der Mitte ab. Gehen Sie beim Ausatmen in die Stellung. Heben Sie die Hüften hoch, spannen Sie die Pomuskeln dabei. Wenn Sie in den Bogen gehen, bleiben die Fersen auf dem Boden. Dadurch hat die Brücke die starke Grundlage, die Sie für den Bogen brauchen. Die Schultern bleiben entspannt.

1 Legen Sie sich mit aufgestellten Beinen auf den Boden. Die Füße sind hüftweit auseinander und parallel.

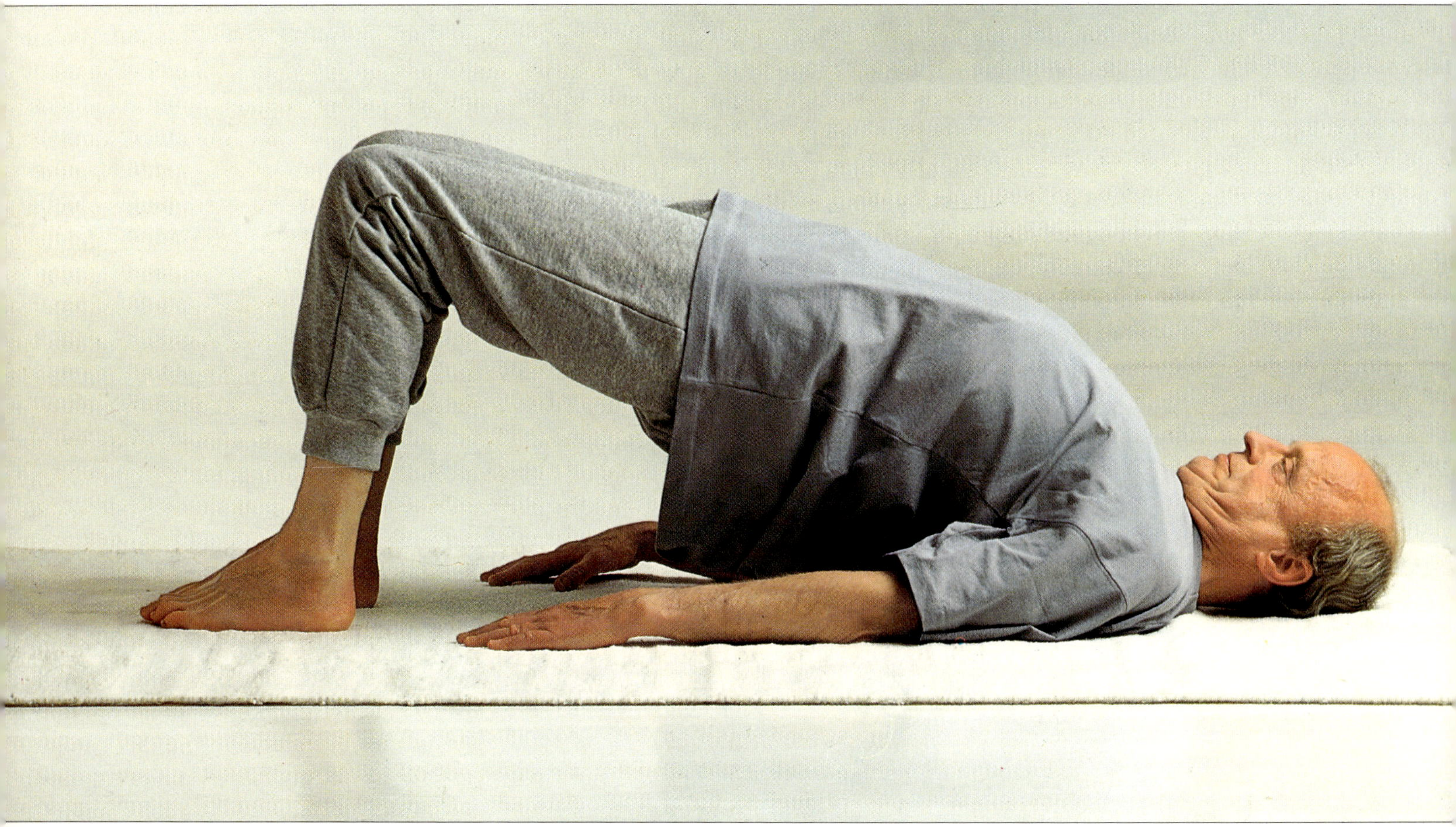

2 Lassen Sie die Füße flach auf dem Boden, atmen Sie aus, und heben Sie Hüften zu einem großen Bogen nach oben. Kommen Sie sanft herunter, und drücken Sie die Knie an die Brust (Seite 55).

Rad

Urdhva Dhanurasana

Die frei gestreckte Wirbelsäule im Rad bringt ein wunderbares Energiegefühl. Die Haltung wirkt besonders belebend und verjüngend. Die Übung eignet sich nicht für Anfänger, denn Wirbelsäule, Schultern und Hüften sollten kräftig und beweglich sein. Wenn Sie sich zu früh daran wagen, drücken Sie lediglich die Wirbelsäulenkrümmung zusammen und fühlen sich dann erschöpft. Bleiben Sie erst eine Weile in Schritt eins, bevor Sie sich auf Händen und Füßen hochstemmen. Diese sind die Wurzeln der Übung, verankern Sie sie fest im Boden, wenn Sie sich hochdrücken, damit die Krümmung in der Taille sich dehnt.

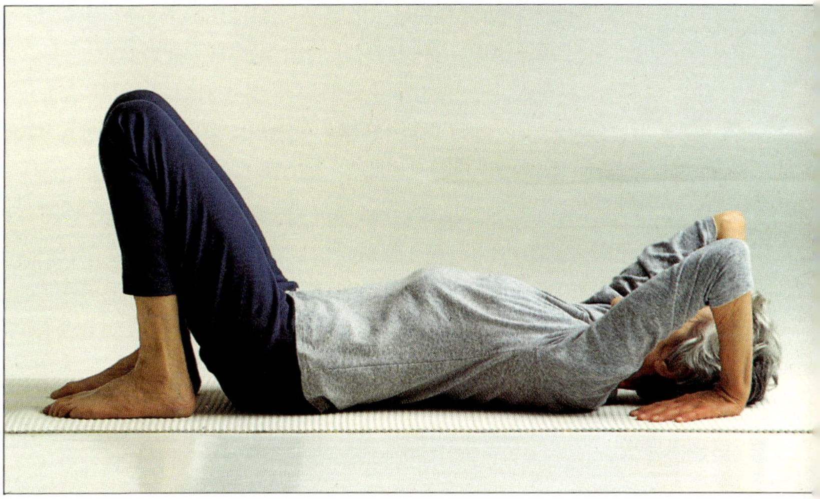

1 Legen Sie sich flach auf den Rücken, die Füße hüftweit auseinander und die Hüften unter die Schultern.

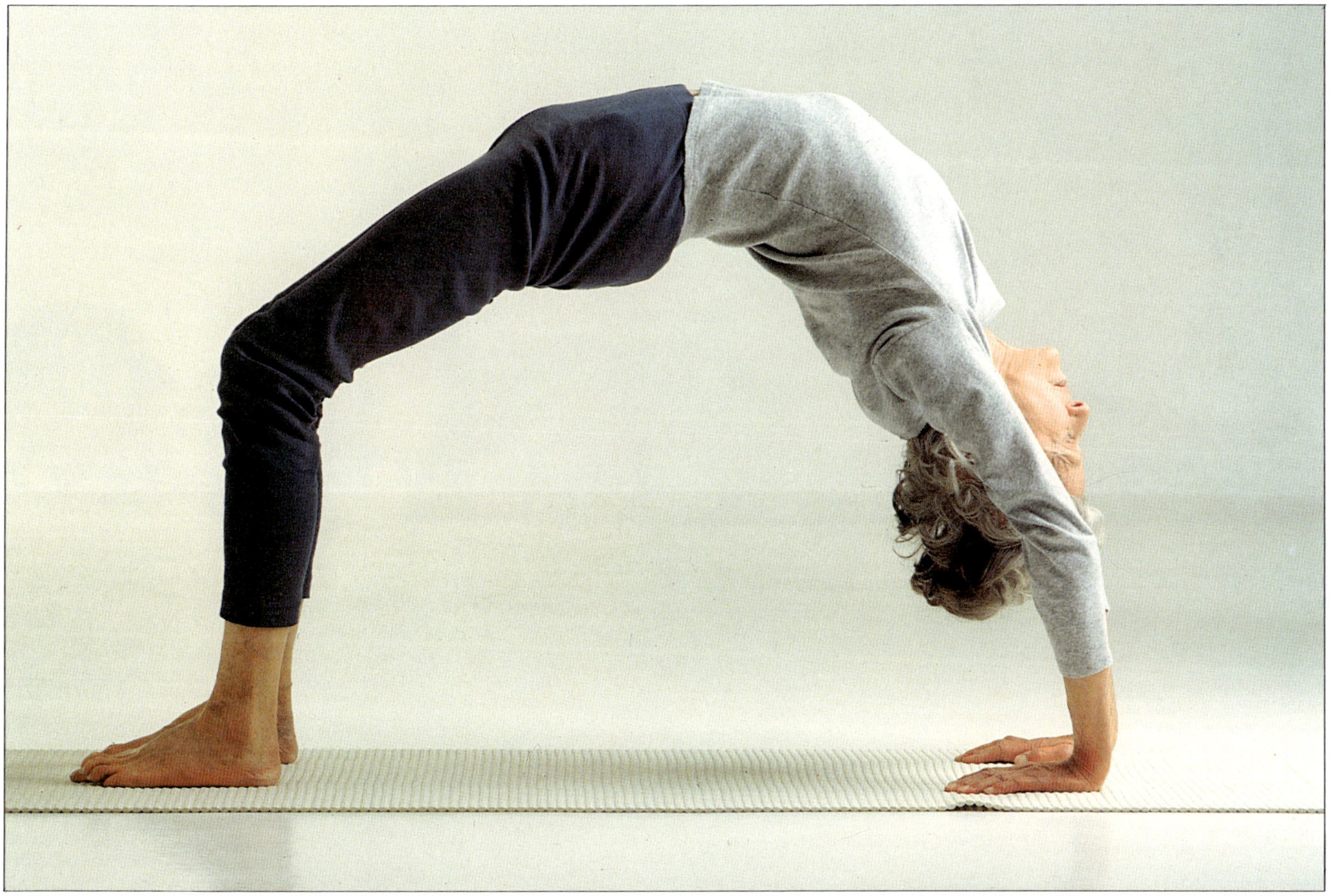

2 Drücken Sie von Händen und Füßen ausgehend die Hüften nach oben. Halten Sie ein paar Atemzüge die Stellung; wenn Sie dann herunterkommen, umarmen Sie Ihre Knie.

Kobra

Bhujangasana

Die Kobra sieht einfach aus, ist aber nicht leicht. In dieser Haltung ist man versucht, sich mit den Händen hochzudrücken und das Hohlkreuz zu verstärken. Üben Sie deshalb zunächst die Heuschrecke (Seite 88), damit Sie ein Gefühl für Rückwärtsbeugen mit der gesamten Länge der Wirbelsäule in der Ausatmung bekommen. Wenn Sie diese Haltung einnehmen, stellen Sie sich eine Kobra vor.

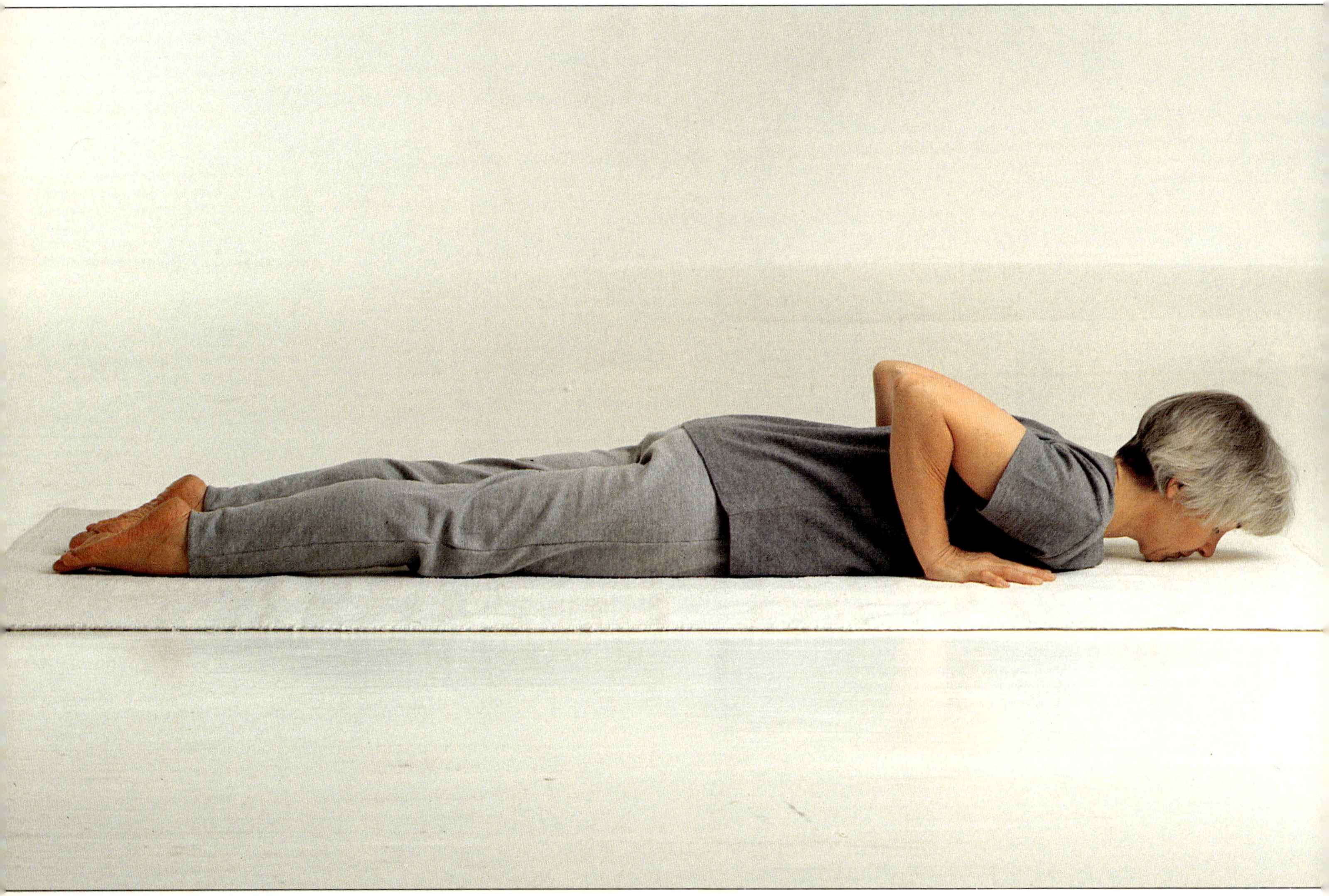

1 Legen Sie sich mit dem Gesicht nach unten, die Hände unter die Schultern, die Finger zeigen nach vorn.

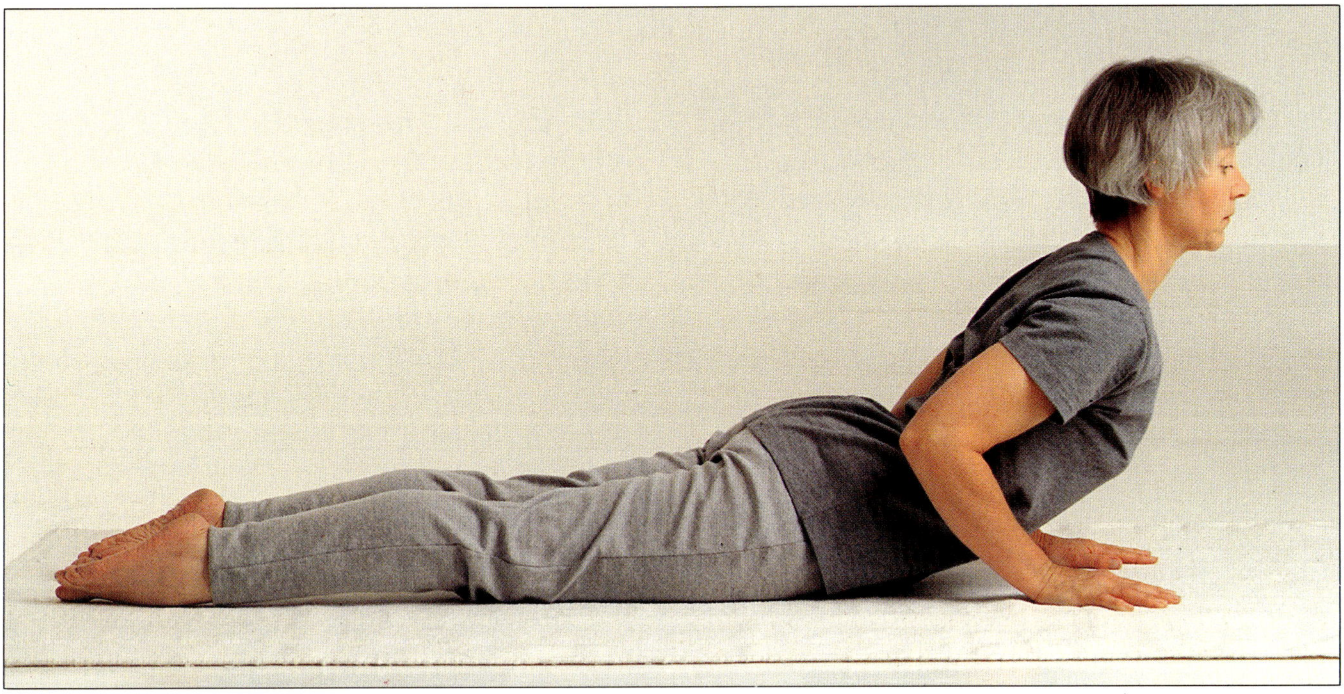

2 Beim Ausatmen lassen Sie die Hüften nach unten fallen und ziehen sich nach vorn und oben.

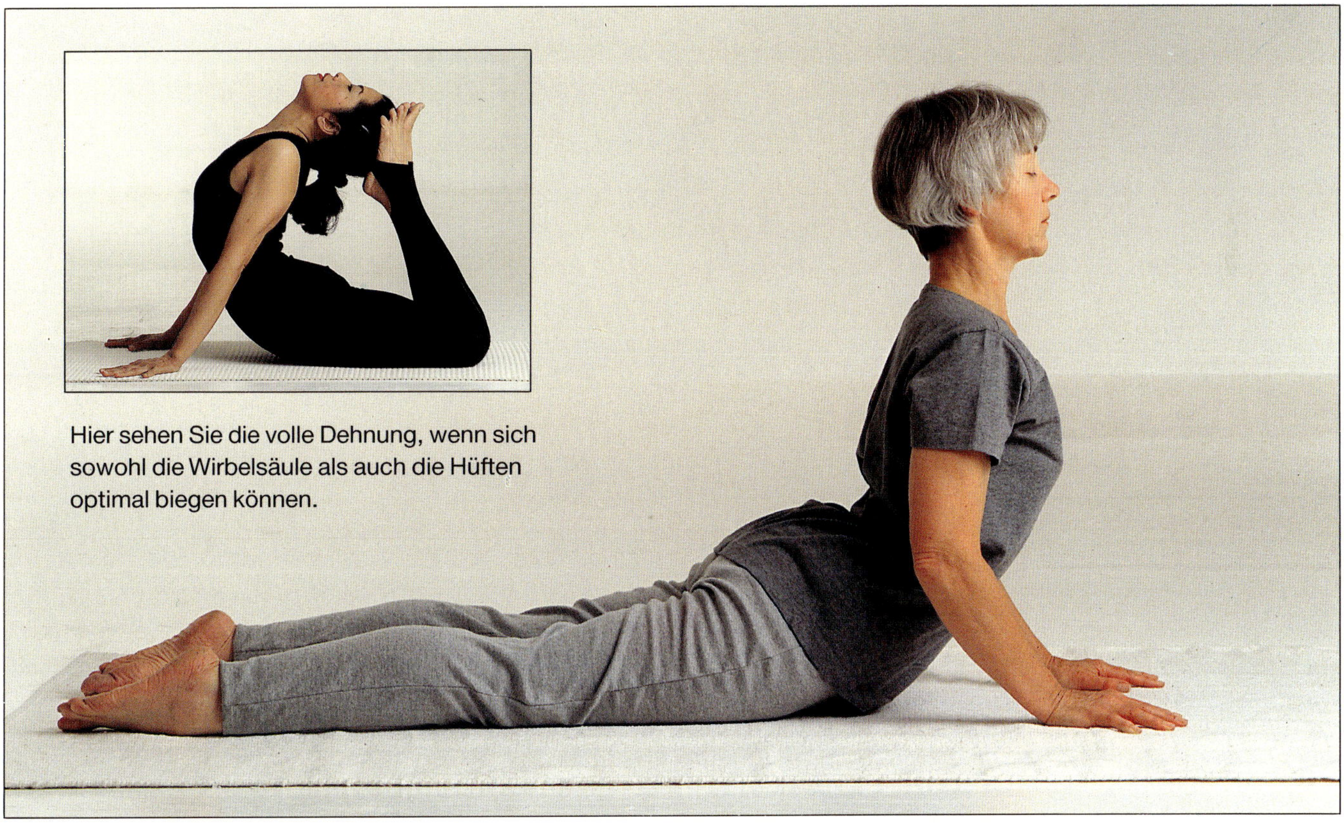

Hier sehen Sie die volle Dehnung, wenn sich sowohl die Wirbelsäule als auch die Hüften optimal biegen können.

3 Strecken Sie sich im Ausatmen, die Pomuskeln sind fest.

Der/die Weise

Marichyasana

Der Sanskritname dieser Haltung kommt vom Weisen Marichi. Die Stellung kann entweder als Vorwärtsbeuge mit dem Kopf zum ausgestreckten Bein geübt werden oder wie hier dargestellt als Drehung. Die Hüften müssen für diese Haltung bei ausgestrecktem wie bei gebeugtem Bein gut beweglich sein – also keine Übung für Anfänger. Während Sie im Sitzen ein Bein am Boden ausstrecken, dreht sich der gegenüberliegende Arm um das zur Brust hin angewinkelte Knie – so kann sich die Wirbelsäule drehen und dehnen. Der Arm unterstützt den oberen Rücken beim Geradesitzen – eine ausgezeichnete Haltung bei Neigung zu Rundrücken. Die Drehung kommt mit der Ausatmung von der Wirbelsäule, widerstehen Sie der Versuchung, mit dem Ellbogen gegen das Knie zu drücken. Es kann etwas dauern, bis Sie die Hände hinten zusammenbringen.

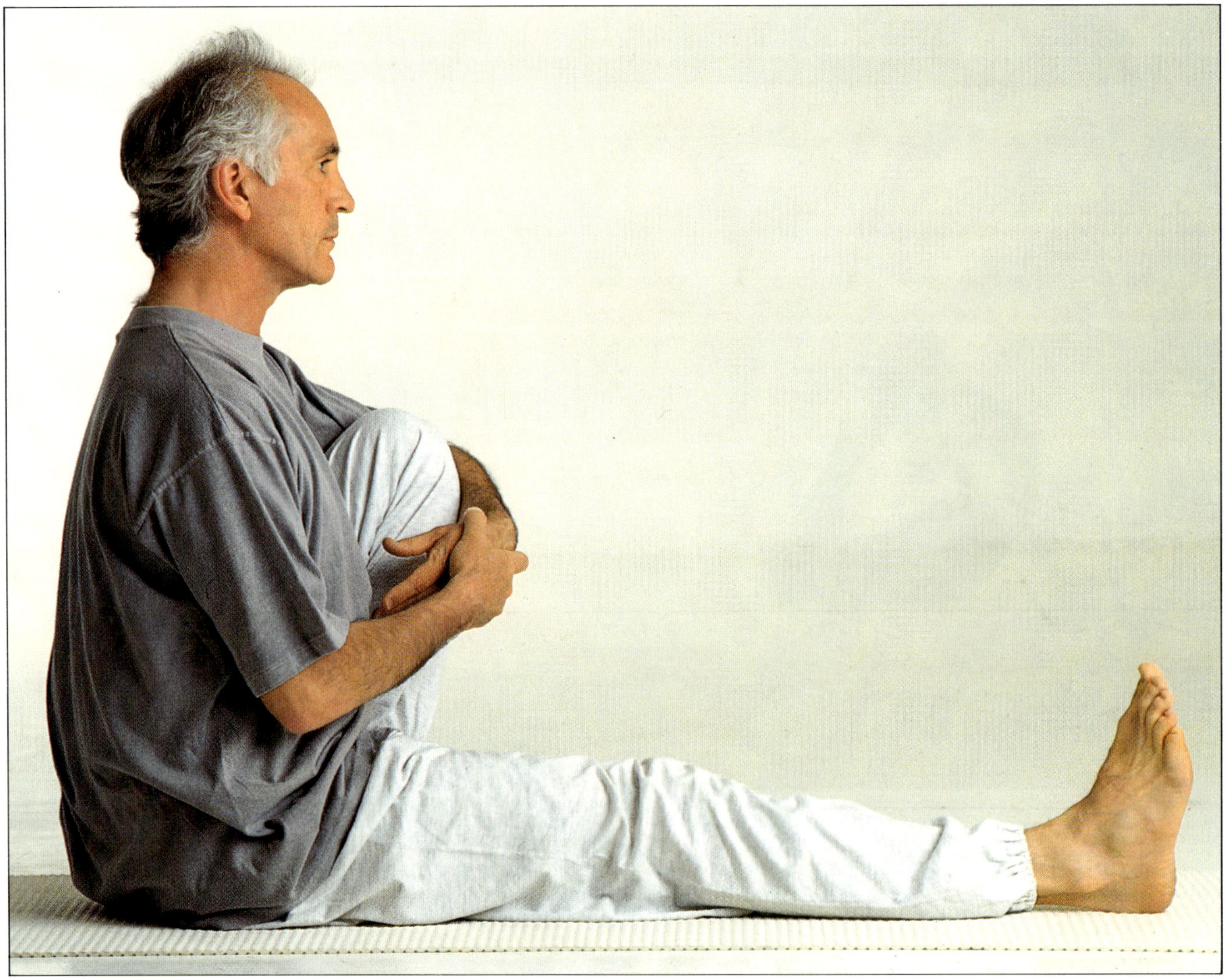

1 Setzen Sie sich auf den Boden, strecken Sie das rechte Bein gerade nach vorn, das linke Bein stellen Sie auf, so daß die Ferse nah am Oberschenkel ist.

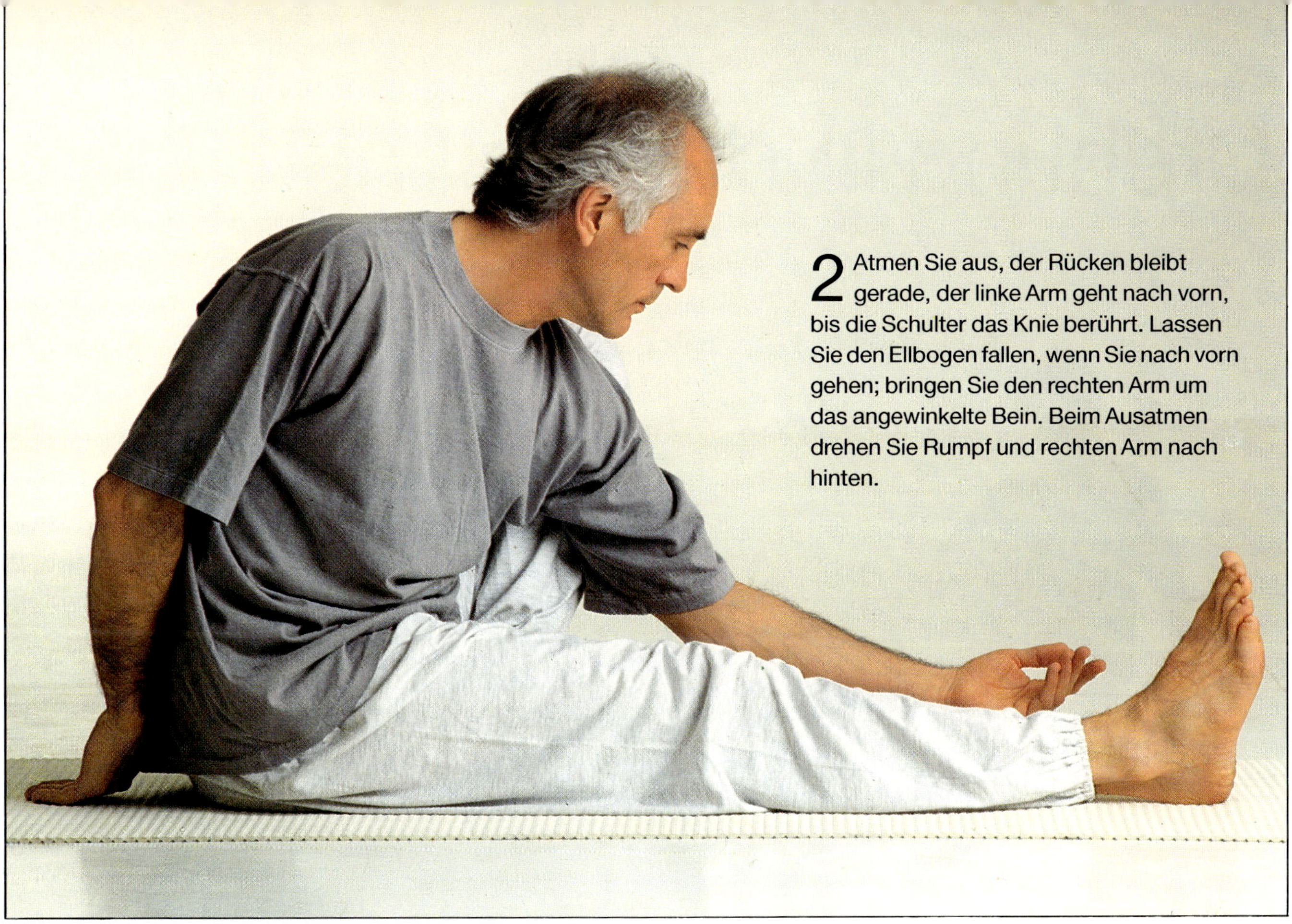

2 Atmen Sie aus, der Rücken bleibt gerade, der linke Arm geht nach vorn, bis die Schulter das Knie berührt. Lassen Sie den Ellbogen fallen, wenn Sie nach vorn gehen; bringen Sie den rechten Arm um das angewinkelte Bein. Beim Ausatmen drehen Sie Rumpf und rechten Arm nach hinten.

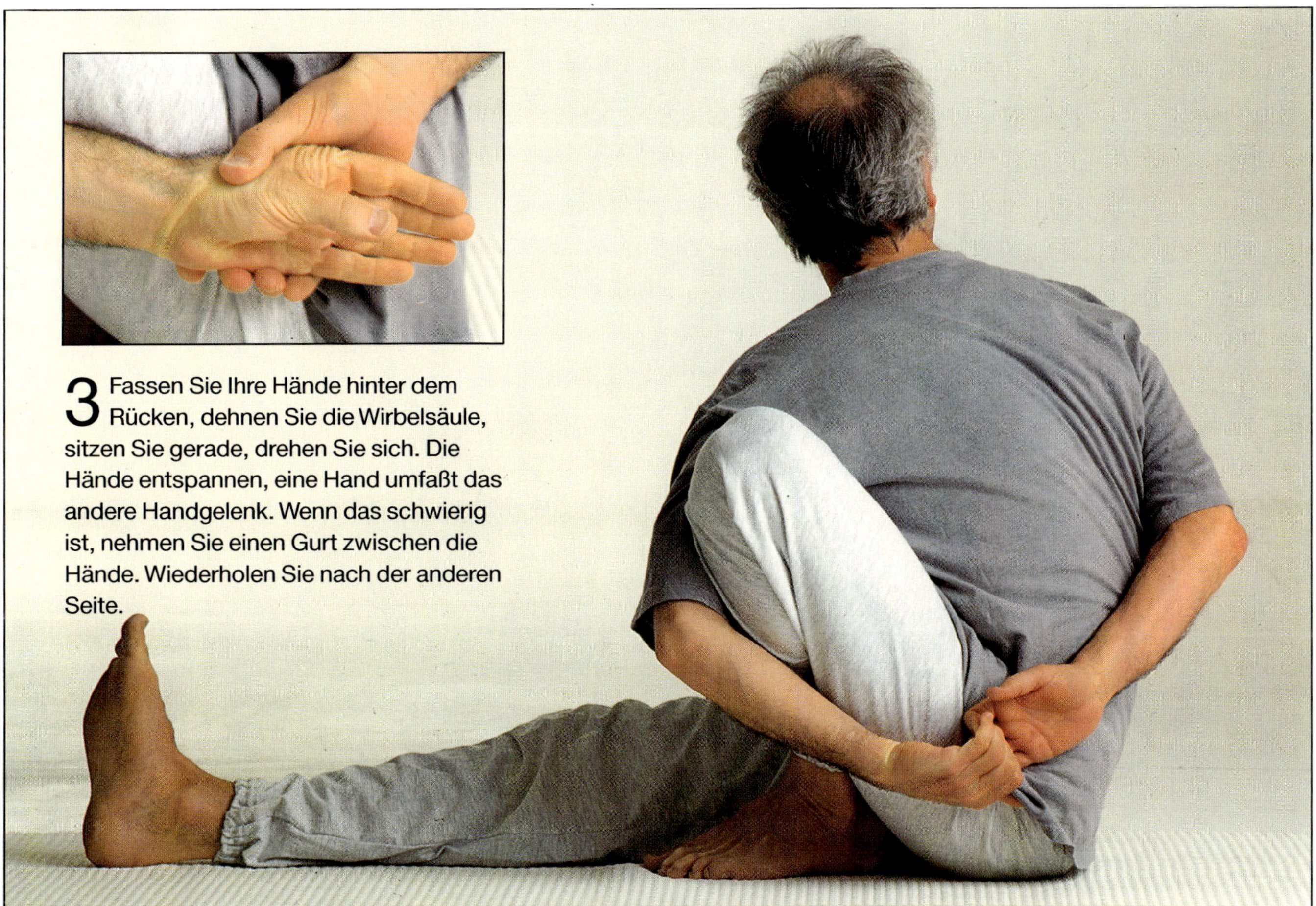

3 Fassen Sie Ihre Hände hinter dem Rücken, dehnen Sie die Wirbelsäule, sitzen Sie gerade, drehen Sie sich. Die Hände entspannen, eine Hand umfaßt das andere Handgelenk. Wenn das schwierig ist, nehmen Sie einen Gurt zwischen die Hände. Wiederholen Sie nach der anderen Seite.

Drehung in der Weisheit

Marichyasana

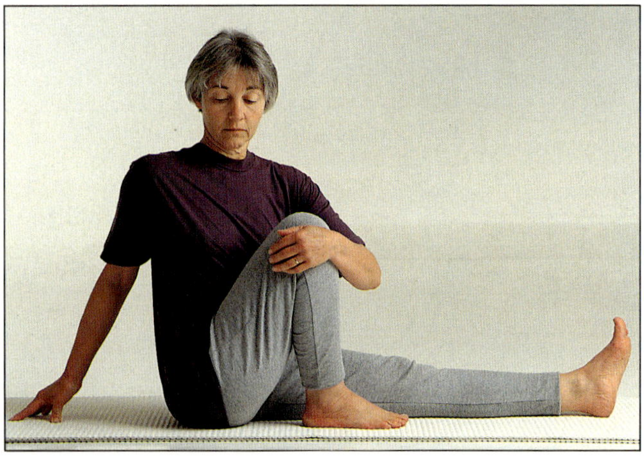

1 Setzen Sie sich mit einem durchgestreckten und einem aufgestellten Bein so hin.

Die Drehung in der Weisheit ist intensiver als die Stellung der/die Weise (Seite 94). Wie bei anderen Drehungen müssen Sie sich strecken und groß werden, wenn Sie in die Stellung gehen. Bei dieser Haltung sollte das Knie in die Achselhöhle kommen. Bei langem Rücken und kurzen Beinen kann dies schwierig werden, dann empfiehlt sich die Drehung im Lotus (Seite 77) oder die Drehung aus der Grätsche (Seite 100).

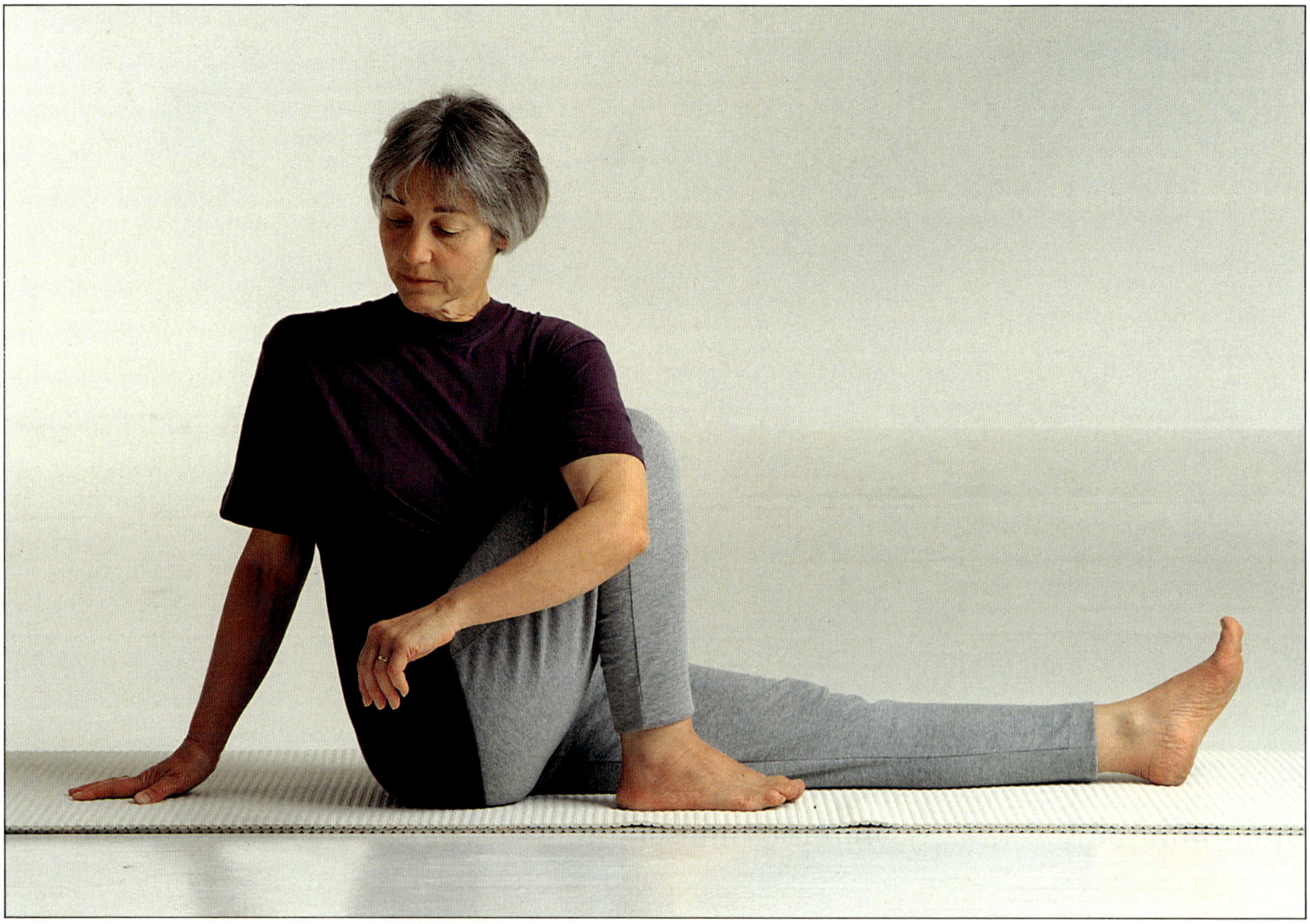

2 Atmen Sie aus, drehen Sie sich zum angewinkelten Bein, den Arm geben Sie vor den Oberschenkel.

3 Wickeln Sie Ihren angewinkelten Arm um das aufgestellte Bein. Bei der nächsten Ausatmung geben Sie den anderen Arm nach hinten und legen die Hände hinter dem Rücken ineinander.

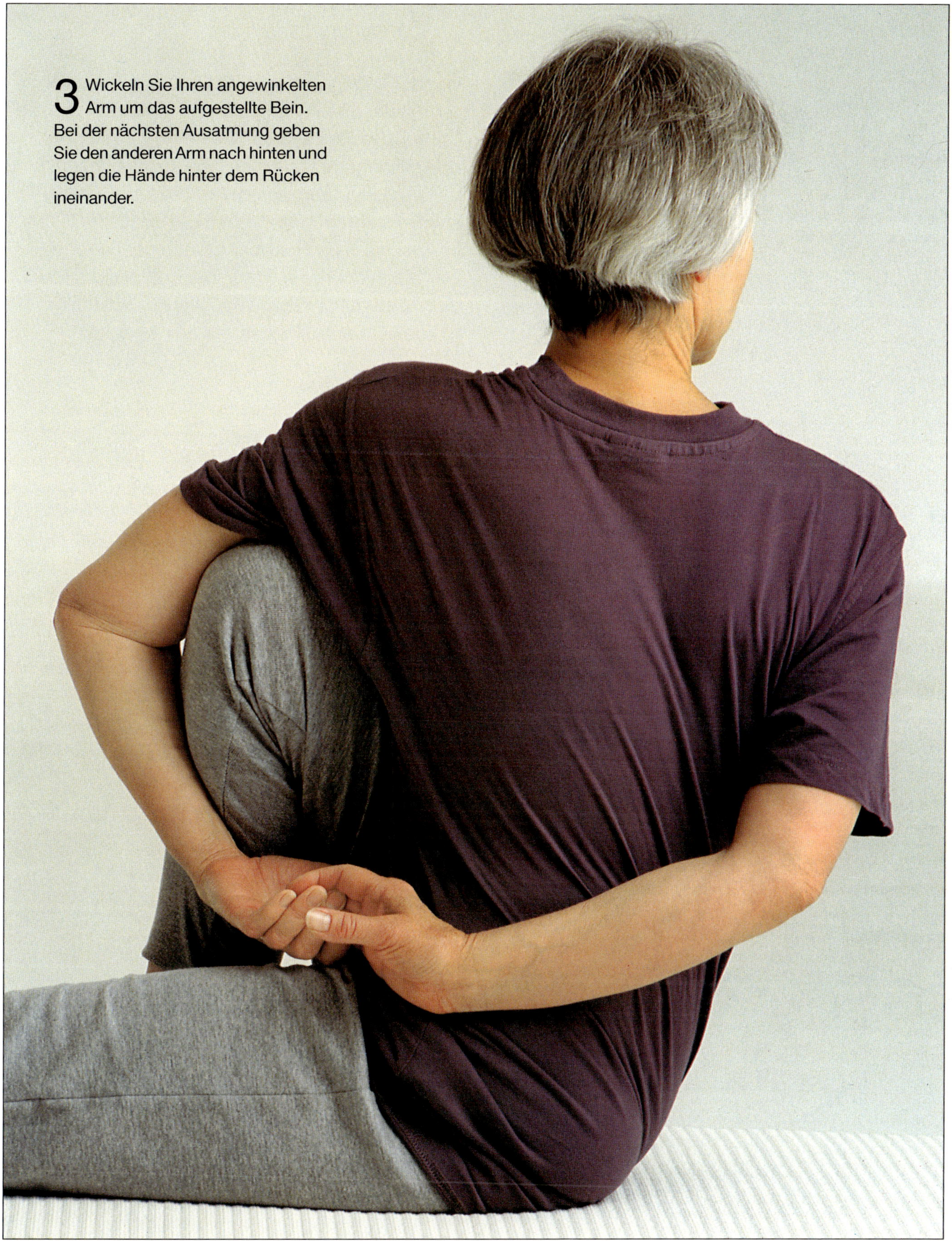

Drehung in der Kuhstellung

Ardha Matsyendrasana

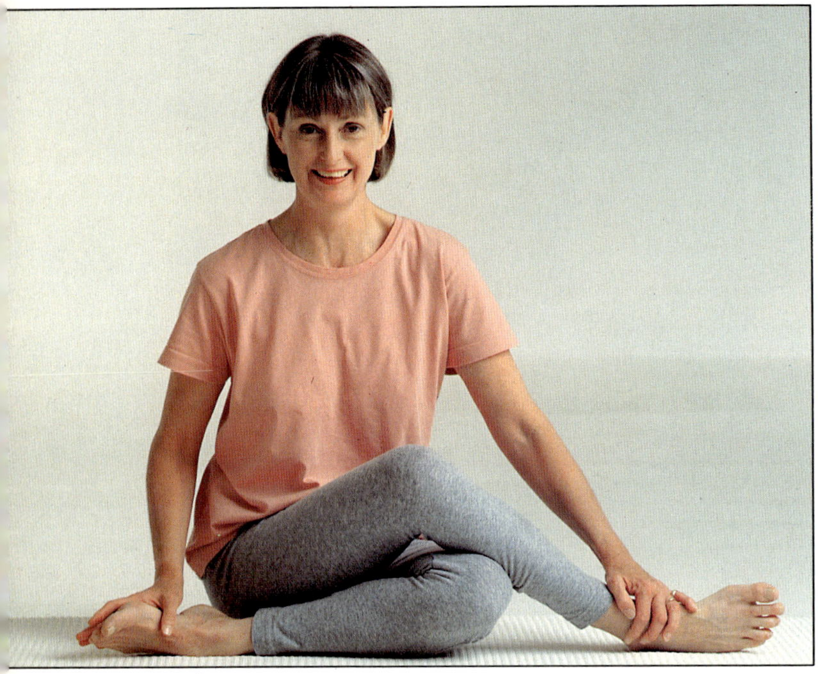

Bevor Sie diese schwierige Drehung anpacken, sollten Sie die Stellung der Kuh (Seite 70) und die Drehung in der Weisheit (Seite 96) können. Bei dieser Drehung faltet sich der Körper zunächst nach innen, öffnet sich dann, wenn die Wirbelsäule sich dreht und streckt. Die Basis der Stellung ist stark und kompakt. Nach der Legende war Matsyendra ein Fisch, der Zeuge wurde, wie Gott Shiva seiner Frau Yoga lehrte. Daraufhin wurde er in einen Menschen verwandelt.

1 Setzen Sie sich mit gefalteten Beinen wie in der Kuhstellung (Seite 70) hin. Das Becken bleibt hinten, die Schultern entspannt.

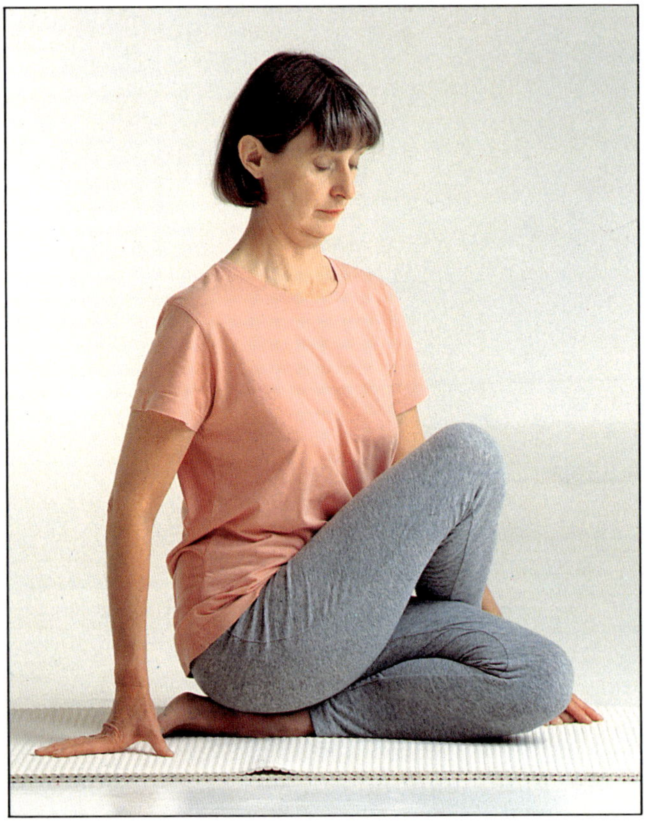

2 Heben Sie das Gesäß, setzen Sie sich auf die Innenseite des linken Fußes; das rechte Knie heranholen.

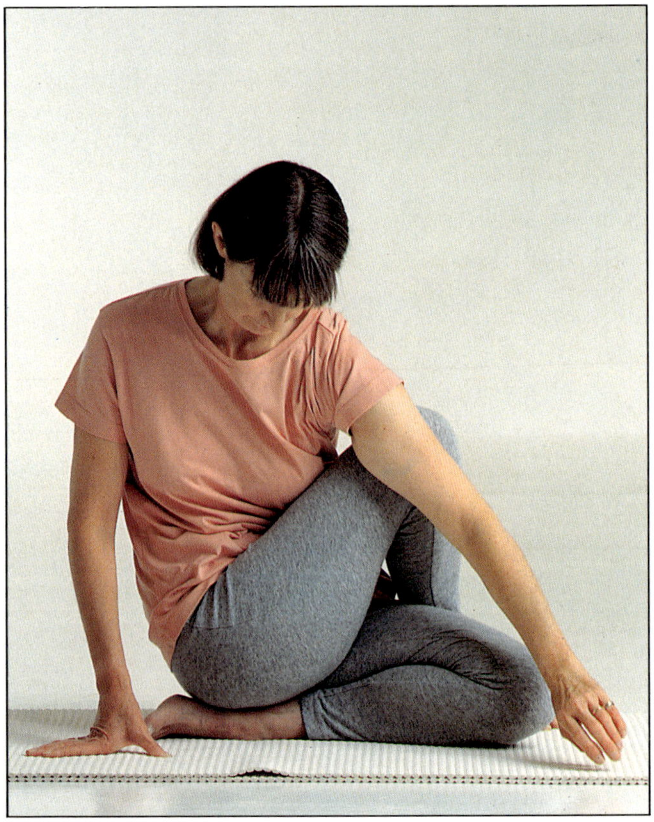

3 Drehen Sie sich nach rechts, der linke Arm ist außen am rechten Bein, die Handfläche wird nach außen gedreht.

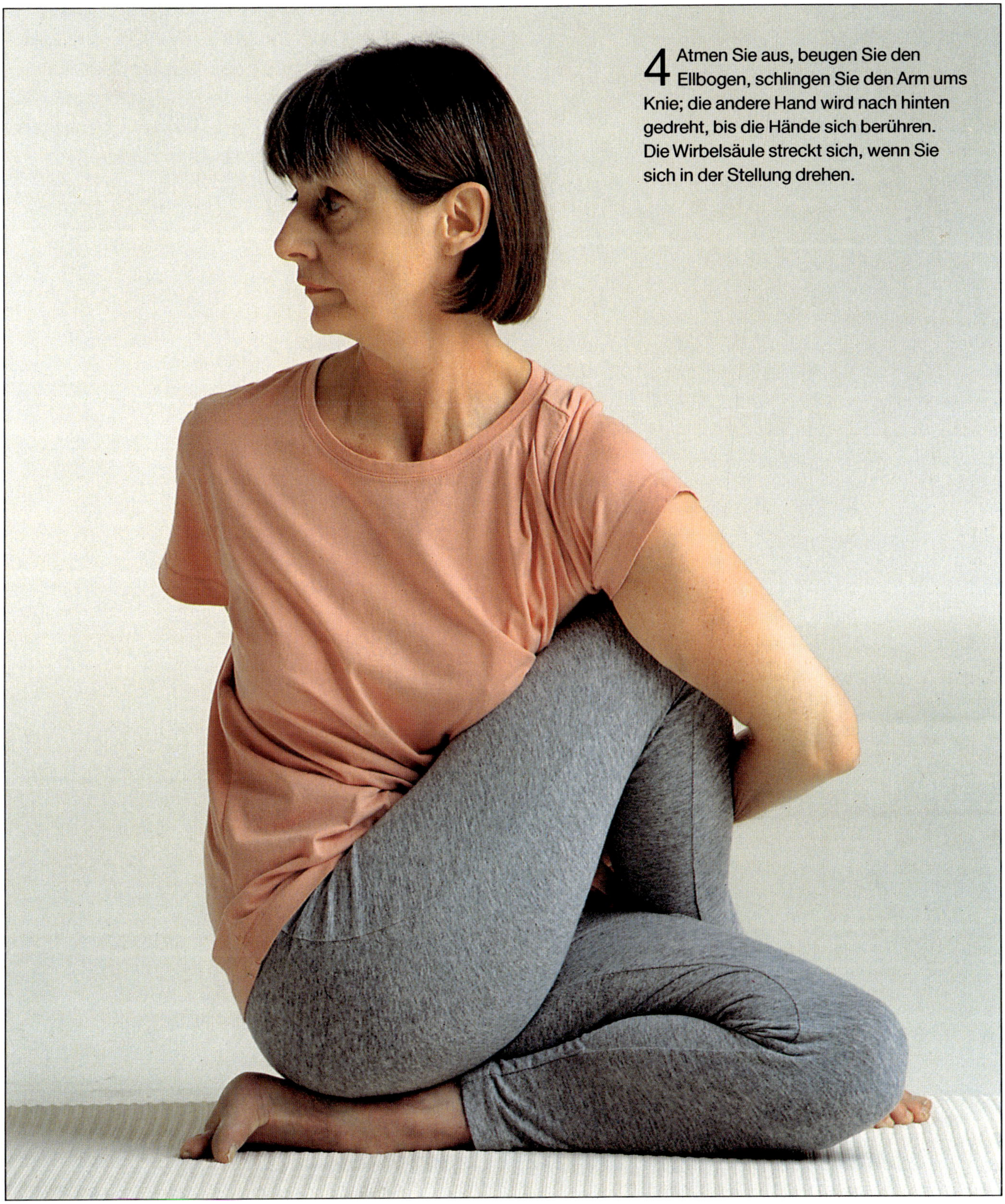

4 Atmen Sie aus, beugen Sie den Ellbogen, schlingen Sie den Arm ums Knie; die andere Hand wird nach hinten gedreht, bis die Hände sich berühren. Die Wirbelsäule streckt sich, wenn Sie sich in der Stellung drehen.

Drehung aus der Grätsche

Parivrtta Upavistha Konasana

Bevor Sie sich an diese Drehung wagen, sollten Sie mit der geöffneten Muschel (Seite 82) vertraut sein. Alle Drehbewegungen beginnen in der Wirbelsäule. Man muß aufpassen, daß man sich dabei nicht mit dem Ellbogen als Hebel in die Stellung hineindrückt, denn dann verspannen sich die Schultern, was die freie Bewegung des oberen Rückens verhindert. Das Gesäß bleibt in dieser Haltung am Boden, die Beine werden von den Hüften aus nach außen gedreht, so daß die Knie die ganze Zeit nach oben zeigen. Diese Haltung eignet sich besonders bei Versteifungen einer Körperseite oder Hüfte. Um dem abzuhelfen, empfiehlt es sich, auf dieser Seite länger in der Haltung zu bleiben.

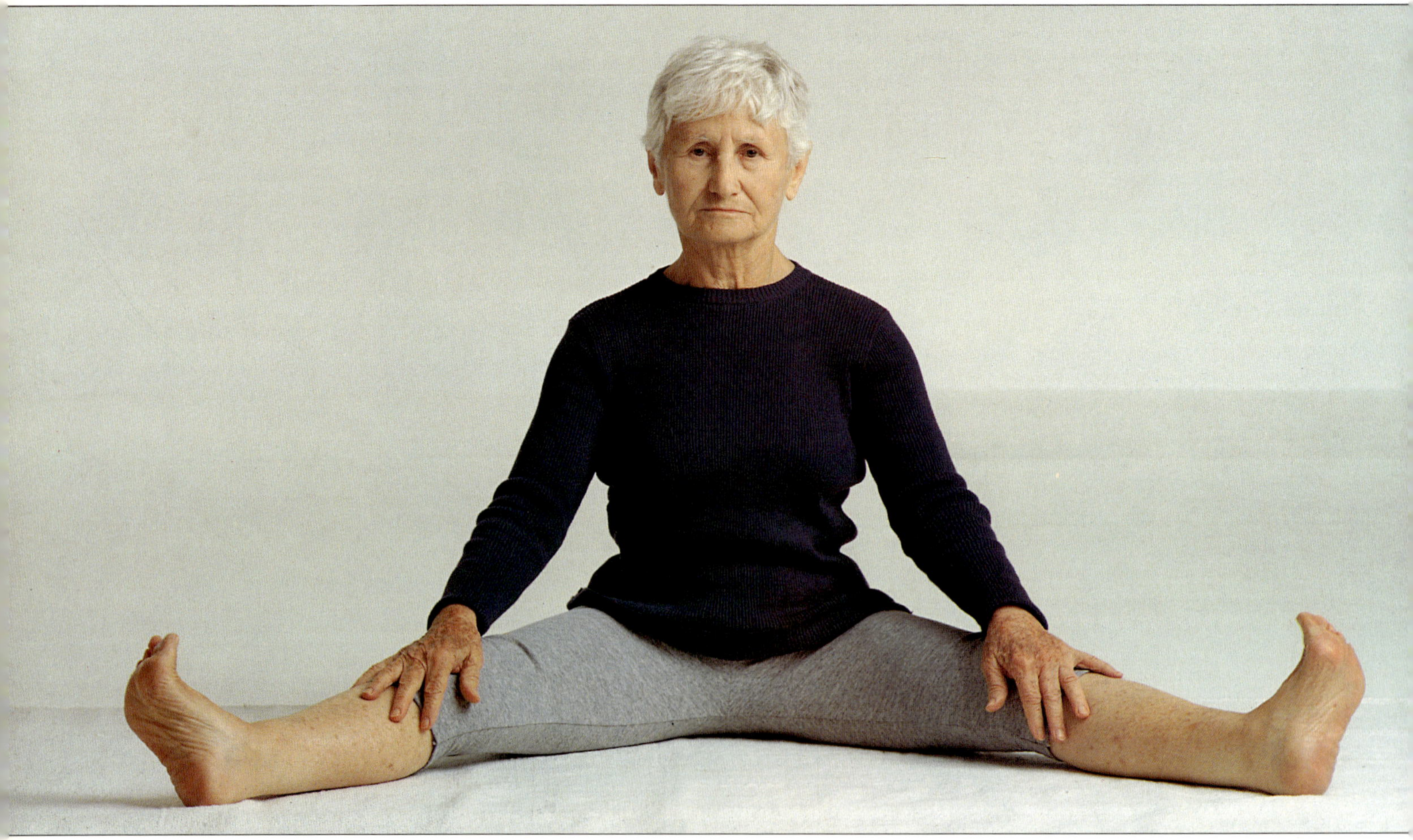

1 Setzen Sie sich mit weit geöffneten Beinen hin, das Gewicht ist gleichmäßig auf beide Sitzknochen verteilt.

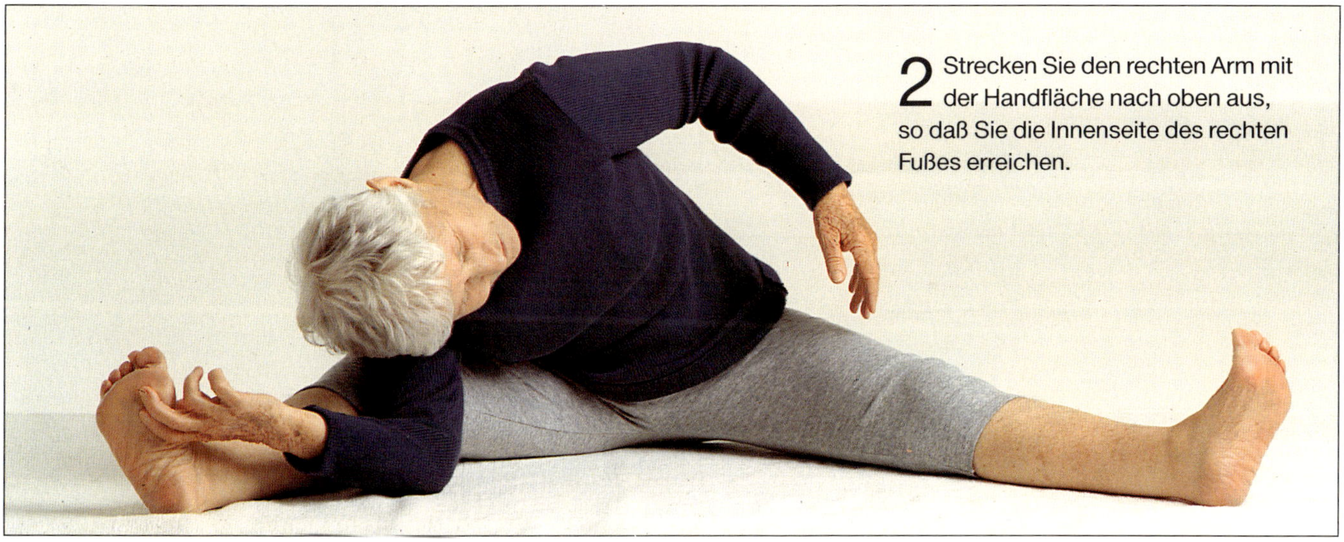

2 Strecken Sie den rechten Arm mit der Handfläche nach oben aus, so daß Sie die Innenseite des rechten Fußes erreichen.

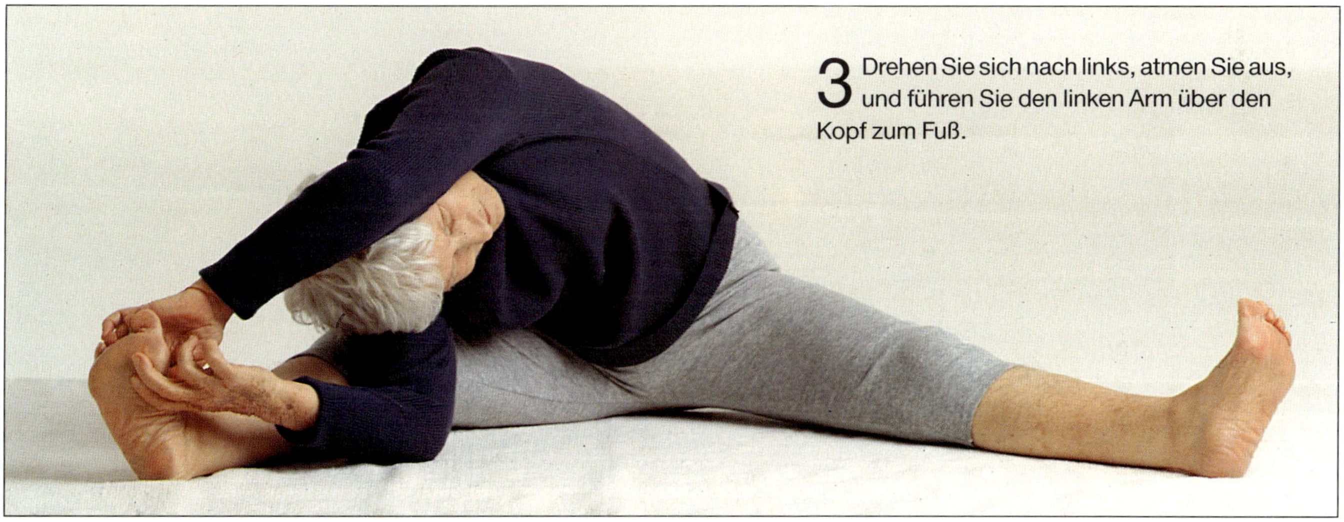

3 Drehen Sie sich nach links, atmen Sie aus, und führen Sie den linken Arm über den Kopf zum Fuß.

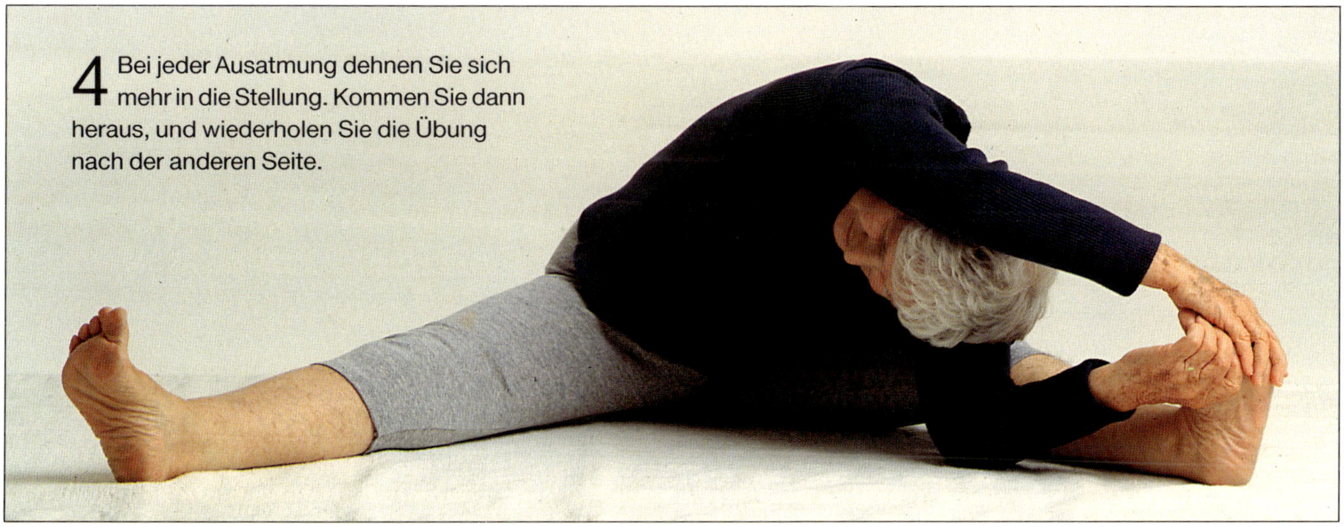

4 Bei jeder Ausatmung dehnen Sie sich mehr in die Stellung. Kommen Sie dann heraus, und wiederholen Sie die Übung nach der anderen Seite.

Sonnengruß

Surya Namaskar

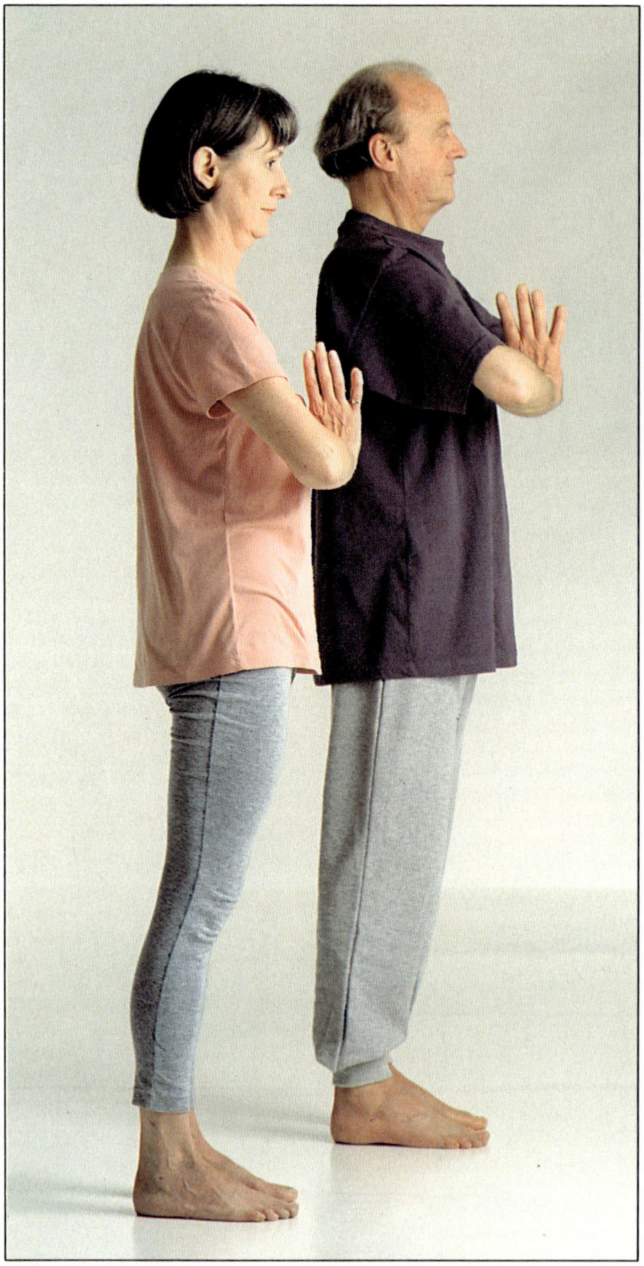

1 Stellen Sie sich in den Berg (Seite 18), die Hände in der *Namaste*-Haltung gefaltet.

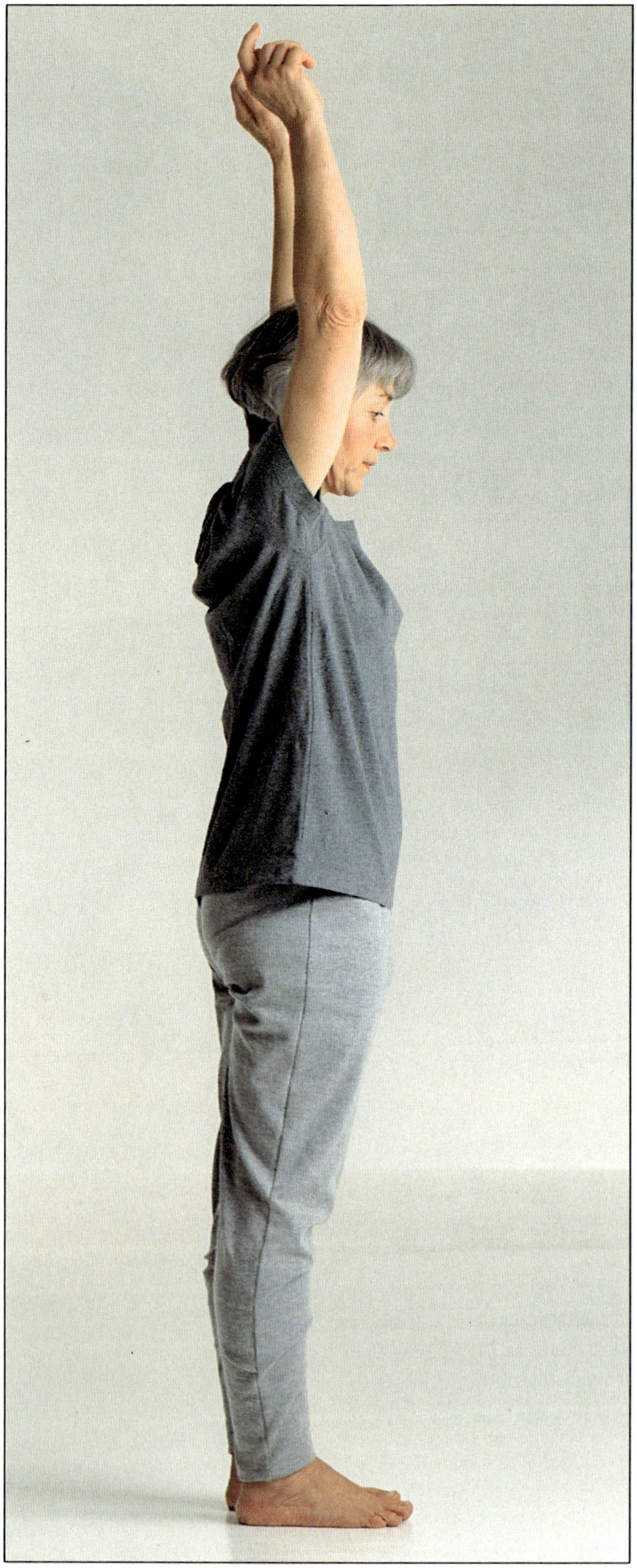

2 Beim Einatmen heben Sie die Arme hoch. Die Fersen bleiben auf dem Boden, die Schultern entspannt.

Dieser Zyklus von Haltungen im Atemrhythmus gruppiert sich um eine Demutshaltung. Die zwölf Schritte werden traditionell zwölfmal wiederholt. Hier zeigen wir die Folge mit dem rechten Bein in Bewegung nach hinten und vorn. Beim zweitenmal nehmen Sie das linke Bein, so daß der Zyklus symmetrisch geübt wird. Sie können auch langsamer üben, indem Sie bei jeder Bewegung ausatmen. Bevor Sie mit dem Sonnengruß beginnen, sollten Ihnen die einzelnen Haltungen darin bereits vertraut sein.

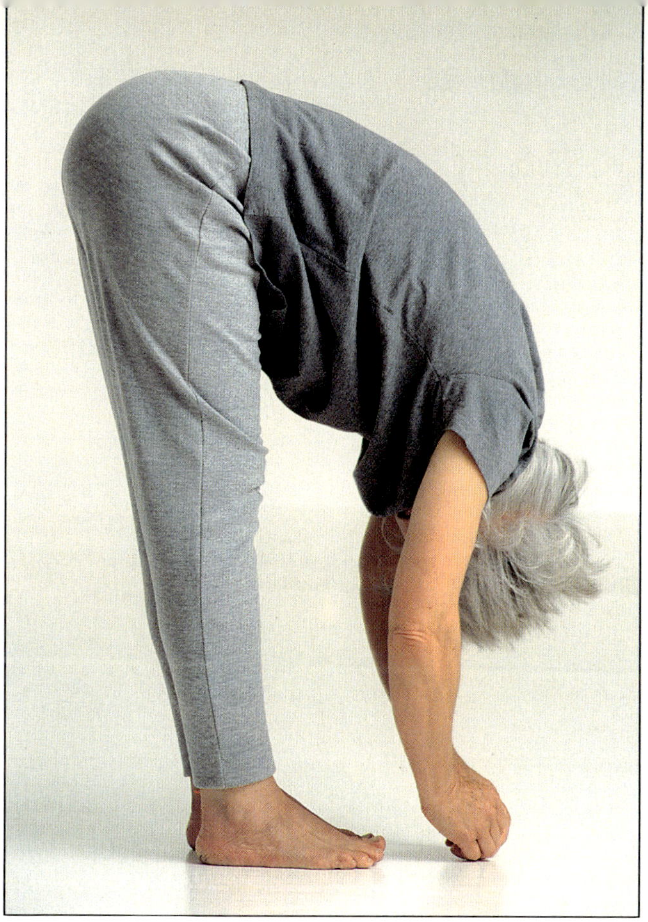

3 Ausatmend beugen Sie sich mit gestreckten Knien nach vorn.

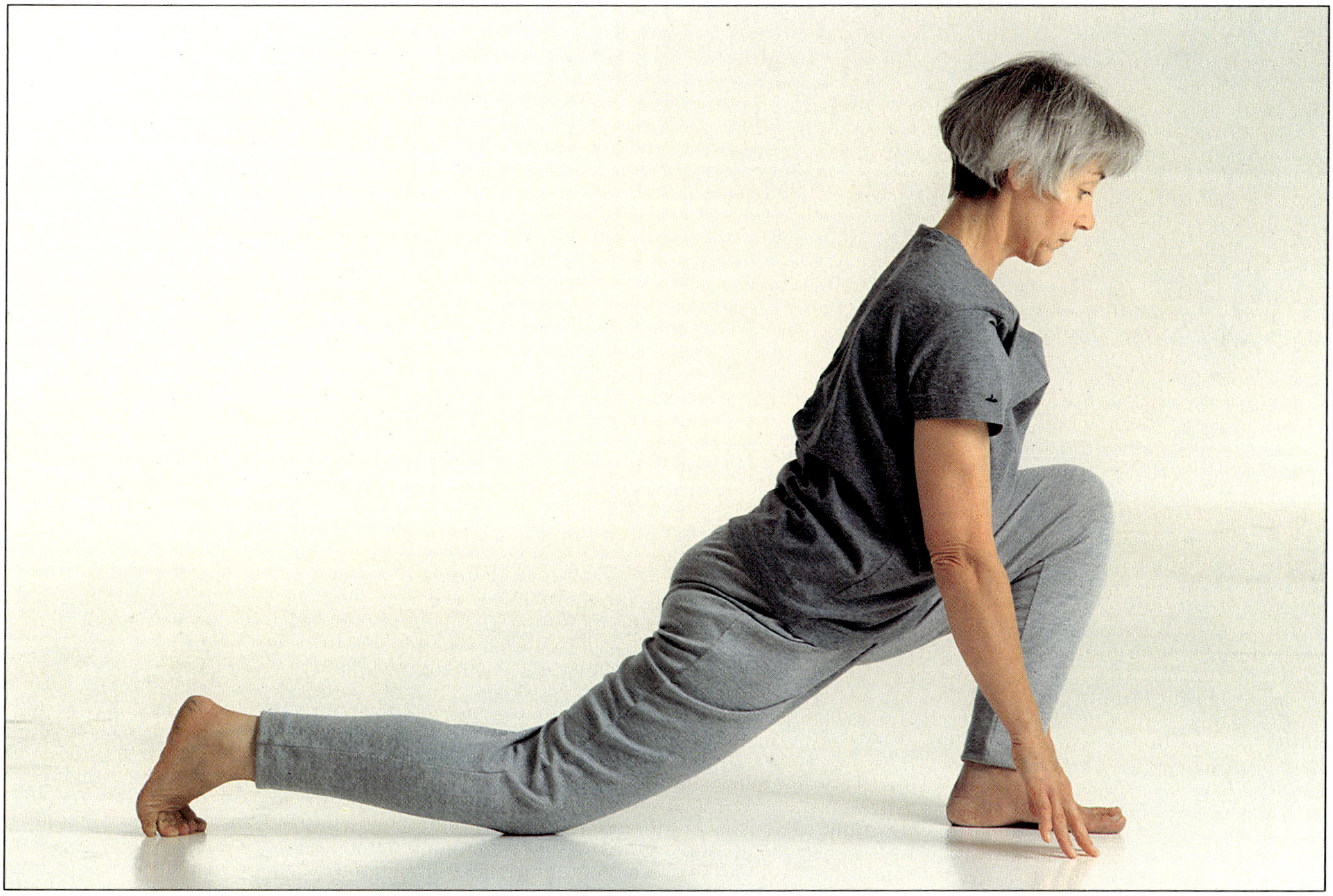

4 Einatmend strecken Sie das rechte Bein nach hinten, lassen Sie die Hüften nach unten fallen. Die linke Ferse bleibt auf dem Boden.

Surya Namaskar

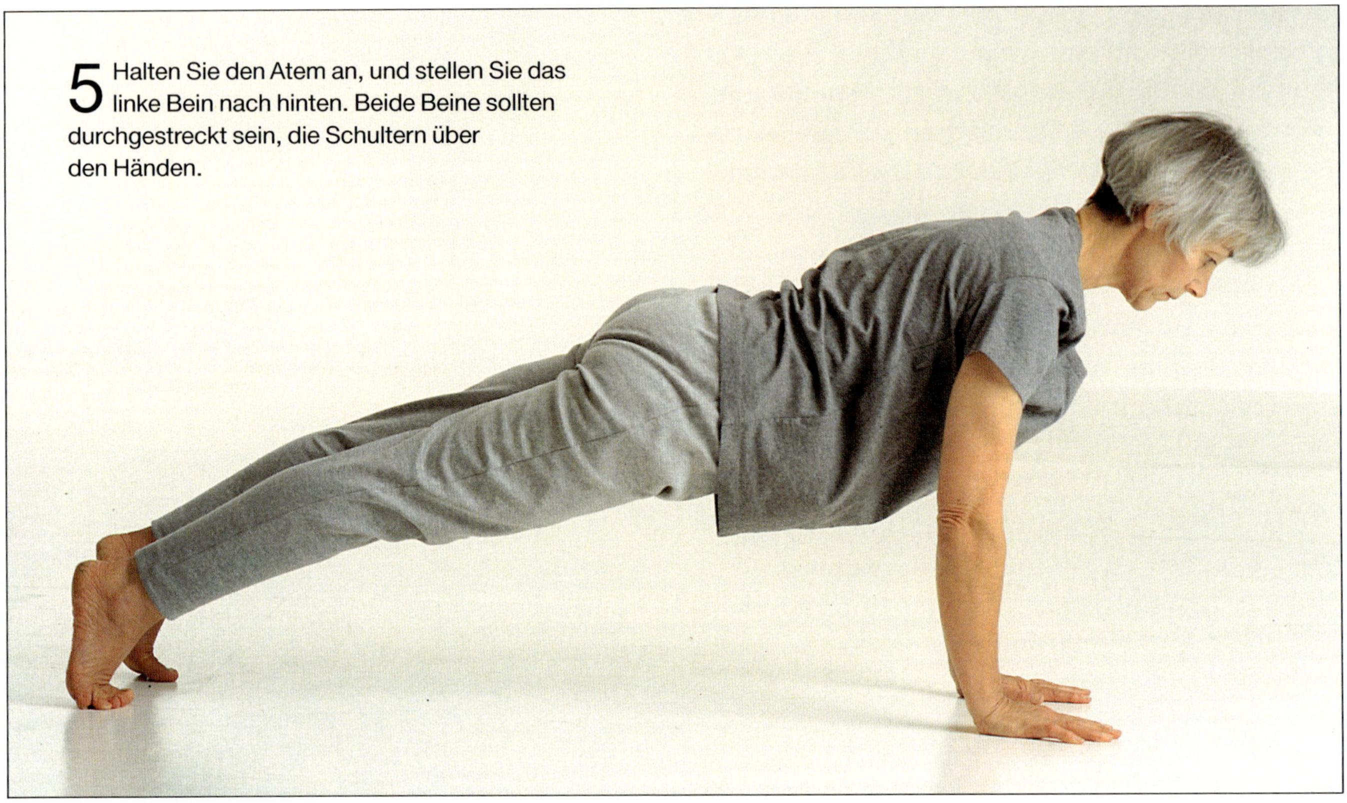

5 Halten Sie den Atem an, und stellen Sie das linke Bein nach hinten. Beide Beine sollten durchgestreckt sein, die Schultern über den Händen.

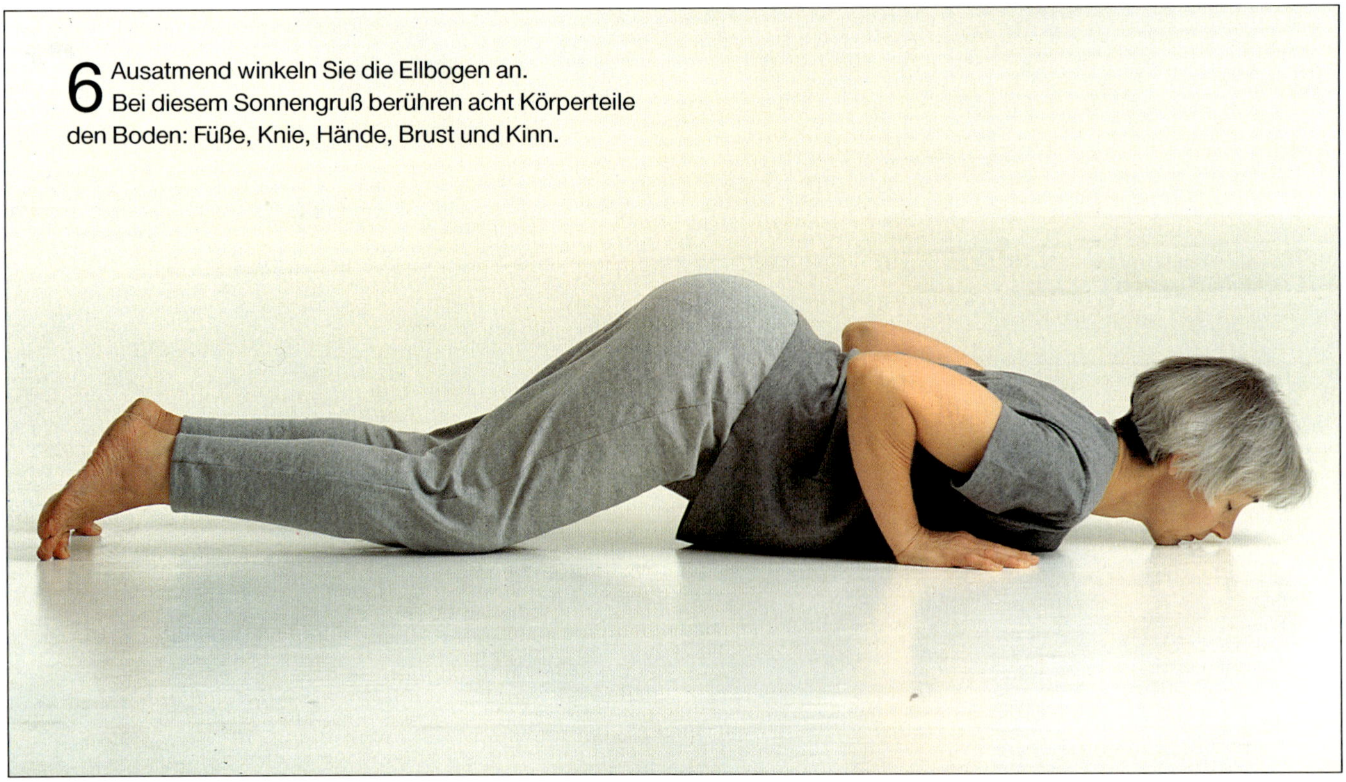

6 Ausatmend winkeln Sie die Ellbogen an. Bei diesem Sonnengruß berühren acht Körperteile den Boden: Füße, Knie, Hände, Brust und Kinn.

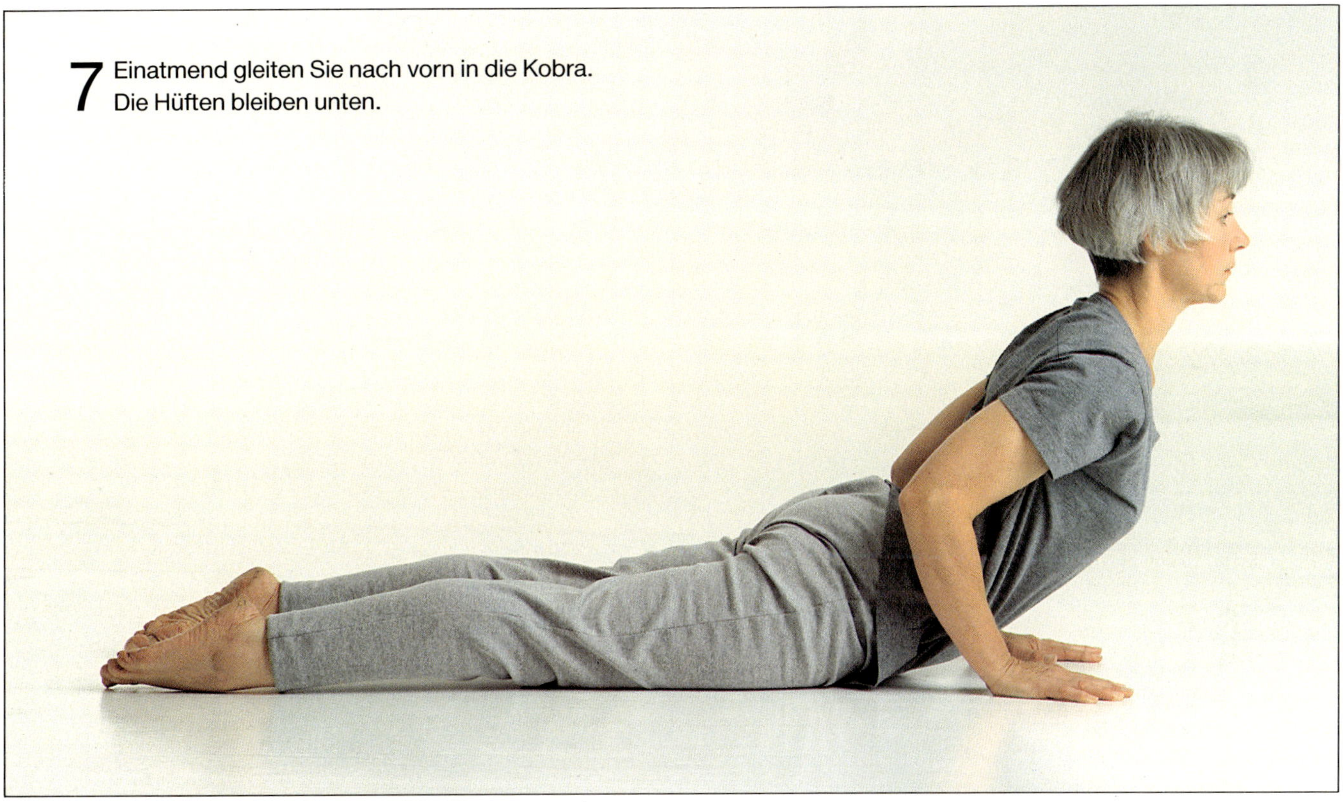

7 Einatmend gleiten Sie nach vorn in die Kobra. Die Hüften bleiben unten.

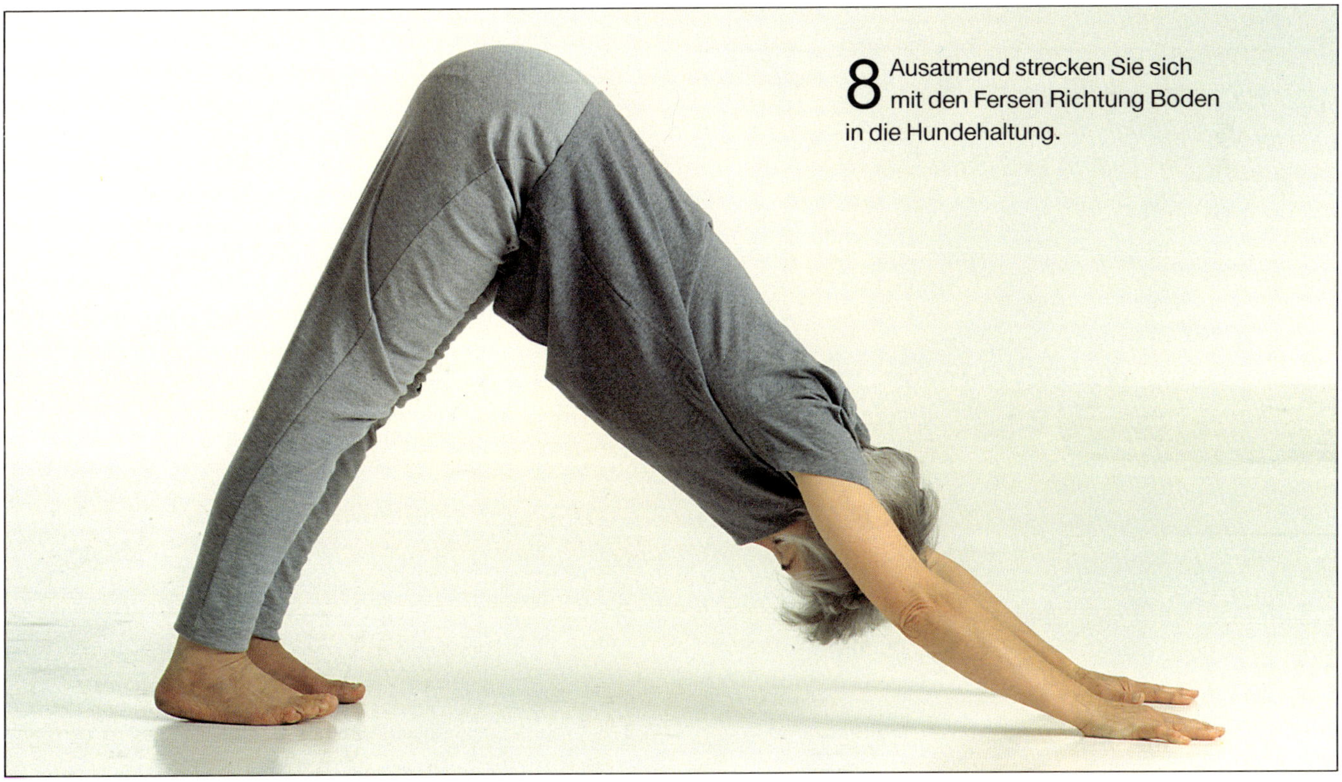

8 Ausatmend strecken Sie sich mit den Fersen Richtung Boden in die Hundehaltung.

Surya Namaskar

9 Einatmend geben Sie den rechten Fuß nach vorn. Wenn Sie steif sind, gehen Sie auf alle viere und nehmen den Fuß dann nach vorn. Die rechte Ferse berührt den Boden, die Hüften bleiben unten.

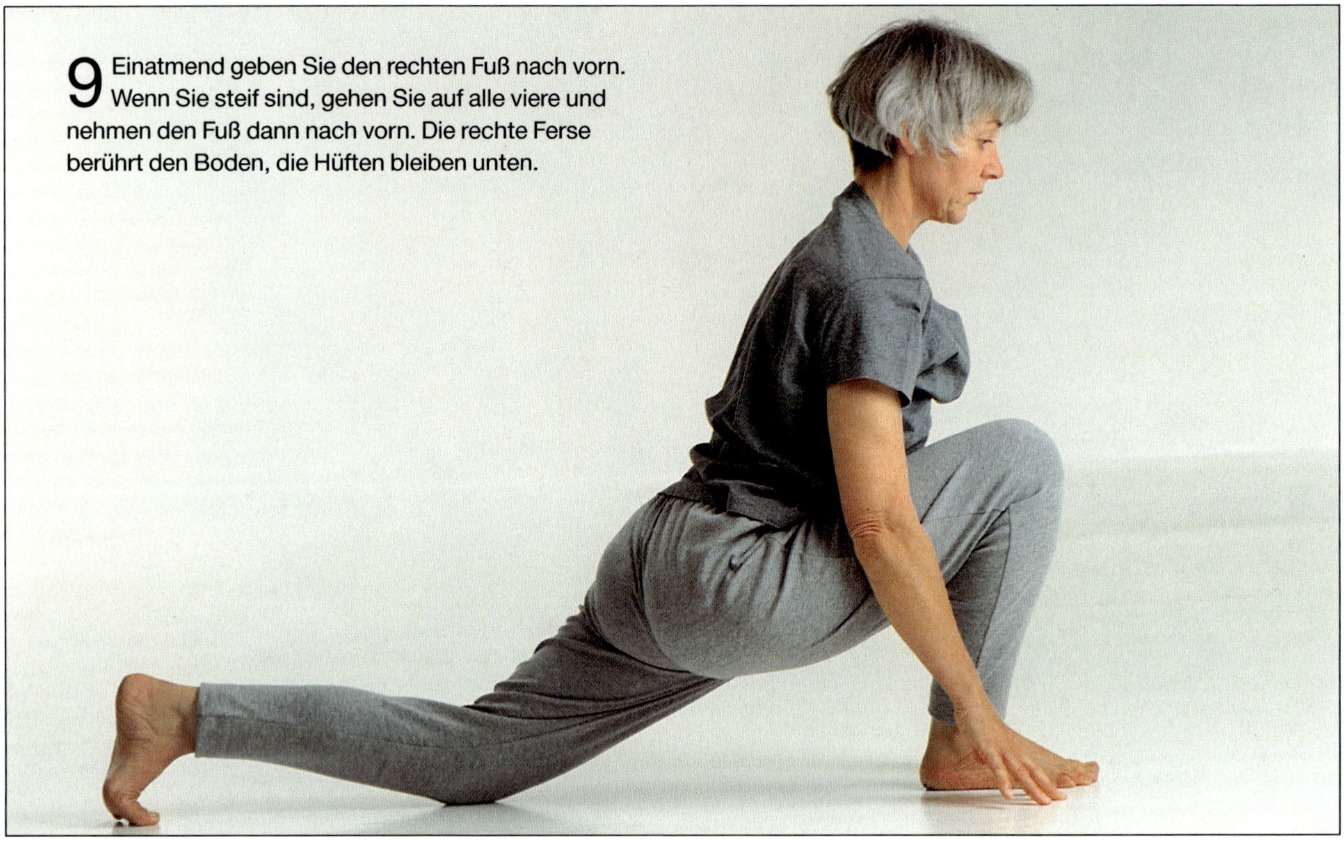

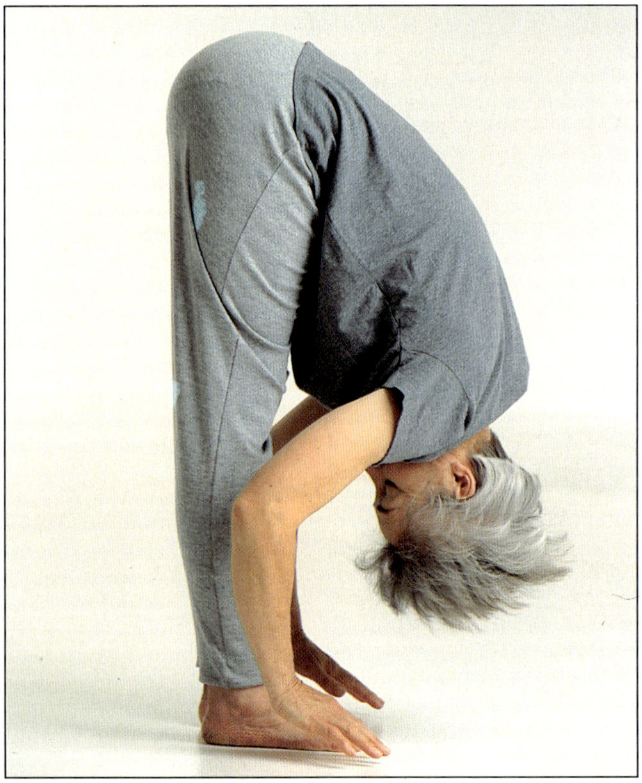

10 Ausatmend geben Sie den linken Fuß nach vorn, strecken die Beine und beugen sich nach vorn.

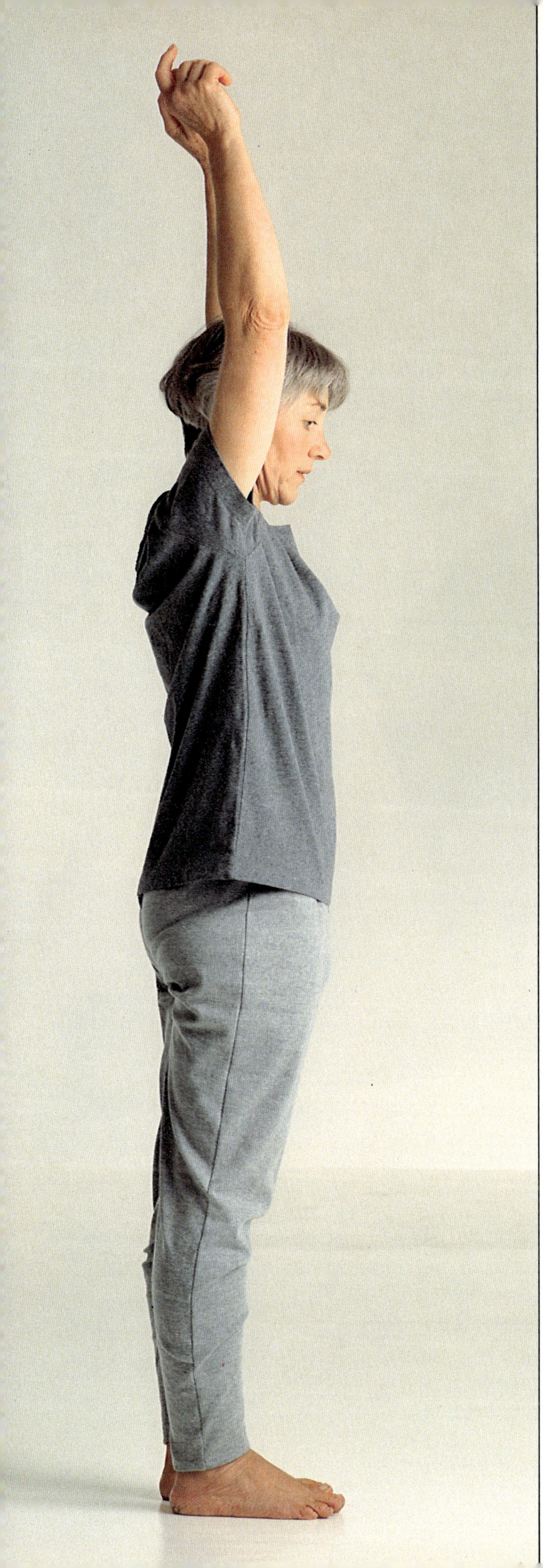

11 Einatmend strecken Sie die Arme nach oben über Ihren Kopf.
Das Gewicht bleibt auf den Fersen, die Taille gestreckt.

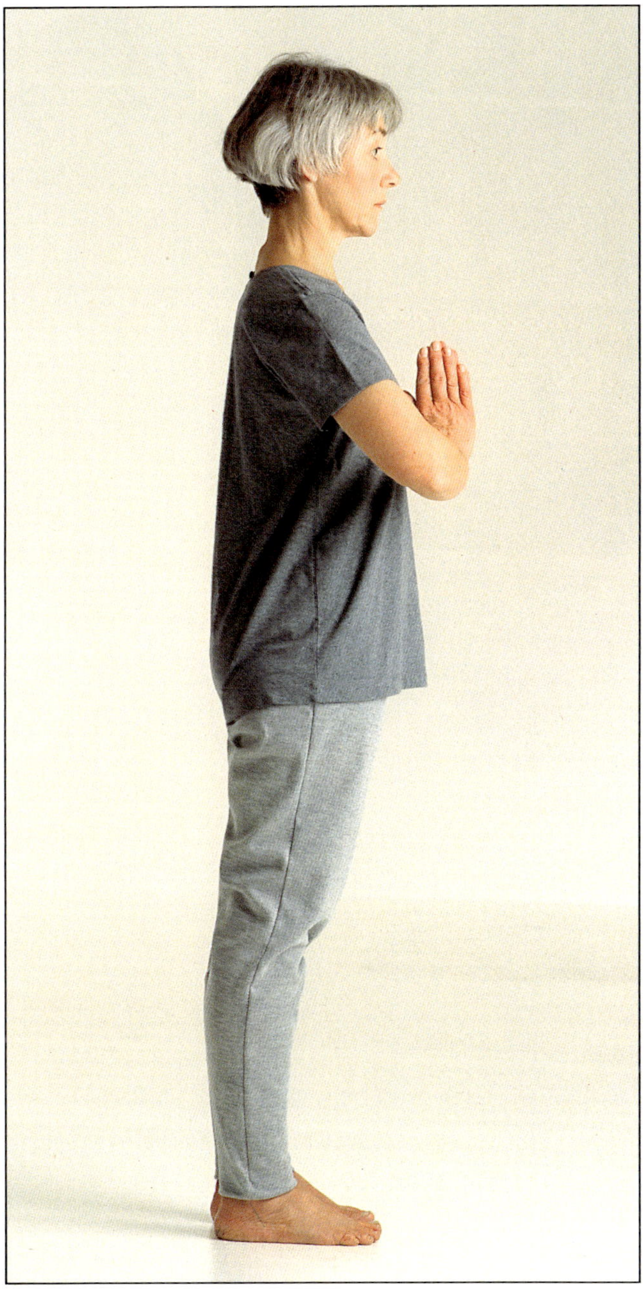

12 Ausatmend bringen Sie die Arme in die Ausgangshaltung zurück.

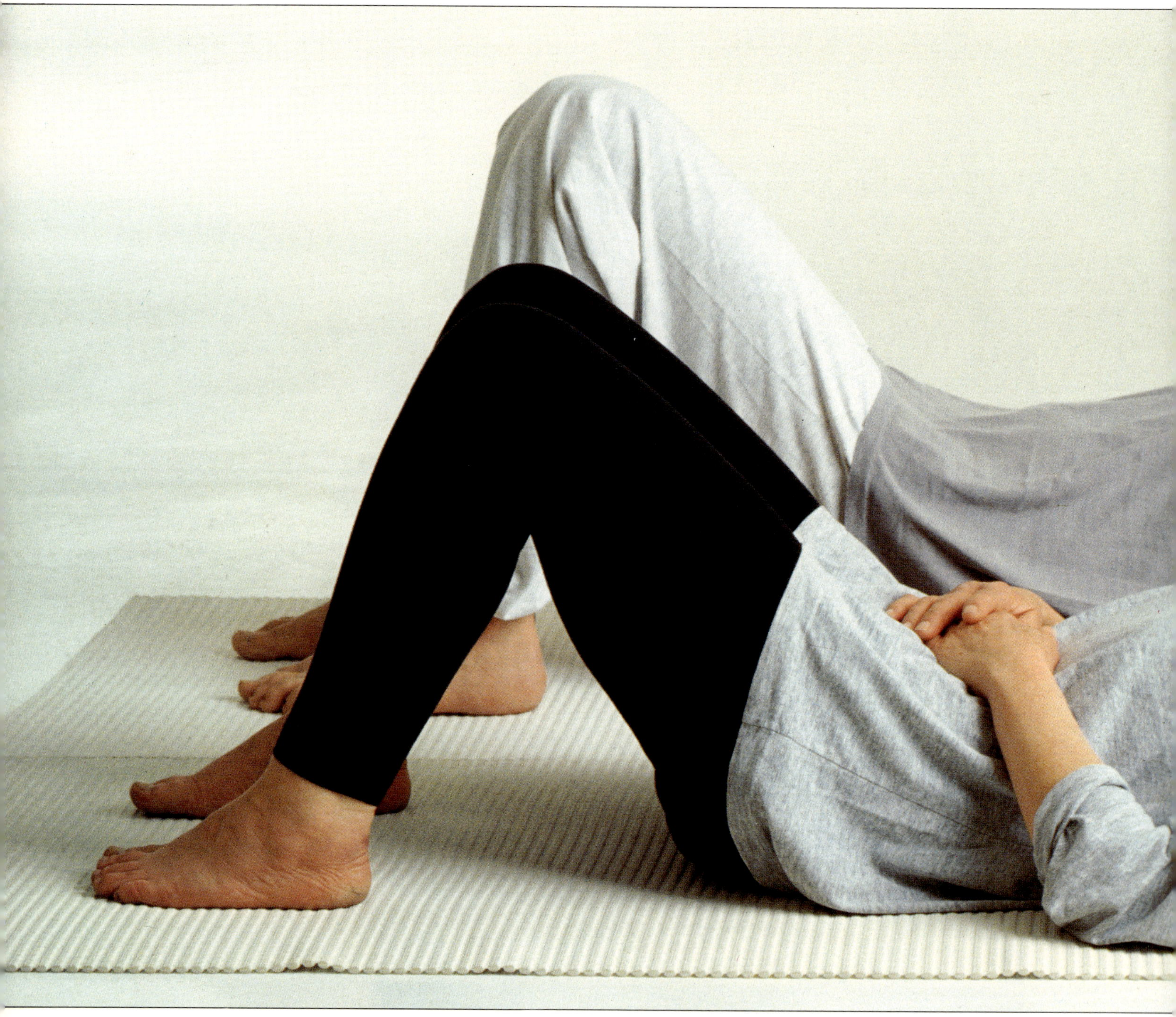

Die letzten drei Stränge des Yogabands bringen Körper, Geist und Seele zusammen. Körperverspannungen lösen sich im Entspannen, Ablenkungen schwinden im Rhythmus des Atems. Die Ruhe des Körpers spiegelt die Stille des Geists. In der Meditation werden all die unterschiedlichsten Facetten des Selbst in einen Zustand des Gleichgewichts und der Harmonie geführt. Die spirituelle Dimension des Yoga ist ebenso wichtig wie die physische, zumal sie untrennbar miteinander verbunden sind.

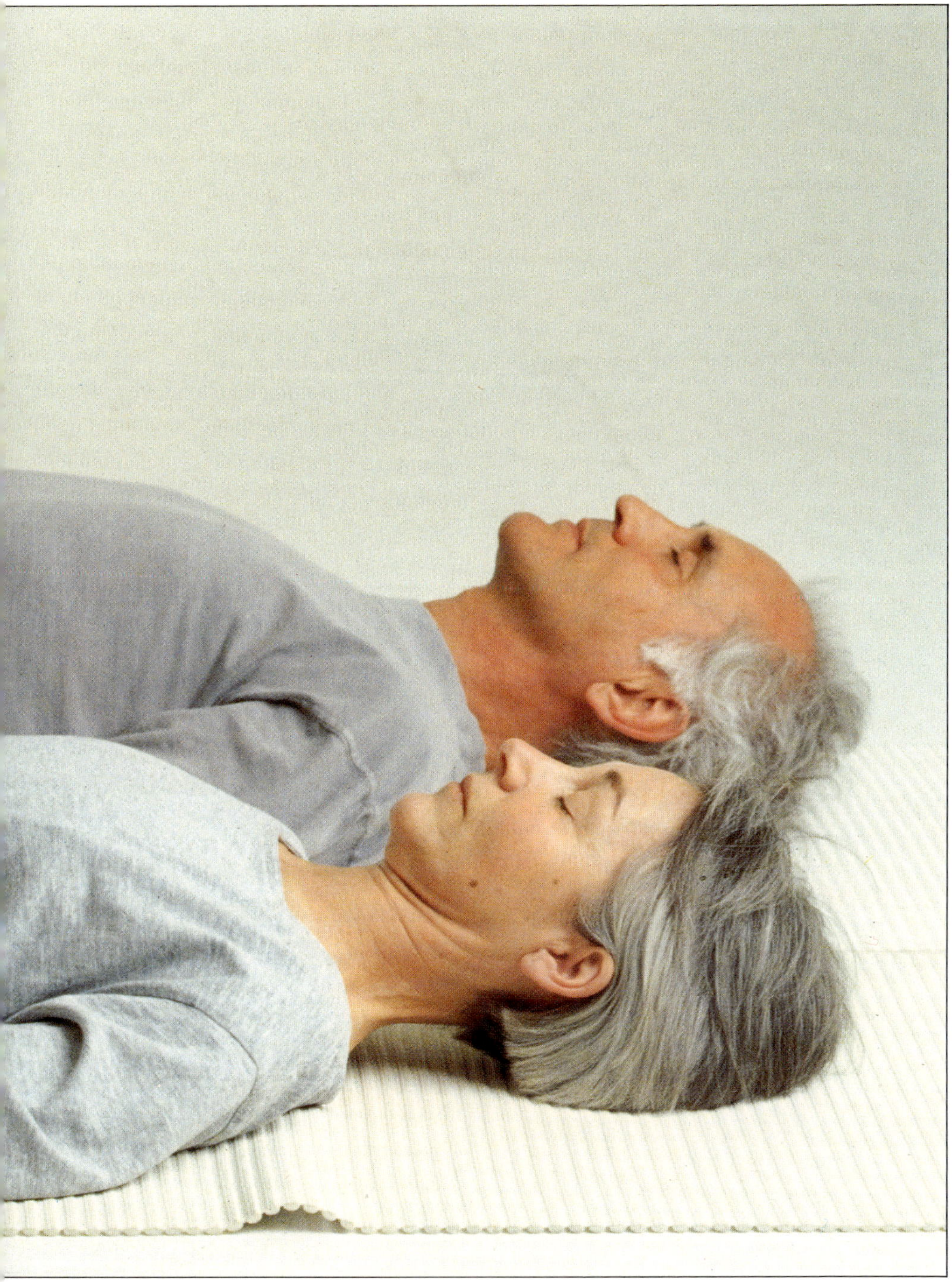
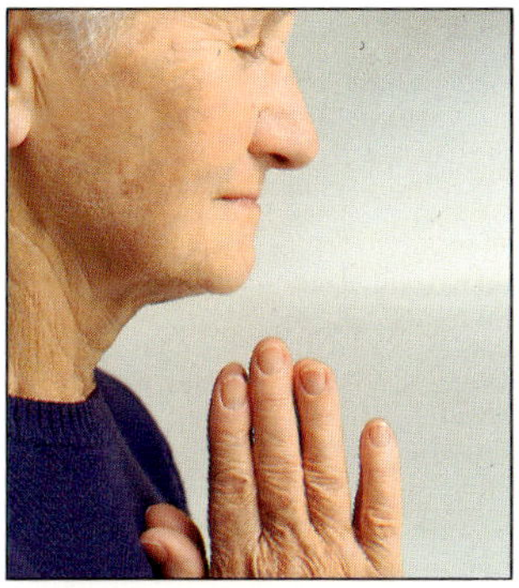
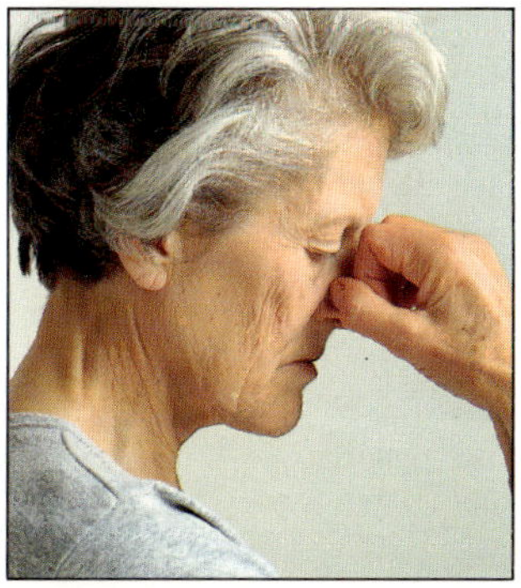
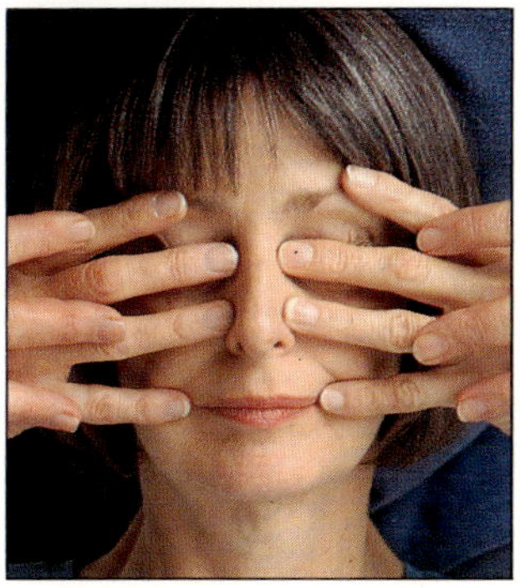

ENTSPANNUNG

Teil Drei

Wege zur Entspannung

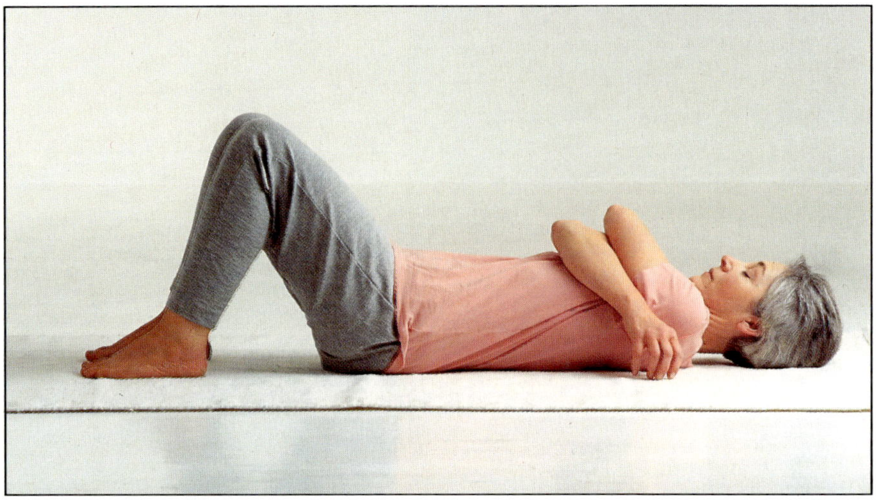

1 Legen Sie sich auf den Rücken, schmiegen Sie Ihre Wirbelsäule so flach wie möglich an den Boden, der Kopf ist gerade. Die Knie sind angewinkelt, die Füße stehen parallel, der untere Rücken liegt auf. Kreuzen Sie die Arme über der Brust, schließen Sie die Augen.

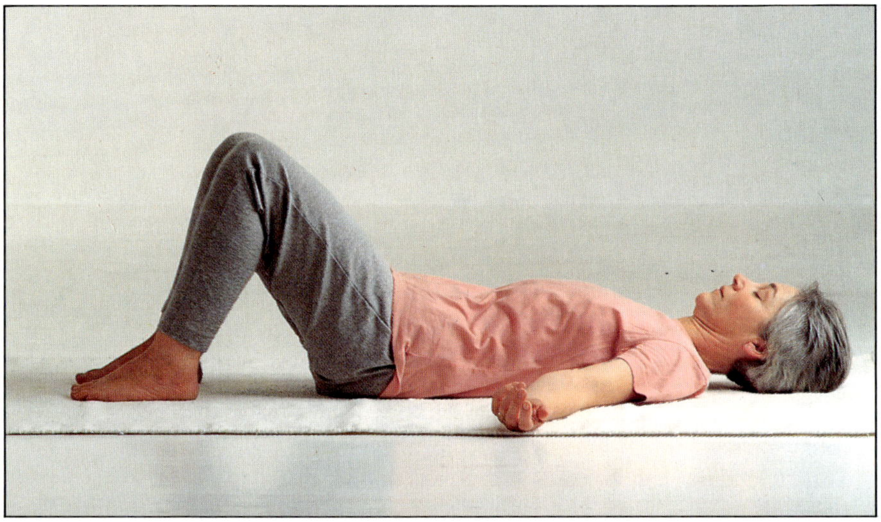

2 Ausatmend lassen Sie die Arme seitlich fallen. Der ganze Rücken vom Nacken bis zum Becken berührt den Boden. Bleiben Sie zwei, drei Minuten in dieser Lage, damit sich der untere Rücken dehnen kann.

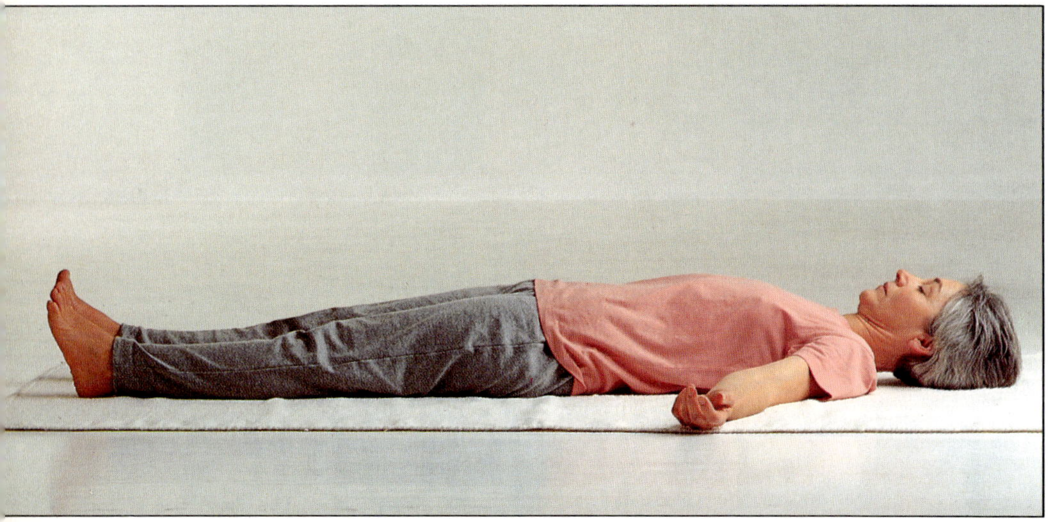

3 Strecken Sie die Beine in die Totenstellung *(Savasana).* Beim Ausatmen fallen die Beine flach auf den Boden. Der untere Rücken fällt zwar zurück in die natürliche Krümmung, doch wird der Rücken insgesamt länger und flacher sein, als wenn Sie die Lage sofort eingenommen hätten.

Am Ende Ihrer Übungspraxis sollten der Entspannung mindestens fünf Minuten gewidmet sein, und einmal pro Woche sollten Sie sich 15 bis 20 Minuten gönnen. Entspannen Sie an einem ruhigen, warmen Ort. Spannungen zeigen sich oft auch im Gesicht und an den Händen. Schließen Sie die Augen, und lösen Sie die Spannung auf der Unterseite der Zunge, im Hals und im Kiefergelenk. Wenn Sie dazu neigen, die Stirn in Falten zu legen, lösen Sie die Spannung zwischen Ihren Augenbrauen. Spüren Sie die Haut Ihrer Handflächen und Ihrer Fingerspitzen weich werden. Lassen Sie sich vom sanften, natürlichen Rhythmus der Ausatmung entspannen. Bei jedem Ausatmen lassen Sie Ihr Gewicht tiefer in den Boden sinken.

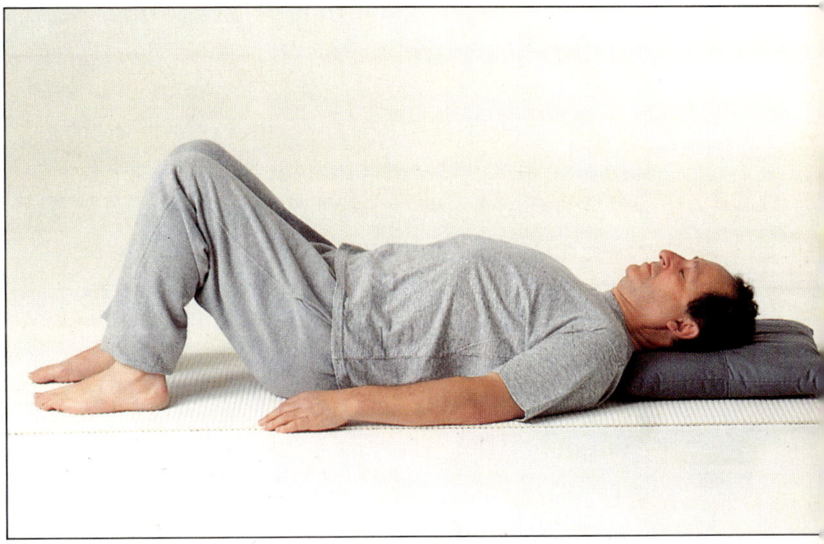

Bei runden Schultern legen Sie sich ein Kissen unter den Kopf, um den Nacken zu entspannen.

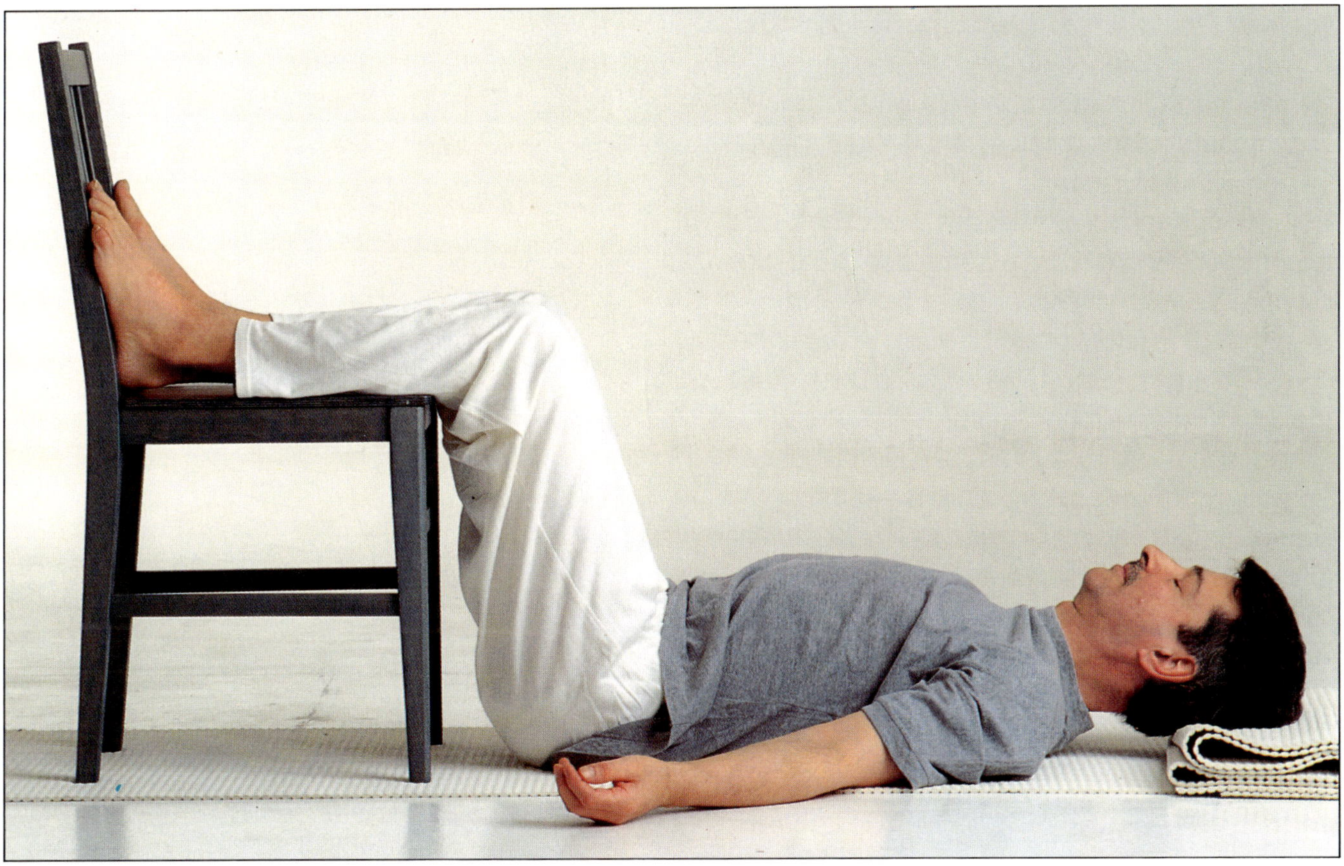

Schmerzt der untere Rücken aufgrund straffer Muskeln, legen Sie die Beine auf einen Stuhl. Während der Rücken vollkommen von der Erde getragen wird, sollten die Beine ganz entspannt ruhen.

Atmen

Pranayama

Pranayama bedeutet Kontrolle (*Yama*) des *Prana*, der Lebensenergie, die alle Wesen – Pflanzen, Tiere und Menschen – belebt. Der Atem ist nur ein Aspekt davon. Das Konzept der Lebensenergie hat eine lange Geschichte. Nach der jüdisch-christlichen Tradition wird sie dem Menschen bei der Erschaffung eingehaucht. Im Hinduismus und Buddhismus ist sie die allem innewohnende, göttliche Energie.

Der Atem liegt zwischen den Handlungen, die wir kontrollieren können, und den automatischen Funktionen des Körpers. Wir können den Atem verlangsamen oder anhalten – allerdings nur bis zu einem bestimmten Punkt. Selbstmord durch Atemanhalten ist unmöglich, weil das Atemzentrum in der Mitte des Gehirns, das den Atem steuert, automatisch die Führung übernimmt und wir weiteratmen, um zu überleben. Dennoch kann man durch zu heftiges Atmen oder zu langes Atemanhalten Schaden nehmen. Wir sollten langsam und achtsam mit einem Verständnis der Körperfunktionen atmen.

Der Hauptatemmuskel ist das Zwerchfell, das am unteren Rand des Brustkorbs den Brust- vom Bauchraum trennt. Nach oben ist es wie ein offener Schirm leicht gewölbt, vorn, wo es ans Brustbein anschließt, etwas höher als hinten, wo es an die unteren Rippen angrenzt. Das Zwerchfell zieht sich in der Mitte zusammen und fällt beim Einatmen nach unten, so daß im Brustkorb mehr Raum entsteht und die Lungen sich mit Luft füllen können. Beim Ausatmen entspannt sich das Zwerchfell und dehnt sich nach oben, der Brustraum verkleinert sich. Das heißt, daß beim Atmen der Druck in Brust und Bauch wechselt, wodurch Herz- und Kreislauffunktionen sowie andere Körpersysteme beeinflußt werden.

Damit das Zwerchfell gut funktioniert, muß es mit den langen Muskelfasern im Rücken gut verankert sein. Diese Fasern reichen weit unter die rückwärtigen Rippen bis an die Vorderseite der Wirbelsäule und fast bis zum oberen Beckenrand. Deshalb ist die Haltung für alle Atemübungen von großer Bedeutung. Um die Ausdehnung der Lungen zu unterstützen, muß der Brustkorb beweglich sein, und es bedarf starker Bauch- und Beckenmuskeln, die dem erhöhten Druck im Bauch widerstehen.

Die Atmung in ihrem kontinuierlichen Rhythmus muß gut auf alle Muskeln, deren Beweglichkeit und Tonus abgestimmt sein, so daß sie Teil des Gleichgewichts beim Bewegen, Stehen und

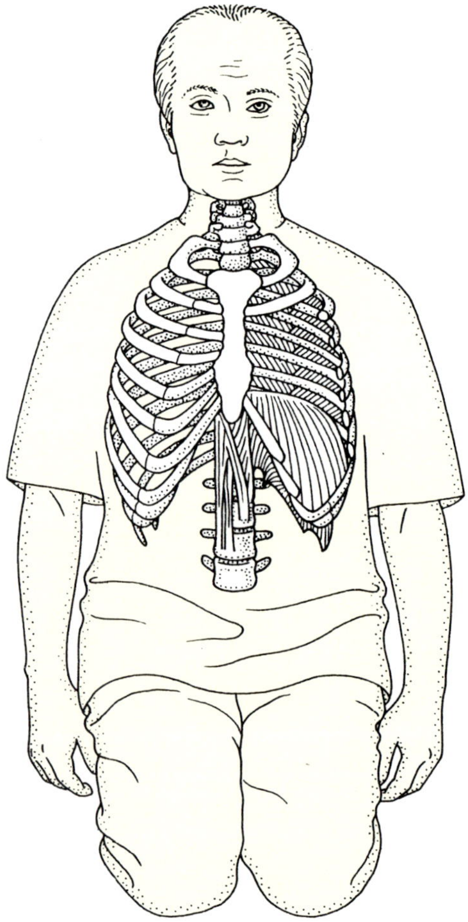

Diese Darstellung der Brust zeigt das Zwerchfell in Relation zu Rippen und Wirbelsäule.

Sitzen wird. Um die *Asanas* gut auszuführen, sollten die Bewegungen im Einklang mit der Atmung gemacht werden.

In einer richtigen Sitzhaltung werden die Muskeln, die die Hohlräume von Bauch und Brust stützen, sich bestmöglich für die Atmung entspannen und zusammenziehen können, um die Wirbelsäule geradezuhalten. Die Tätigkeit der Beckenboden-, Bauch- und Halsmuskulatur wird als Verschluß (*Bandha*) beschrieben. Beim *Mula Bandha* werden die Beckenboden- und unteren Bauchmuskeln angespannt, im *Uddiyana Bandha* spannt man den Bauch vom Brustbein bis zum Schambein nach hinten zur Wirbelsäule hin bei der Ausatmung an, und im *Jalandhara Bandha* wird die Rückseite des Halses gestreckt, während das Kinn nach unten gesenkt wird. In einer guten Sitzhaltung werden diese Verschlüsse automatisch ohne irgendein Gefühl der Anspannung geschehen.

Manche Menschen beginnen Yoga mit einer schlechten Haltung – diese muß dann begreiflich gemacht werden, damit man damit umgehen kann. Andere wiederum müssen Entspannung lernen oder ihr Atemmuster ändern. Spannungen und Streß beeinflussen nicht nur die Haltung, sondern auch die Atmung sowie Gefühl und Befinden. Schnelles, flaches Atmen ist die Folge von Angst und die Ursache von Unruhe.

Wenn Sie *Pranayama* üben, kann Sie jeder Atemzug dem Zustand der Ausgewogenheit näherbringen. Wie die *Asanas* führt *Pranayama* zur Entdeckung des Selbst. Atemübungen stimmen den Körper auf einer feineren Ebene ein, denn sie beeinflussen nicht nur Atemrhythmus, Kreislauf und Nervensystem, sondern befähigen auch zur Konzentration. *Pranayama* wirkt auf einem behutsameren Niveau als die *Asanas*, denn das Ziel ist Ruhe und Sammlung. Bewegungen, die sie ängstigen, anstrengen oder reizen, sollten daher entfallen.

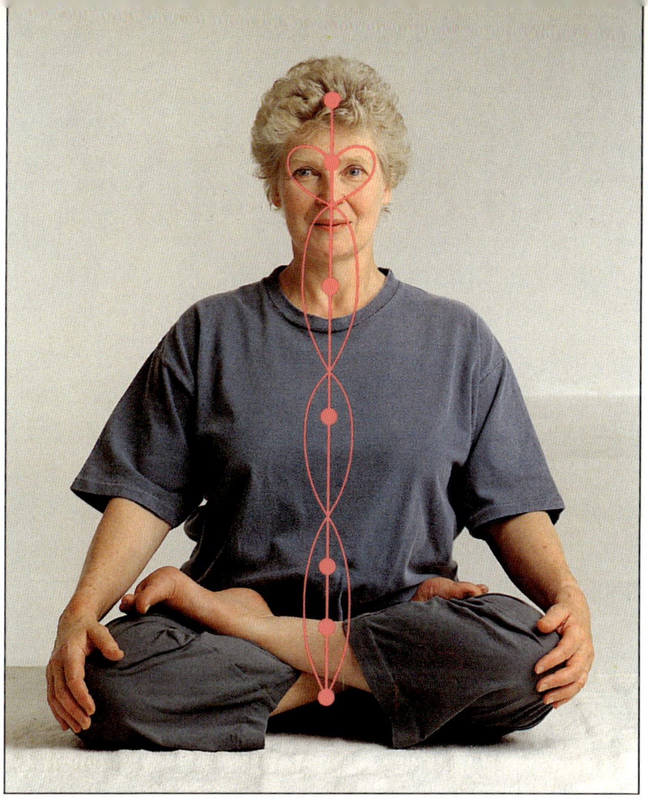

Die Chakren liegen entlang der Wirbelsäule.
Im Sitzen sollte diese senkrechte Hauptachse dem Zug der Schwerkraft folgen.

Hatha Yoga und Chakren

Nach der Hatha-Yoga-Tradition besteht der Körper aus fünf verschiedenen Lagen unterschiedlicher Dichte. Der mit unseren Sinnen erfahrbare physische Leib ist eine davon. Im feinstofflichen Körper, uns normalerweise unbewußt, wird *Prana* auf *Nadi* genannten Bahnen kanalisiert. *Asanas* klären diese, damit die Energie frei fließen und damit *Ha* (Sonne) und *Tha* (Mond) ausgleichen kann. Unter den vielen Kanälen sind *Pingala*, der die Sonnenenergie transportiert, und *Ida*, Träger der Mondenergie, die Hauptstränge. Diese winden sich spiralförmig im Körper nach oben und kreuzen dabei *Susumna*, einen Kanal, der in etwa der Wirbelsäule entspricht. Bei den meisten Menschen ist dieser Kanal an der Basis blockiert, die innewohnende psychische Energie (*Kundalini*, die schlafende Schlangengottheit) ruht. Höchstes Ziel von *Asanas* und *Pranayama* im Hatha Yoga ist die Erweckung dieser kreativen Kraft. Bei ihrer Aufwärtsbewegung werden die entlang der *Susumna* liegenden Energiezentren (*Chakren* – Räder) aktiviert, und sie bewirken einen neuen Bewußtseinszustand geistiger und physischer Natur.

Richtig atmen

und richtig sitzen

Legen Sie sich mit aufgestellten Beinen auf den Rücken. Wenn das nicht angenehm ist, legen Sie die Beine auf einen Stuhl und den Kopf auf ein Kissen (Seite 111).

Legen Sie die Hände auf den Unterleib, die Daumen auf den Nabel, die kleinen Finger zum Schambein. Bleiben Sie für ein, zwei Minuten ganz ruhig, atmen Sie sanft. Atmen Sie langsam aus, der Bauch sollte sich Richtung Wirbelsäule senken. Warten Sie und lassen Sie den Atem langsam hereinströmen; spüren Sie, wie sich der Bauch beim Einatmen hebt.

Üben Sie, so zu atmen, und spüren Sie das Heben und Senken des Bauchs, während Sie Schultern, Oberkörper und Hals so entspannt wie möglich lassen. Versuchen Sie nicht, den Atem zu „nehmen", indem Sie die Brust wölben und die Taille einziehen. Die Bewegung des Bauchs wird bei einigen ganz natürlich geschehen, bei anderen (besonders bei jenen mit schlechter Haltung) wird es schwieriger sein. In dem Fall üben Sie mehrmals täglich kurz, bis Sie den Rhythmus von ausatmen, Bauch einziehen, einatmen und Bauch heraus verinnerlicht haben.

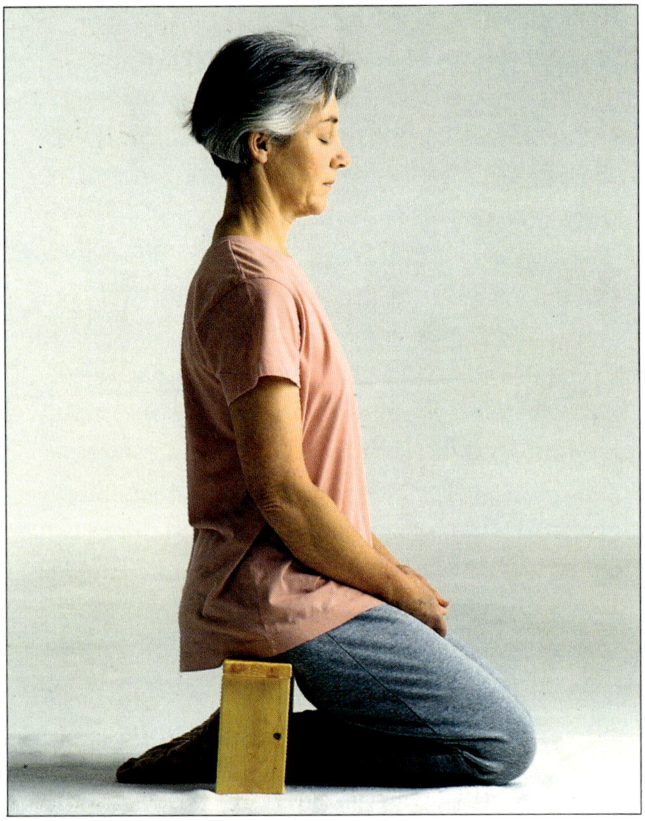

Auf einem Meditationsstuhl findet man eine angenehme Sitzhaltung für die Atmung.

Sitzen für *Pranayama* oder Meditation

Im Sitzen sollte die Basis der Haltung, das Becken, aufgerichtet sein, die beiden Sitzknochen berühren den Boden. Dann kann die Wirbelsäule frei in ihren vier Krümmungen schwingen, und die Muskeln für die *Bandhas* arbeiten korrekt. Kippt das Becken nach vorn, bildet sich ein Hohlkreuz und im unteren Bauch- und Beckenraum entsteht Druck. Fällt das Becken nach hinten, fällt auch die Taille nach hinten und die Wirbelsäule wird heruntergezogen. Der Rücken rundet sich, die Brust wird eingeengt.

Am leichtesten sitzt man auf dem Boden, entweder im Lotus (Seite 74), im halben Lotus (Seite 28) oder im Diamant (Seite 62). In diesen Haltungen bleibt das Becken aufgerichtet, während die Wirbelsäule sich mit der Atmung dehnt und ihr Gleichgewicht hält. Um die Beine in diese Haltung zu legen, müssen Sie beweglich sein, doch wenn Sie es können, ist diese Sitzhaltung für langes Sitzen viel bequemer als ein Stuhl. Der normale Schneidersitz und Haltungen mit geraden Beinen wie Muschel (Seite 78), Schuster (Seite 68) und Held (Seite 64) kippen das Becken und sind für längere Sitzperioden ungeeignet.

Fällt Ihnen der Diamantsitz schwer, können Sie eine Decke unter die Füße und/oder ein Kissen über die Fersen legen. Sie können auch einen Meditationsstuhl benutzen, der einer kleinen Holzbrücke ähnelt und im Knien über die Füße paßt (siehe Abbildung links).

Wenn Sie auf einem Stuhl sitzen müssen, achten Sie darauf, daß er die richtige Sitzhöhe hat, so daß Sie gerade darauf sitzen können. Die Oberschenkel sind horizontal mit dem Boden, die Füße stehen auf der Erde. Ist der Stuhl zu niedrig, setzen Sie sich auf ein Kissen; ist er zu hoch, stellen Sie einen Schemel oder legen Sie ein Buch unter Ihre Füße. Im Idealfall sollte der Rücken nicht angelehnt werden, sondern sich aufrichten und der Atmung angleichen. Brauchen Sie jedoch Unterstützung, achten Sie darauf, daß der Stuhl vertikal ist und die Basis Ihrer Wirbelsäule ihn berührt.

Die Atmung im Sitzen finden

Setzen Sie sich in der Ihnen angenehmen Haltung hin. Achten Sie auf eine gerade Haltung, das Gewicht sollte gleichmäßig auf beide Sitzknochen verteilt sein. Entspannen Sie Schultern und Arme, legen Sie die Hände auf den Unterbauch, so wie Sie es im Liegen taten. Die Bauchmuskeln straffen sich und gehen mit der Ausatmung nach innen. Die Einatmung sollte passiv und sanft sein.

Wenn Sie korrekt sitzen, können am Ende der Ausatmung die drei *Bandhas* geschehen; Beckenboden und Bauch werden kontrahiert, die Wirbelsäule ist vom Steiß bis zum Nacken gerade aufgerichtet, das Kinn wird leicht zum Brustbein geneigt. Wenn Sie sich im Rhythmus des Atems sammeln, werden Sie den Moment in der Ausatmung wahrnehmen, in dem alle Spannung schwindet und Sie automatisch loslassen, wie wenn Sie sich beim Gähnen strecken. Dieses Loslassen im Atemfluß ist der Impuls, der Sie in die *Asanas* führt, und der Schlüssel zu Entspannung und Ruhe.

Mudras (Siegel) sind Haltungen, die Energie- oder Aktivitätskreisläufe schließen. Diese beruhigenden, besänftigenden Techniken können Sie anwenden, wenn Sie sich still zum Atmen hinsetzen wollen.

Khecari Mudra Rollen Sie die Zunge so ein, daß die Spitze zum Gaumen zeigt, die Unterseite das Gaumendach berührt. Das entspannt den Kiefer und bringt den Kopf an die richtige Stelle über der Wirbelsäule.

Jnana Mudra Legen Sie die Hände auf die Knie, Daumen und Zeigefinger berühren sich. Das löst die Spannungen in den Handflächen und symbolisiert die Verbindung des Individuums mit dem Unendlichen.

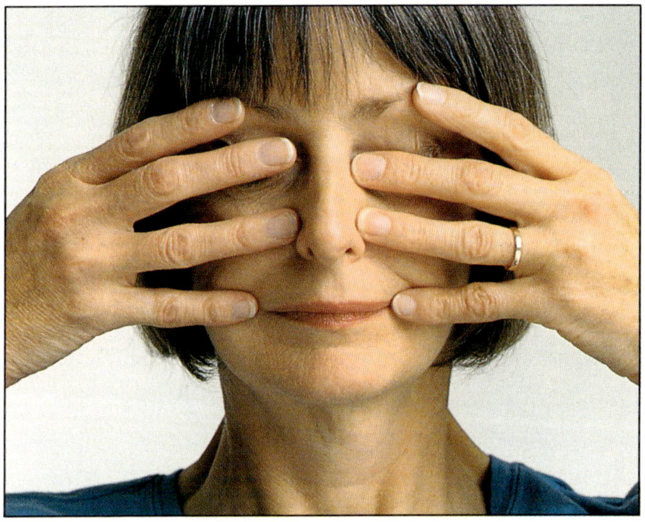

Praktizieren Sie zur Entspannung für die Atemübungen *Sanmukhi Mudra*.

Sanmukhi Mudra Schließen Sie die Augen, legen Sie sanft die Hände auf Ihr Gesicht, die Daumen schließen die Ohren. Die Finger ruhen sacht auf den Augenbrauen, Augenlidern, Nasenflügeln und den Mundwinkeln. Beim Ausatmen darf sich Ihr Gesicht dehnen. Das entspannt Mund, Augen und Stirn.

In der Entspannungslage erzielen Sie einen ähnlichen Effekt, wenn Sie sich ein kleines mit Reis gefülltes Säckchen auf die Augen legen. Der Reis fällt nach beiden Seiten des Säckchens und fördert die Entspannung im Gesicht. Füllen Sie das Säckchen nicht zu voll, die Augen sollten keinem Druck ausgesetzt sein.

Atemübungen

Atemübungen sollten regelmäßig gemacht werden, so reservieren Sie sich am besten täglich zehn Minuten zur selben Zeit. Üben Sie weder mit vollem noch mit leerem Magen. Setzen Sie sich aufrecht und gerade hin. Falls nicht anders angegeben, atmen Sie durch die Nase. Bei neuen Techniken fangen Sie mit wenigen Atemzügen an. Außer der einfachen *Ujjayi*-Atmung sollten Sie keine Atemübung länger als fünf Minuten machen. Forcieren Sie den Atem nie, einige Übungen können einfach ungeeignet für Sie sein.

Reinigungsatem (*Kapalabhati*) Diese Atemübung wird meist vor anderen Atmungen ausgeführt, denn sie entfernt verbrauchte Luft aus den Lungen, stabilisiert die Sitzhaltung und entspannt den Oberkörper.

Atmen Sie sanft aus und ein. Atmen Sie dann mit einem kraftvollen Einziehen der Bauchmuskeln schnell aus. Dann lassen Sie zum Einatmen den Bauch sofort wieder los. Wiederholen Sie dies bis zu fünfmal. Füllen Sie die Lungen, indem Sie langsam die Bauchmuskulatur entspannen. Wiederholen Sie dies bis zu dreimal. Fangen Sie mit fünf bis zehn schnellen Ausatmungen und einer langen Einatmung an. Wiederholen Sie die Anzahl der Ausatmungen, bis Sie 60 hintereinander machen können (das wird sicherlich einige Monate dauern). Üben Sie vorsichtig. Bei Herz-, Blutdruck- oder Augenproblemen sollten Sie vor dieser Atemübung ärztlichen Rat einholen.

Einfache Tiefenatmung (*Ujjayi*) Dieser langsame, rhythmische Atem ist der Schlüssel zum stillen und ruhigen Sitzen, aber die Einfachheit macht ihn schwierig. Sie müssen sich konzentrieren und dem Atem ein kontinuierliches Anpassen an die Sitzhaltung in Übereinstimmung mit der Schwerkraft erlauben.

Atmen Sie aus, lassen Sie langsam den Bauch nach innen Richtung Wirbelsäule gehen. Lassen Sie den Atem sanft und ohne Anstrengung kommen. Versuchen Sie nicht die Brust zu heben, das verkürzt nur den Rücken und blockiert die Lungen. Diese sanfte Tiefenatmung lehrt uns die perfekte Sitzhaltung, die uns wiederum das Atmen lehrt.

Wechselatmung (*Viloma*) Diese Atmung reguliert die Atemdauer. Pausieren im Einatmen hilft bei Niedergeschlagenheit und Verstimmung. Üben Sie zunächst wechselseitiges Atmen. Sobald Sie mit der Technik vertraut sind, können Sie sie bei jedem Atemzug anwenden.

1. *Wechselatmung beim Ausatmen* Atmen Sie langsam ein. Entspannen Sie die Schultern und halten Sie kurz inne. Fahren Sie fort, pausieren Sie eine Sekunde in je gleichen Intervallen der Ausatmung. Am Ende der Ausatmung pausieren Sie nicht, sondern entspannen und atmen normal ein.
2. *Wechselatmung beim Einatmen* Atmen Sie aus und dann ein wenig ein. Pause, einatmen, wieder Pause. Fahren Sie fort, je eine Sekunde pausieren Sie in gleichen Intervallen bei der Einatmung.

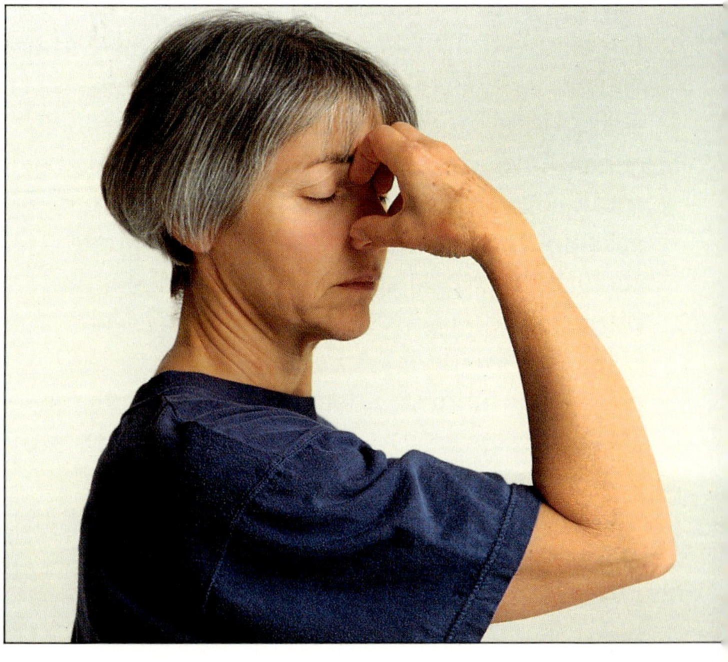

Zur Reinigung der Atemwege schließen Sie abwechselnd ein Nasenloch und atmen durch das jeweils andere.

Atem anhalten (*Kumbhaka*) Im Anhalten des Atems erfährt man Ruhe und Stille. Dabei geht es nicht um ein „Festhalten“ oder den Versuch, herauszufinden, wie lange man ohne Atem auskommt.

Halten Sie den Atem am Ende des Einatmens an, atmen Sie dann doppelt so lange aus wie ein. Bevor Sie sich ans Anhalten des Atems wagen, üben Sie erst diese Atmung im Verhältnis eins zu zwei. Atmen Sie ein, entspannen Sie Schultern und Gesicht, während Sie den Atem anhalten, atmen Sie dann langsam aus. Bevor Sie mit dem Zyklus weiterfahren, atmen Sie ein- oder zweimal normal. Das Atemanhalten sollte höchstens dreimal so lang wie das Einatmen sein.

Wechselseitige Nasenatmung (*Nadi Sodhana*) Diese Übung reinigt die Atemwege, indem der Atem abwechselnd durch beide Nasenlöcher gelenkt wird. Sollten Sie dabei die Schultern anspannen und im Sitzen gestört werden, ist diese Atmung im Moment nicht gut für Sie.

Um die Nasenlöcher zu schließen, drücken Sie sanft an den Knorpeln des Nasenflügels. Der Daumen der rechten Hand schließt das rechte Nasenloch, Ring- und kleiner Finger schließen das linke (siehe Abbildung links).

Setzen Sie sich aufrecht hin, heben Sie die rechte Hand, ohne die Schulter anzuspannen, und schließen Sie das linke Nasenloch, atmen Sie durch das rechte aus. Atmen Sie durch das rechte Nasenloch ein, schließen Sie beide Nasenlöcher, öffnen Sie links, atmen Sie aus und dann ein durch das linke Nasenloch. Wiederholen Sie dies. Beenden Sie die Übung, indem Sie rechts ausatmen, und atmen Sie dann durch beide Nasenlöcher weiter.

Löwenatmung (*Simhasana*) Bei ihr wird durch die Nase ein- und über die Zunge mit Löwengebrüll ausgeatmet. Sitzen Sie aufrecht, atmen Sie ein, drücken Sie das Kinn nach unten, strecken Sie die Zunge heraus, bis die Zungenspitze das Kinn berührt; gleichzeitig schauen Sie nach oben zu Ihren Augenbrauen. Atmen Sie schnell durch den offenen Mund aus, maximal dreimal. Bei hohem Blutdruck oder Augenleiden sparen Sie diese Übung aus.

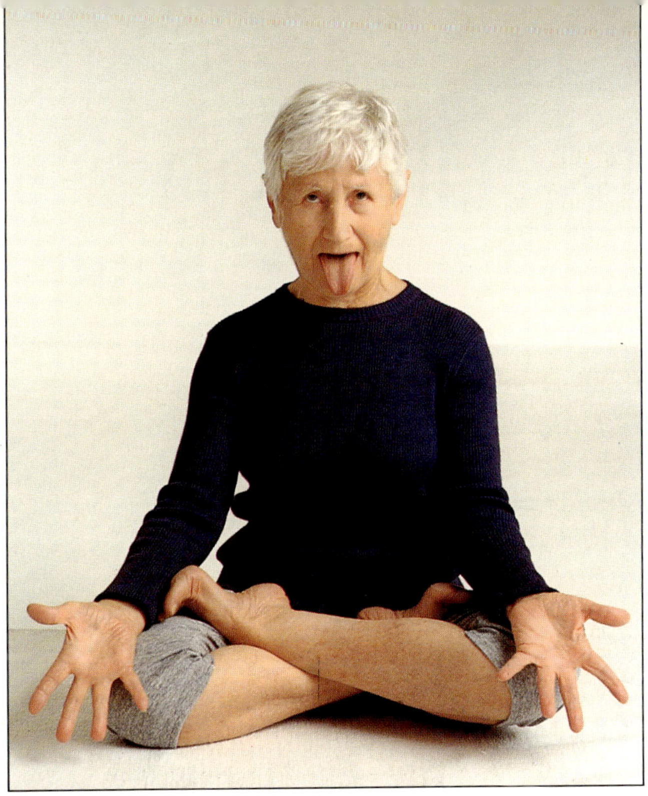

Die Löwenatmung ist eine belebende Atmung zum Aufwachen.

Summatem (*Bhramari*) Diese entspannende und belebende Übung macht wach und frisch. Sitzen Sie gerade, atmen Sie natürlich. Beim Ausatmen summen Sie, indem Sie die Lippen zum Vibrieren bringen. Ziehen Sie dann die Vibration nach innen, bis Sie sie in Kopf und Hals spüren. Mit genügend Übung werden Sie sie auch in der Brust und im Brustbereich fühlen. Üben Sie zunächst bei wechselndem Ausatmen. Je besser Sie entspannen, um so tiefer werden Sie das innere Summen spüren.

Aum Wenn Sie den Summatem in ein „mmm“ verwandeln, können Sie im Ausatmen auch die Silbe „AUM“ ertönen lassen; lassen Sie dabei die Vokale mit „mmm“ ausklingen. Aum wird als *Mantra* benutzt und verkörpert die Schwingung der ganzen Schöpfung. Deshalb sollte dieser Klang nicht nebenbei gemacht werden, sondern mit Achtung und Ehrerbietung. „Jede Rede wird durch Aum zusammengehalten“ – *Chandogya Upanishad*.

Meditation

Am Ende des *Pranayama* sitzen Sie aufrecht und ruhig. Richten Sie Ihre Aufmerksamkeit auf den Atem, lassen Sie sich weder durch Ihre Augen noch durch die Ohren ablenken. So beginnt Meditation. Meditation im Yoga heißt den Geist beruhigen. Weder denkt man über einen Gegenstand nach, noch wälzt man ein Problem, noch flüchtet man in die Phantasie.

Still und ruhig zu sein, scheint einfach, ist aber schwierig, denn wir Menschen sind komplizierte Geschöpfe, und sowohl der Körper als auch der Geist neigen zur Ruhelosigkeit. In den *Asanas* lernen wir, gerade, aufrecht und entspannt zu sitzen. Wir sollten uns weder verspannen noch versteifen oder zusammenfallen und wegdösen. *Pranayama* lehrt uns das Gleichgewicht zwischen Ruhelosigkeit und Trägheit. Ängste und Sorgen können sich auflösen, wenn wir die Aufmerksamkeit auf den Atem richten, ohne ablenkenden Gedanken nachzuhängen. Meditation, die den Geist einbezieht, entwickelt sich also natürlich aus den vorausgegangenen körperlichen Yogapraktiken. Yogahaltungen, Entspannung und Atmung können von allen Menschen in allen Lebensstufen ausgeübt werden. Sie führen zu Gesundheit und Energie und befreien von Streß. Meditation kann nicht mit solcher Zielsetzung praktiziert werden. Sie ist Teil eines religiösen Wegs. Somit sind materielle Ziele, und seien es Gesundheit und Harmonie, damit unvereinbar.

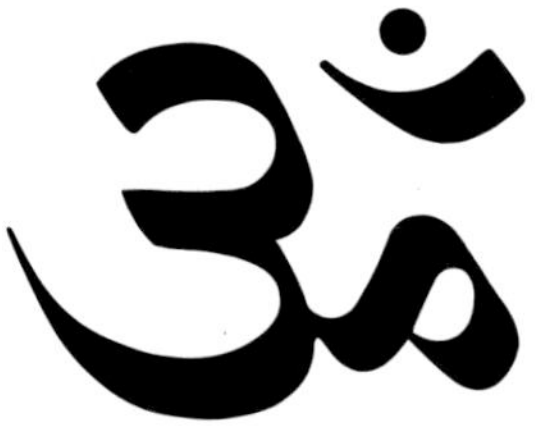

Aum ist das klassische Meditationsmantra.

Konzentration (*Dharana*)

Wie *Asanas* und *Pranayama* braucht die Meditation Zeit und Übung. Beginnen Sie zunächst damit, nach den *Pranayama*-Übungen einige Minuten still und ruhig zu sitzen, bevor Sie sich zur Entspannung hinlegen. Richten Sie die Aufmerksamkeit auf den natürlichen Rhythmus des Atems. Lassen Sie sich Zeit dafür, geben Sie nicht gleich bei der ersten Zerstreuung auf. Selbstverständlich werden ablenkende Gedanken kommen, wenn Sie versuchen, still und ruhig zu sitzen, aber Sie müssen ihnen ja nicht nachgeben und ihnen die Macht überlassen. Wenn Sie sich auf den sanften Rhythmus des Ein- und Ausatmens konzentrieren, wird er gleich einem Leitfaden durch das Labyrinth Ihrer Gedanken zu einem ständig wachsenden Zentrum der Stille im Selbst. Wenn Sie den Faden verlieren, kehren Sie von Ihrer Ablenkung zurück und richten die Aufmerksamkeit wieder auf den Atem.

Am Anfang kann das äußerst schwierig sein, und selbst fünf Minuten scheinen eine Ewigkeit, wenn Sie ruhelos sind. Mit der Zeit wird es sehr viel leichter. Später können Sie die Zeit des Sitzens verlängern, doch sollten Sie sich an eine regelmäßige Disziplin gewöhnen. Regelmäßiges, tägliches Üben ist wichtig. Langes Sitzen an einem Tag, an dem Sie sich ruhig und gesammelt fühlen, und Aufgeben am nächsten Tag, wenn der Geist unruhig ist, macht nur noch zerstreuter. Wichtig ist eine ausgewogene Übungspraxis – setzen Sie die Zeit zum Meditieren zwischen einer Höchst- und einer Mindestzeit fest. Ideal wären zweimal 20–30 Minuten am Tag. Früh am Morgen, wenn die Ablenkungen des Tages noch nicht begonnen haben, und nach Ihrer Programmpraxis, wenn Sie von Natur aus ruhig und gesammelt sind, sind die besten Zeiten.

Außer der Konzentration auf den Atem können Sie noch mit anderen Methoden die Gedanken während der Meditation zur Ruhe bringen. Sie können sich mit Hilfe eines Worts oder eines Lauts konzentrieren. Auch Visualisieren hilft. Ebenso können Sie Ihre Aufmerksamkeit auf ein Körperteil wie zum Beispiel das Herz richten.

Leider gibt es Gruppen und Sekten, die solche Methoden wie ein Allheilmittel für alle Probleme vermarkten oder als Pfad zu solch exotischen Erfahrungen wie Levitation anpreisen. So wie falsch ausgeführte *Asanas* und *Pranayama* zu Muskelzerrungen oder Störungen im Allgemeinbefinden führen können, so können ungeeignete Meditationstechniken negative Wirkungen auf den Geist zeitigen. Wenn Sie also eine andere Technik als die einfache Konzentration auf den Atem lernen wollen, verlassen Sie sich am besten auf Ihr kritisches Urteilsvermögen und Ihren gesunden Menschenverstand, und finden Sie die Methode, die Ihnen, Ihren kulturellen und religiösen Wurzeln entspricht. Wie bei *Asanas* und *Pranayama* sollten Sie von da ausgehen, wo Sie gerade sind, und nicht versuchen, fremde und eigenartige Vorgehensweisen zu kopieren. Meditation ist eine kontinuierliche, lebenslange Praxis. Sobald Sie Ihre eigene Methode entwickelt haben, sollten Sie dabei bleiben und regelmäßig üben. Diese Methode wird zu einem wichtigen Bestandteil Ihres Lebens werden, lassen Sie sich also Zeit, um die für Sie richtige Übungsweise zu finden.

In den meisten Religionen gibt es Wörter und Sätze, die den Geist beruhigen und auf immer tiefere Ebenen führen, wenn man sich auf sie konzentriert. Im Yoga heißen diese Worte oder Laute *Mantra*. Diese Form der Meditation wird derzeit am meisten benutzt. Traditionell wird man in sie von einem Lehrer eingeführt, der einen auch weiterbetreut. Tauchen Probleme auf, brauchen wir jemand, der uns berät, und obgleich die Meditation üblicherweise allein geübt wird, ist die Unterstützung einer Gruppe hilfreich.

Jede Yogaform, seien es nun *Asanas, Pranayama* oder Meditation, fördert die Gesundheit, die Sensibilität und die Energie. Das sollte uns jedoch nicht von den anderen trennen oder isolieren. Vielmehr wird unser Potential in vielerlei Hinsicht erweitert. Unabhängig vom Alter können wir unser Leben in seiner ganzen Fülle leben. Der Kontakt mit Menschen, die das gleiche tun, kann sehr inspirieren.

Jede Form der Konzentration wird irgendwann Ihre ganze Aufmerksamkeit fordern, bis Sie vollkommen davon durchdrungen sind. Das ist schließlich Meditation (*Dhyana*), wo wir jenseits von Ton, Bild oder Atem durch den Geist und seine Spiegelungen den Geist, der allem innewohnt, erblicken und zur Betrachtung (*Samadhi*) gelangen.

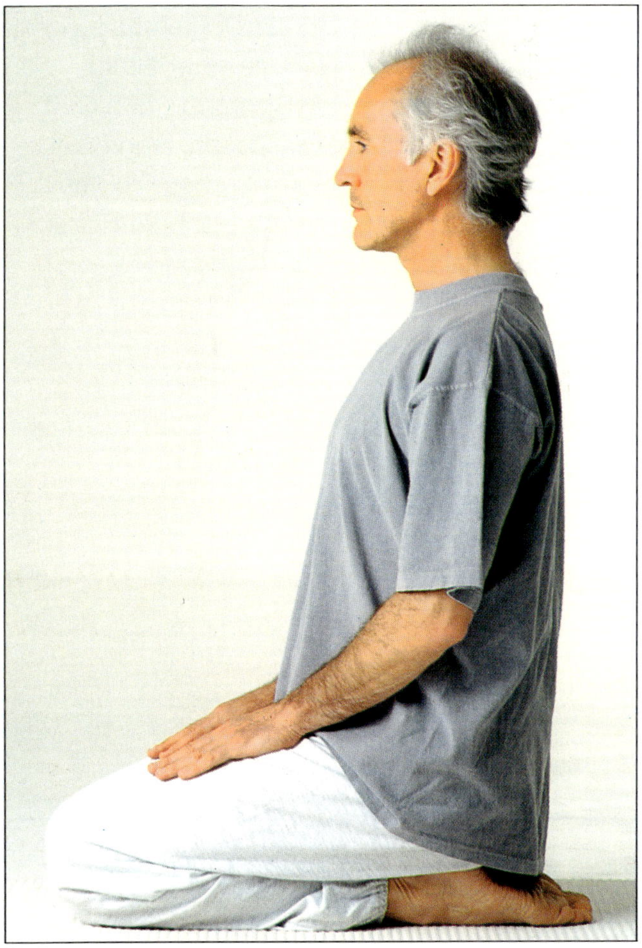

Setzen Sie sich vor der Meditation in eine geeignete Haltung wie zum Beispiel den Diamantsitz (Seite 62).

Programme

Einführung

Je älter wir werden, desto wichtiger wird regelmäßiges Üben. Letztlich ist dies auch befriedigender, und es verhindert zudem die durch plötzliches Üben möglicherweise auftretenden Schmerzen. Reservieren Sie sich täglich Zeit für Ihre Praxis. Üben Sie nicht mit vollem Bauch oder spät in der Nacht. 30 Minuten genügen am Anfang, aber schon zehn Minuten können nützlich sein, wenn das die Zeitspanne ist, die Sie erübrigen können. Suchen Sie sich ein ruhiges Plätzchen mit einer gleichmäßigen, rutschfesten Oberfläche (vielleicht brauchen Sie aber auch eine Matte). Tragen Sie leichte, dehnbare Kleidung, und legen Sie für die Entspannung einen Pullover zurecht. Üben Sie barfuß, damit auch die Zehen sich strecken können. Zum Sitzen und für die Umkehrhaltungen brauchen Sie eine Decke sowie einen Stuhl. Möglicherweise benötigen Sie auch einen Gurt und, falls Sie steif sind, zwei Kissen. Wenn Sie irgendein spezifisches medizinisches Problem haben, sollten Sie ärztlichen Rat einholen, bevor Sie mit Körper- und Atemübungen beginnen.

Halten Sie sich am Anfang an das vorgegebene Programm. Wärmen Sie sich mit einfachen Übungen auf, bevor Sie sich dem herausfordernden Teil Ihrer Praxis stellen, und achten Sie am Schluß auf genügend Zeit zum Entspannen. Die Stellungen sollten sich ausgleichen, damit die Wirbelsäule gleichmäßig in alle Richtungen gedehnt wird. So werden Vorwärtsbeugen durch Rückwärtsbeugen ausgeglichen, und aktive Stellungen wechseln mit ruhigeren ab. In asymmetrischen Haltungen sollen stets beide Seiten gedehnt werden. Vom ersten Tag an gehören Atmung und Entspannung dazu.

Programme Das erste Programm ist für unbewegliche Personen. Weniger bewegliche Anfänger sollten mit dem Standardprogramm beginnen und dann zum alternativen Programm wechseln. Langsam können Sie zum allgemeinen Standardprogramm übergehen. Die allgemeinen Programme sind auf ca. 30 Minuten konzipiert und enthalten weder Kopfstand noch Lotus oder andere intensive Übungen.

Sonnengruß

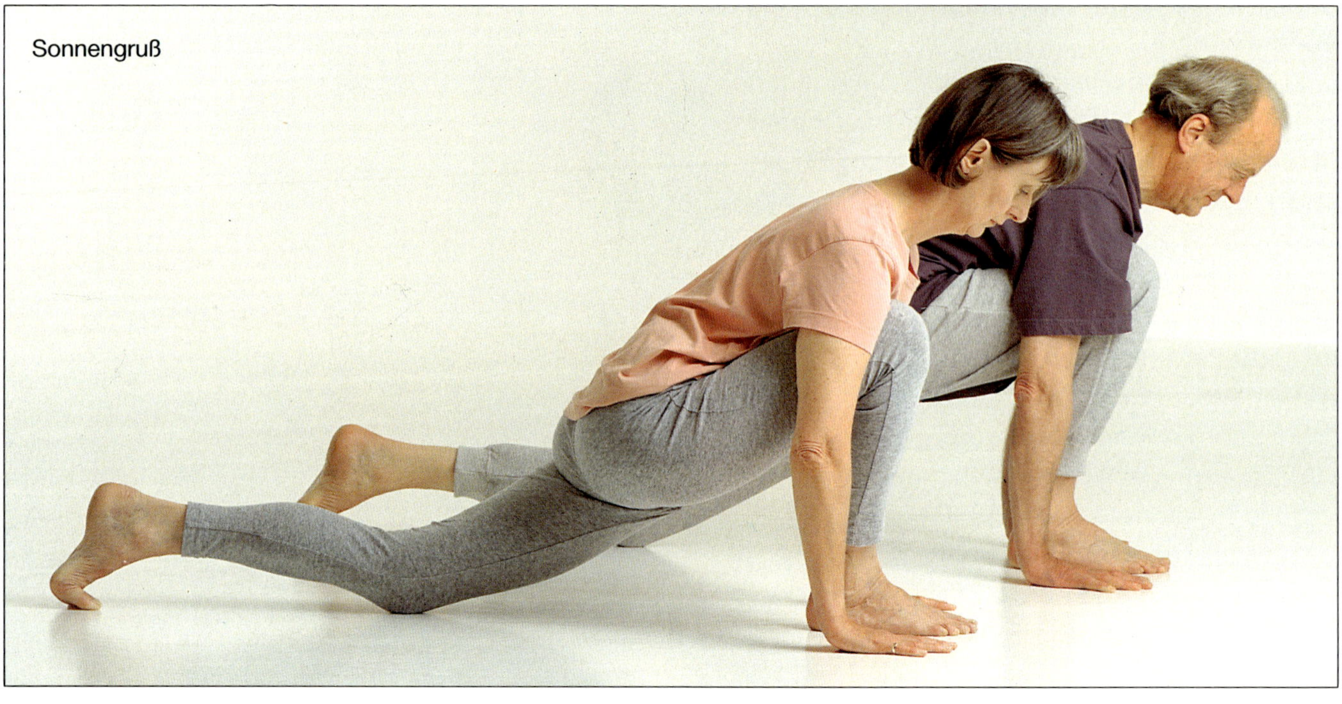

Programme für Anfänger

Programm für die Unbeweglichsten

Ist Unbeweglichkeit Ihr Problem, sollten Sie wenig, aber oft üben, am besten zwei-, dreimal am Tag. Das Programm beginnt und endet mit dem Atmen in der aufrechten Sitzhaltung. Wie lang das dauert, wird von Ihrer Beweglichkeit und Ausdauer abhängen. Sind stehende Haltungen wie Berg oder Dreieck zu schwierig, lassen Sie sie und machen mehr dehnende Übungen im Liegen (Seite 58/59).

Aufrecht im Stuhl sitzen und den Atem finden	114
Je einen Arm strecken	40
Nach vorn zum zweiten Stuhl dehnen	42
Im Sitzen zum Boden strecken	42
Drehung im Sitzen	41
Schulterdehnung mit Gurt im Sitzen	41
In der Grätsche nach vorn strecken	42
Berg	18
Dreieck, nur Schritt 1	26
Brücke mit Kopf auf Kissen	90
Arme über den Kopf strecken, Arme auf Kissen	58
Beine strecken, nur Schritt 1	54
Entspannung, Beine auf dem Stuhl und Kopf auf dem Kissen	110
Aufrecht auf dem Stuhl sitzend praktizieren Sie zehn Atemzüge lang langsam die einfache *Ujjayi*-Atmung	116

Standard-Anfängerprogramm

Dieses Anfängerprogramm beginnt mit einfachen Stellungen, die erden und ausgleichen. Sobald Sie sich unbehaglich oder gestreßt fühlen, hören Sie auf.

Berg und Baum	18
Fußübungen	125
Kuh und Adler, nur Arme	70
Im Stehen nach vorn zum Stuhl beugen	20
Drehung im Stehen	30
Krieger, Schritt 1	32
Kind	66
Hund	67
Halber Schulterstand gegen die Wand	45
Pflug mit Stuhl	48
Beine dehnen, Schritt 1	54
Drehung	56
Diamant	62
Ujjayi-Tiefenatmung	116
Entspannen	110

Alternative zum Anfängerprogramm

Wenn Sie vier Wochen das Standard-Anfängerprogramm praktiziert haben, wechseln Sie zur Alternative. Nach dem Aufwärmen können Sie den halben Schulterstand und dann die Bodenübungen machen, bevor Sie sich für Entspannung und Atmung wieder zur Ruhe bringen.

Berg	18
Vorwärtsbeuge im Dreieck	24
Dreieck	26
Grätsche zum Stuhl	22
Diamant	62
Kind	66
Hund	67
Halber Schulterstand gegen die Wand	46
Pflug mit Stuhl	48
Drehung	56
Bodenübungen	58
Fünf *Kapalabhati*, gefolgt von *Ujjayi*-Tiefenatmung	116
Fünf Minuten still sitzen	

Beindehnung

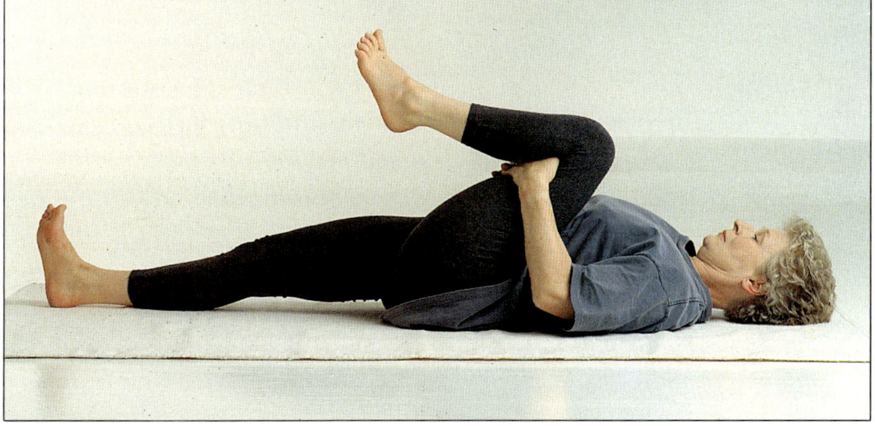

Standardprogramme

Nach viermonatiger Übungszeit können Sie langsam neue *Asanas* einführen, die zu den nächsten vier Programmen überleiten. Folgen Sie dem Plan von Stellungen, Schulterstand, Boden- und Sitzübungen in den Programmen A und B. Nachdem Sie die Programme einige Monate geübt haben, lernen Sie den Sonnengruß und üben Programm C ein-, zweimal die Woche.

Standardprogramm A

Berg und Baum	18
Stehende Zange	20
Dreieck	26
Drehung im Stehen	30
Stehende Grätsche	22
Kind	66
Hund	67
Drehung im Knien	38
Heuschrecke	88
Muschel	78
Schulterstand	44
Pflug	48
Beindehnungen	54
Drehung im Liegen	56
Atmen im Diamant	62
Sanftes *Kapalabhati*, zehn Atmungen dreimal, danach *Ujjayi*	116
Fünf Minuten still sitzen	
Entspannen	110

Standardprogramm B

Berg	18
Dreiecksbeuge	24
Krieger	32
Drehung im Stehen	30
Stehende Zange	20
Schulterstand	44
Pflug	48
Schulterstand, ein Bein nach unten	46
Brücke	90
Halbe Muschel	80
Halbe Heldenstellung	81
Der/die Weise	94
Drehung in der Weisheit	96
Muschel	78
Schuster, Schritt 1	68
Lotus, Schritt 1	74
Wechselatmung beim Ausatmen	116
Zehn Minuten still sitzen	
Entspannen	110

Standardprogramm C

Sonnengruß	102
Drehung im Knien	38
Schulterstand	44
Pflug	48
Drehung im Liegen	56
Diamant oder halber Lotus für die Atmung	62, 75
Zehn Atemzüge sanftes *Kapalabhati*, dann *Ujjayi*	116
Zehn Minuten still sitzen	

Standardprogramm D

Dieses Programm beginnt mit Bodenübungen und eignet sich besonders, wenn Sie erst später Zeit für Ihre Praxis finden. Folgen Sie diesem Programm nicht öfter als zweimal die Woche, denn für die Ausdauer und Energie brauchen Sie die Stehübungen.

Flach liegen, Beine aufgestellt, atmen	110
Beine dehnen	54
Kind	66
Hund	67
Held	64
Vorwärtsbeuge in der Grätsche	82
Schuster	68
Drehung aus der Grätsche	100
Muschel	78
Schulterstand	44
Pflug	48
Brücke	90
Drehung im Liegen	56
Flach liegen, Beine aufgestellt, atmen	110
Entspannen	110
Nach dem Entspannen Rücken im halben Lotus an der Wand	75

Drehung aus der Grätsche

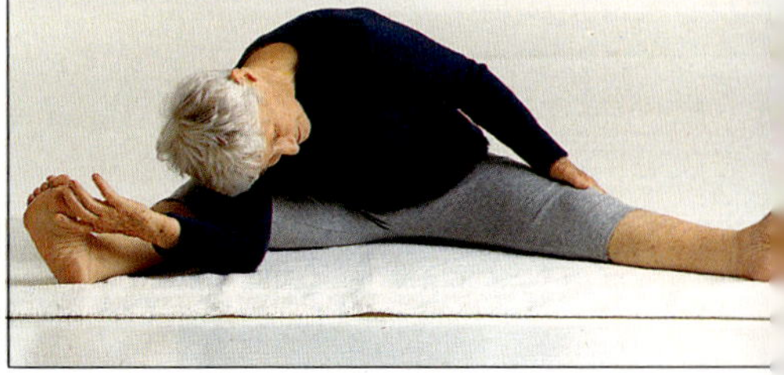

Fortgeschrittenenprogramme

Diese Programme, die über eine halbe Stunde dauern, eignen sich für diejenigen, die bereits mehr als ein Jahr regelmäßig Yoga betreiben. Die hierfür erforderlichen Dehnungen sollten als natürliches Weiterstrecken aus den einfachen Stellungen entstehen. Wenn Sie die mit * markierten Stellungen zu schwierig finden, lassen Sie sie aus. Wenn Sie Kopfstand, Schulterstand und Lotus sicher und mühelos beherrschen, führen Sie die Variationen ein.

Fortgeschrittenenprogramm A

Berg	18
Stehende Zange	20
Dreieck und Dehnung	26
Drehung im Knien	38
Halbmond und Drehung	34
Kind	66
Kopfstand*	50
Kopfstandvariationen*	52
Hund	67
Schulterstand	44
Pflug	48
Brücke	90
Rad*	91
Muschel	78
Halbe Muschel	80
Halbe Heldenstellung	81
Der/die Weise	94
Reiher	84
Diamant zum Atmen	62
Entspannen	110

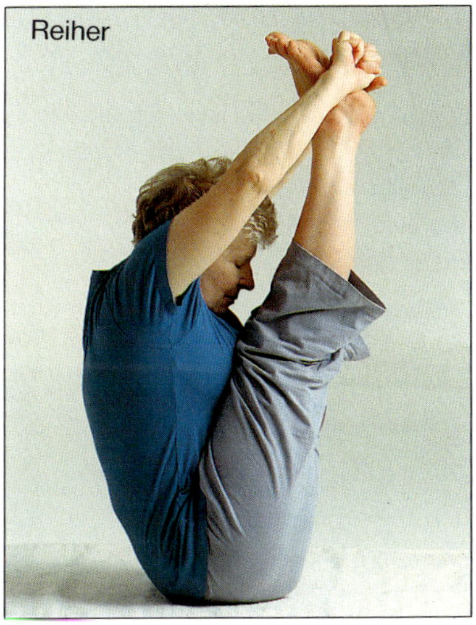

Fortgeschrittenenprogramm B

Sechsmal Sonnengruß	102
Drehung im Knien	38
Krähe	36
Kind	66
Kopfstand	50
Hund	67
Schulterstand	44
Pflug	48
Schulterstandvariationen*	46
Brücke	90
Rad*	91
Geöffnete Muschel	82
Drehung aus der Grätsche	100
Held	64
Lotus*	74
Lotusvariationen*	76
Schuster	68
Atmen im Diamant- oder Lotussitz	62, 74
Entspannen	110

Fortgeschrittenenprogramm C

morgens

Berg und Baum	18
Halber Lotus im Stehen	28
Krieger	32
Drehung im Stehen	30
Stehende Grätsche	22
Hund	67
Heuschrecke	88
Bogen	89
Rad*	91
Der/die Weise	94
Schildkröte*	86
Schlafhaltung*	60
Drehung in der Weisheit	96
Drehung in der Kuhstellung	98
Diamant oder Lotus zum Atmen	62, 74
Entspannen	110

abends

Kopfstand*	50
Kopfstandvariationen*	52
Hund	67
Schulterstand	44
Schulterstandvariationen	46
Pflug	48
Muschel	78
Held	64
Kuh	70
Schuster	68
Lotus zum Atmen	74
Entspannen	110

Programme bei Problemen

Diese kurzen Programme sind für bestimmte Probleme konzipiert. Üben Sie das entsprechende Programm zur Lockerung von Ihrer regulären Praxis.

Ruhiges, entspannendes Programm

Dieses wunderbare Programm empfiehlt sich, wenn Sie müde und steif sind, nach einer Reise, einem schweren Tag oder vor dem Schlafengehen. Auch als Vorübung zu anderen Programmen tut es gute Dienste. Dann lassen Sie den Atem- und Entspannungsteil aus, da dieser ja das Hauptprogramm abschließt.

Mit angewinkelten Beinen fünf Minuten auf dem Rücken liegen	110
Die Arme über den Kopf strecken	58
Beindehnungen	54
Drehung im Liegen	56
Kind, Kopf unterstützend	66
Hund	67
Diamant für die Atmung	62
20mal sanftes *Kapalabhati*, gefolgt von 20 tiefen Atemzügen. Bei Streß *Viloma* in der Ausatmung	116
Entspannen	110

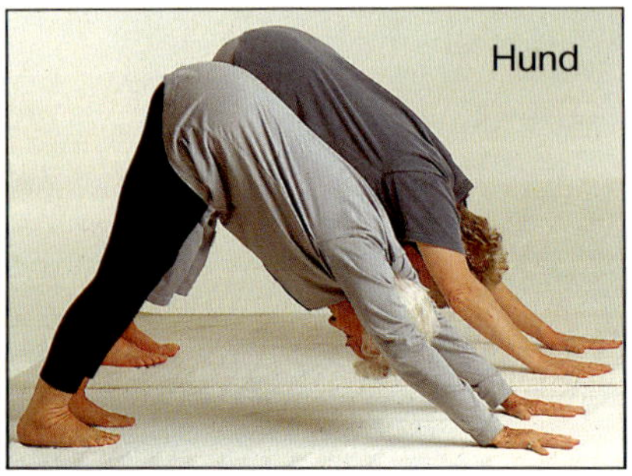
Hund

Programm für steife Hüften – A

Dies ist eine sanfte Übungsfolge für steife Hüften. Verweilen Sie in jeder Stellung, und lassen Sie beim Ausatmen in den Hüften los. Verlängern Sie allmählich die Dauer der Haltung.

Rückenlage, Beine gegrätscht an der Wand	54
Knie beugen	54
Mit gegrätschten Beinen an der Wand sitzen	82
Halbe Muschel mit Kissen unter angewinkeltem Bein	80
Schuster an der Wand, Knie unterstützt	68
Held mit Kissen	64
Muschel	78

Programm für steife Hüften – B

Dies ist eine aktivere Übungsreihe für Ihre Beweglichkeit. Falls eine Hüfte steifer als die andere ist, üben Sie auf der schwierigeren Seite länger. Die Bewegung kommt aus den Hüften und darf die Knie nicht belasten. Lösen Sie die Steifheit beim Ausatmen, erzwingen Sie nichts.

Held, mit Kissen, falls die Sitzknochen den Boden nicht berühren	64
Affe, Schritt 1	72
Kuh, nur Beine	70
Beindehnungen	54
Schuster, Rücken an der Wand abgestützt, Kissen unter den Oberschenkeln	68

Schnelle Entspannung für die Schultern

Sind Schultern und Oberkörper steif und verspannt, es fehlt Ihnen aber die Zeit für ein volles Programm, versuchen Sie mit einem der folgenden Asanas *die Anspannung zu lösen.*

Stehende Zange zum Stuhl	20
Hund	67
Drehung im Stehen	30
Drehung im Knien, Schritt 1	38
Der/die Weise	94
Kuh, die Arme nur im Stehen	70
Adler	71
Stehende Grätsche, Dehnung zu einem Stuhl	22
Bodenübung, Arme über den Kopf	58
Drehung auf dem Stuhl	41
Dehnen mit Gurt	41

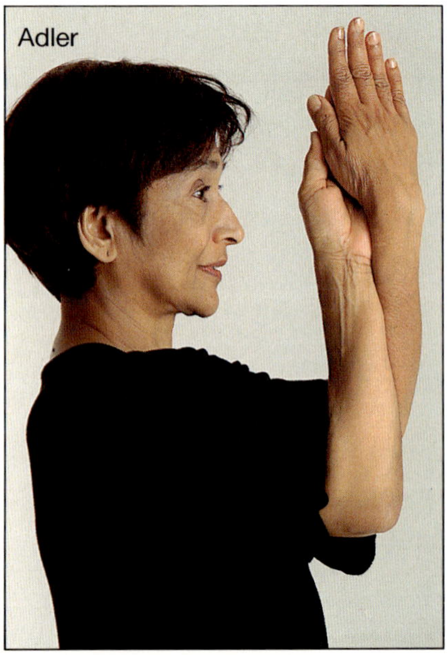
Adler

Schulterprogramm

Üben Sie dieses Programm bei verspannten Schultern. Bei Schlafstörungen nehmen Sie dieses Programm und schließen dann das ruhige, entspannende an (Seite 124).

Berg, Arme erhoben	18
Kuh und Adler, nur Arme	70, 71
Namaste mit den Armen hinter dem Rücken (wie bei der Dreiecksbeuge)	24
Stehende Zange zum Stuhl, die Arme strecken, die Schultern entspannen	20
Kind	66
Hund	67

Rückenschmerzen

All die Übungen sollen die Wirbelsäule strecken. Üben Sie das Programm für Anfänger auf Seite 121, nehmen Sie einen Stuhl für die Vorwärtsbeugen. Zweimal täglich wiederholen.

In der Rückenlage für 10 bis 15 Minuten die Knie aufstellen	110
Beindehnungen, Knie anwinkeln	54
Drehung im Liegen	56
Kind, Kopf unterstützend	66

Schneller Sonnengruß

Wenn Sie wenig Zeit haben oder den vollen Sonnengruß noch nicht beherrschen, empfiehlt sich diese belebende Dehnung der Wirbelsäule. Üben Sie die ersten vier Schritte (Seite 102/103), atmen Sie aus, und geben Sie das linke Bein nach hinten. Üben Sie dann Schritt 8 (Seite 105) und beenden Sie die Folge. Wiederholen Sie mit der anderen Seite.

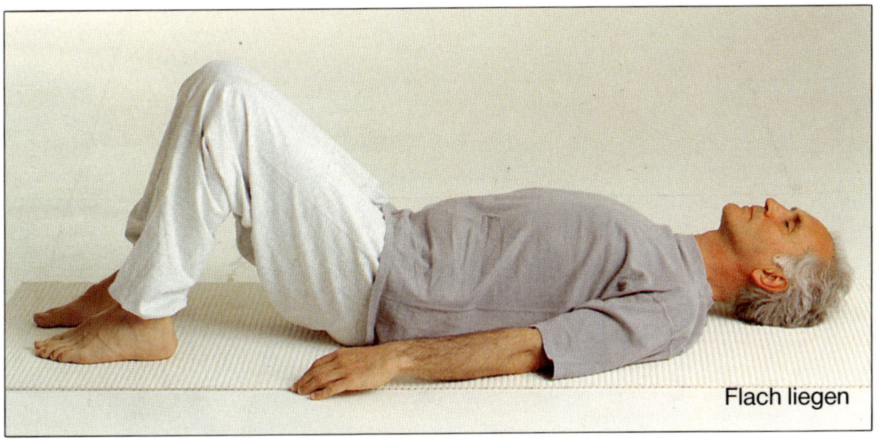

Flach liegen

Füße

Gesunde Füße brauchen Dehnung. Der Zustand Ihrer Füße beeinflußt Ihre Haltung, Ihr Wohlbefinden und Ihr Auftreten. Diese Fußübungen können Sie vor Ihrem Programm machen oder nach einem anstrengenden Tag. Ziehen Sie die Schuhe aus, und dehnen Sie die Füße, damit sich vor der Entspannung wieder neue Energie aufbaut. Barfuß zu üben, ist wichtig.

Berg	18
Spreizen Sie die Zehen; zwischen all Ihren Zehen sollte ein Zwischenraum entstehen, wenn nicht, spreizen Sie mit Hilfe der Finger. Heben Sie nur den großen Zeh; wenn das zu schwierig ist, drücken Sie die anderen Zehen nach unten. Heben Sie die mittleren drei Zehen	14
Wenn die großen Zehen zu sehr nach innen zeigen (Hallux), üben Sie den Berg und befestigen Sie ein kurzes Band zwischen den großen Zehen, um Sie gerade zu richten.	
Diamant mit den Zehen nach innen, auch wenn das nur für den Bruchteil einer Sekunde geht	62
Diamant mit flachen Füßen, Fersen zusammen	62
Gehen Sie 20 Minuten mit Zehenspreizern herum.	

Knie

Bei Knieproblemen dehnen Sie Hüften und Füße, zum Ausgleich fügen Sie untenstehendes Programm an.

Berg	18
Stehende Zange	20
Schulterstand mit durchgestreckten Knien	44
Schulterstand, ein Bein unten	46
Bodenübungen	58
Drehung im Knien, Schritt 1	38

Hände

Bei allen Stellungen mit den Händen auf dem Boden spreizen Sie Ihre Finger, so daß auch die Handinnenflächen gedehnt werden. Bei der Namaste*-Stellung strecken Sie die Hände so, daß Finger und Handflächen sich berühren.*

Dehnen Sie jeden Finger, Hund	67
Namaste (wie beim Sonnengruß)	102
Namaste (wie bei der Dreiecksbeuge)	24
Stehende Zange	20

Register

Nachweis und Dank

Herausgeber Sandy Carr **Art Direktor** Jason Vrakas
Designer Victor-Manuel Ibañez **Assistentin des Herausgebers** Sara Harper
Designassistentin Adelle Morris
Sandra Lousadas Assistentin Gemma Day **Make-up** Ellen Kramer
Illustrationen Annabel Milne **Register** Naomi Good
Produktion Charles James **Desktop Publishing** Jonathan Harley

Bildnachweis

Buddha Gautama, nepalesische Figur, Kupfer vergoldet, The Bridgeman Art Library
Ausschnitt aus dem Gemälde *Diwali Lichterfest, Frauen beim Ritual,* Lucknow 1760, The Victoria and Albert Museum

Autorin und Verlag danken allen, die bei der Gestaltung des Buchs halfen, im besonderen den Modellen, die sich für die Phototermine zur Verfügung stellten, nämlich:
Tony Anholt, Marah Dickson-Wright, Catherine James, Cathy Janson, Leila Keyes, Rosie Lovat, Patrick Moorsom, Benjamin Pogrund, Vanda Scaravelli, Margot St. Jacques, Terence Stamp und James Stuart.
Dank geht auch an Joan Price's Face Place für Maniküre und Pediküre.

Die Autorin

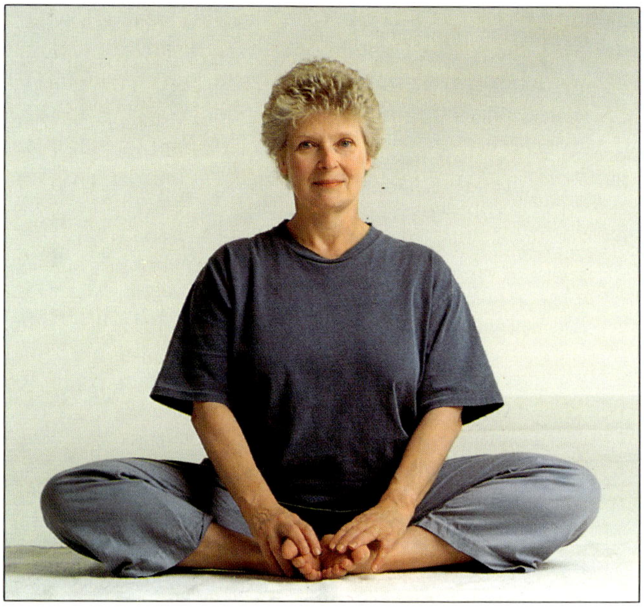

Seit mehr als 20 Jahren lehrt Mary Stewart Yoga in der ganzen Welt. Nach der Methode Vanda Scaravellis hat sie ihre eigenen Atemtechniken entwickelt. Bis ins hohe Alter profitiert man ihrer Überzeugung nach von Yoga. Sie lernte Yoga zunächst aus einem Buch und hält dies für einen guten Einstieg ins Yoga. Dies ist ihr fünftes Buch, eines ihrer früheren Bücher ist *Kinder spielen Yoga*.